筋膜ストレッチ
セラピー

Fascial Stretch Therapy™

Ann Frederick
Chris Frederick

中丸 宏二 訳

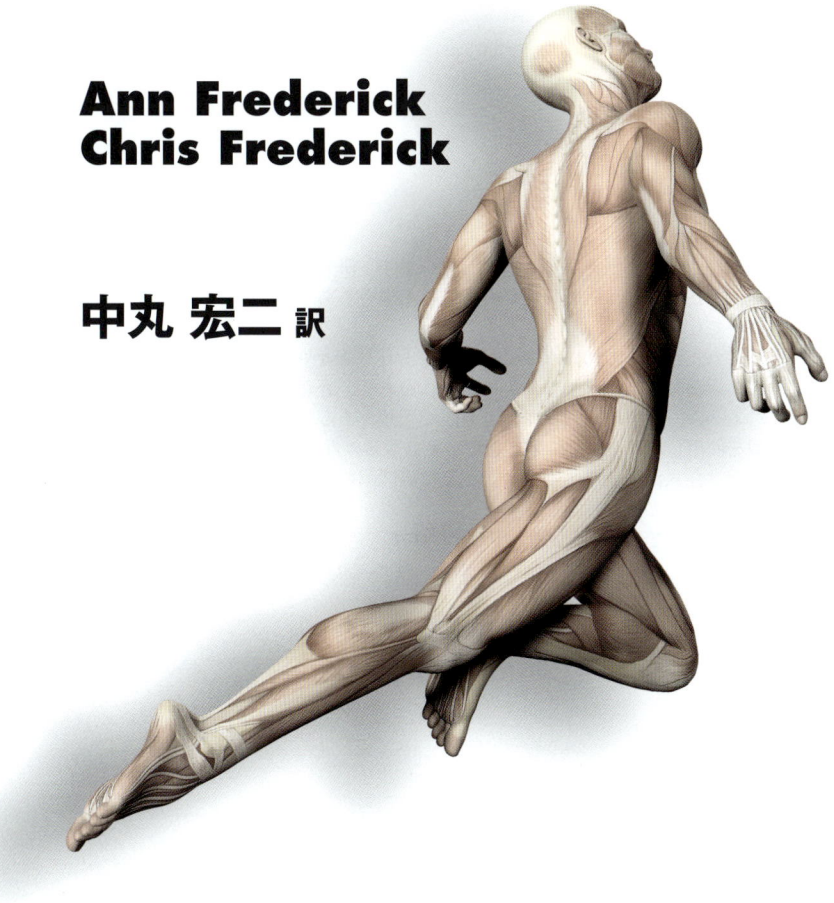

NAP
Limited

注　意

すべての学問と同様，医学も絶え間なく進歩しています。研究や臨床的経験によって我々の知識が広がるにしたがい，方法などについて修正が必要となる場合もあります。このことは，本書で扱われているテーマについても同様です。

本書では，発刊された時点での知識水準に対応するよう，著者や出版社はできるかぎり注意をはらいました。しかし，過誤および医学上の変更の可能性を考え，著者，出版社，および本書の出版にかかわったすべてのものが，本書の情報がすべての面で正確，あるいは完全であることを保証できませんし，本書の情報を使用したいかなる結果，過誤および遺漏の責任についても負うことができません。本書を利用する方は，注意深く読み，場合によっては専門家の指導によって，ここで書かれていることがらが逸脱していないかどうか注意してください。本書を読まれた方が不確かさや誤りに気づかれた場合，出版社に連絡をくださるようお願い申し上げます。

Fascial Stretch Therapy™
by Ann Frederick and Chris Frederick

The original English language work has been published by
Handspring Publishing Limited
Pencaitland, EH34 5EY, United Kingdom
Copyright © 2014. All rights reserved.

Translation copyright © 2015 by NAP Limited, Tokyo.
All rights reserved.

Printed and bound in Japan.

訳者の序

患者やクライアントの柔軟性を向上させるために，ストレッチングを行うことは多いと思われます。本書では，各筋に対して別々にアプローチするのではなく，全身に広がる筋膜連鎖を利用し，すべての身体システムを働かせる包括的なアプローチである「筋膜ストレッチセラピー（Fascial Stretch Therapy™：FST）」が紹介されています。このアプローチは，著者である Ann Frederick が 20 年以上前に開発し，共著者であり夫でもある Chris Frederick とともに発展させてきた，長年の臨床経験と科学的根拠に基づいたシステムです。本書の「はじめに」を読めば，Ann のダンサーとしての感性と仕事に対する情熱，Chris の理学療法士としての知識や経験，アイデアが組み合わさったことで FST が生み出されたことが理解できるでしょう。

近年，ストレッチングの効果について様々な議論が行われていますが，第 1 章の「ストレッチングに関する論争」では，ストレッチングの否定的な研究結果だけでなく，肯定的な研究結果も提示することで，広い視点からストレッチングの効果について認識できるようになっています。また，ストレッチングの研究方法や結果の解釈について重要な示唆を与えてくれるとともに，ヒトの細胞がバイオテンセグリティー構造であることや，筋膜に対するストレッチングの根拠についても解説しており，このことによってストレッチングが単に可動域を改善させるだけのものではないことがわかります。第 2 章では FST のガイドラインである「10 の基本原則」について，第 3 章では FST と他のストレッチングとの類似点や相違点が示されています。第 4 章以降の後半部分には評価と実際の FST の方法が書かれており，FST の 10 の原則を指針とし，「ストレッチウェーブ」と呼ばれる，クライアントの自動運動とセラピストの誘導を組み合わせた，他にはない独特の新しい方法が紹介されています。

本書を読むことで単に知識を得るだけでなく，その内容を実際に活用し，実践してこそ，クライアント，そしてセラピスト自身にとって価値のある本になることでしょう。

最後に，翻訳するにあたり，的確な助言と配慮をいただいたナップの亀田由紀子さんに深くお礼を申し上げます。

2015 年 9 月

中丸　宏二

推薦の言葉

　長年の共同研究者であり，ともに著作・翻訳を重ねてきた中丸宏二氏より，「筋膜ストレッチセラピー」の原稿が届いた。中丸氏とは，15年前にオーストラリア，クイーンズランド大学のJull教授を研修目的で訪問して以来，常に互いに連絡を取り合う関係を維持している。本書は彼が初めて単独で翻訳したものとなる。まずは彼のバイタリティーに驚くとともに，完成を祝福したい。

　「筋膜ストレッチセラピー」は，私にとって大変新鮮な分野であり，興味深く拝読させていただいた。ストレッチはこれまで筋に対する手技として認知され，広く行われてきている。一方，筋膜はここ数年急激に注目度を増しており，この2つを組み合わせて解説した本書は，そのタイトルだけでも注目に値する。

　本書ではまず，ストレッチに関する近年の論争について触れている。長年信じられてきたストレッチ効果と，これに対する反論について整理し，多くの研究成果から一定の結論を導き出している。この点は本書の大きな特徴であり，単なる技術書にとどまらず，背景となる理論を納得のいく形で提供している。

　ストレッチは，これまで個々の筋に対して行われるものと考えられてきた。セラピストはターゲットとなる筋を意識し確実に伸張することで，関節運動に変化を期待してきた。ところが，本書ではストレッチの対象として筋膜に焦点を当てている。筋膜をストレッチすることで，筋単位のストレッチから，その連続体へのアプローチへ大きく発想を転換している。このことで，単に可動域改善にとどまらない効果が得られるとしている。

　ところで，本書は理論書にとどまることは決してない。理論背景を根拠としながら，その実践方法について詳細に解説しており，臨床現場ですぐに役立つ実践書となっている。評価とFSTについて，具体的に，しかも実際にセラピストがクライアントにどのように向き合えばよいか，という視点で示している。本書を手にすれば，明日にでも実践に導入したいという意欲に駆られるだろう。本書が，現場において広く受け入れられ，高い効果を生み出すことを信じている。

　最後に，中丸氏の変わらぬ探求心と熱意に，今後の益々の発展を期待したい。

2015年9月

新田　收
（首都大学東京大学院人間健康科学研究科理学療法科学域）

はじめに：
筋膜ストレッチセラピーはどのようにして生まれたか

別々の道を歩んでいた2人が出会い，ともに取り組んだ結果が本書である。

Ann のストーリー

　私は子供のころからアートとサイエンスを結びつけた何かを生み出す運命にあると感じていました。それが何かはわかりませんでしたが，私の使命であることはわかっていました。また，その生み出された何かによって人々の考え方が変わり，それが世界中に広がっていくことを確信していました。そしてついに私の予感は的中し，神の導きと本当に必要なものが結びついて「筋膜ストレッチセラピー（Fascial Stretch Therapy™：FST）」が生まれました。

　FST は言葉では言い表わせないくらいすばらしいものでした。なぜ自分で生み出したテクニックを独占せずに他の人に教えようとするのか，疑問に思う人もいるかもしれません。この質問に対して私は，何かを得たら何らかのお返しをする責任があるからだと答えることにしています。喜びや希望を私や他の多くの人にもたらしてくれるものを，どうして独り占めできますか？

　4歳から40歳までの間，私はすべての時間をダンスに費やし，14歳でプロのダンサーになり，指導者にもなりました。長い間，身体を動かすことの素晴らしさが生活の一部となっていました。また，私は身体科学にも非常に興味があったことから，これに関連する授業をすべて受講し，本を読み漁りました。高校時代に一晩で206もあるすべての骨を勉強したことは，今でもはっきりと覚えています。

　ダンサーの柔軟性を向上させるトレーニングを長年指導してきましたが，私が担当したクラスで怪我をした人は誰一人いませんでした。これは，私のクラスでは30分以上かけてウォーミングアップを行い，柔軟性を高めるトレーニングを重視したことの結果であると思います。ダンスの世界では，筋力とともに非常に優れた柔軟性が絶対に必要なものなのです。

　地域センターで行っていたストレッチングのグループレッスン中，突然ある考えがひらめきました。クラスに参加している大勢の人たちを見渡し，その多くは高齢者でしたが，この人たちにこそ柔軟性が本当に必要だと感じたのです。柔軟性は普通の人にも重要で，助けが必要であると気づいたとき，私はショックを受け，そして胸が高鳴りました。学位を取得するためにアリゾナ州立大学で運動学を専攻し，ダンスを研究したこと

で，自分の目指しているものがはっきりと見えてきました。

　ある日のストレッチングクラスが終わった後，機が熟したかのように，参加者の1人が「アリゾナ州立大学の運動部にはあなたの指導が必要です」と私に告げたのです。

　こうして，私は大学で26種類のスポーツの選手にかかわる機会を得ました。

　FSTを生み出す旅路は，1995年の夏，アリゾナ州立大学のトレーニングルームから始まりました。アメリカンフットボール選手の下肢にウエイトベルトを巻き付けて動かないようにしながらストレッチングをしている時，てこの原理をうまく利用すれば，これらの選手に対してもよい結果が得られそうな気がしたのです。それから，プライベートの診療時にも新しい方法を少しずつ試しながら，勉強と診療で1日に18時間も働きました。朝はグループでのストレッチングを指導するためにアメリカンフットボール場に行き，またトレーニングルームでは個々の選手に対応していました。このように授業を受ける前に働き，授業が終わった後は再び仕事に戻り，そして大学での仕事が終わった後，自分の事務所で新たな技術を磨いていました。個別のクライアントに対するストレッチングを1日10時間行うことは，私にとって珍しいことではなかったのです。

　このような努力が実を結ぶのに時間はかかりませんでした。1996年に男子レスリングのオリンピックチームに帯同するよう依頼されたのです。「運命に導かれて生きているなら，これこそが運命だ！」という彼らの言葉が私を後押ししました。そして私は，史上初の柔軟性のスペシャリストとして，オリンピックチームに加わりました。

　チームに帯同している間，私の代わりにクライアントを担当する人が必要だったので，私の考えたテクニックに興味を持った2人の若者を見つけました。彼らは個人的なトレーニングを重ね，初めてFSTを学んだ生徒となり，また私の会社の最初のスタッフになりました。会社名は最初，A&F Flexibility Systemsでしたが，すぐにStretch to Win Center（アリゾナ州テンペ）に変わりました。

　この仕事は約20年間盛況で，様々なクライアントにかかわりましたが，クライアントの大部分はプロのアメリカンフットボール選手でした。2005年から2009年の間，幸運なことに3つの異なるチームでスーパーボウルに3回も参加し，ほとんどのスターティングメンバーのケアを担当しました。

　次第に私のテクニックを教える学校が必要なことが明らかになってきたことで，プライベートの診療に区切りをつけて，指導することに全精力を傾けることにしました。2012年に事務所を閉鎖し，FSTの知識をできるだけ多くの人に共有してもらうことに専念しました。この目標は，専門家を養成する学校であるStretch to Win Instituteによって成し遂げることができました。

　夫であり，仕事のよきパートナーでもあるChrisと出会えたことも，思いがけないできごとの1つでした。1998年6月に彼が事務所を訪れて以来，彼はずっと私の側にいます。FSTを考え出した頃に彼が加わったことで，2人でテクニックを考案し，発展させることができました。彼がいなかったら，私の人生やFSTは今のようにはならなかったでしょう。

Chris のストーリー

　AnnがFSTを開発した当初から，2人でテクニックをつくり出し発展させてきました。私は理学療法士だったので，特定の診断や従来の医学によっては診断のつかない他の病態を有する患者に対するFSTの効果を，独自の視点で観察しました。このことによって，複雑で個人的な（主観的）経験則と客観的な分析，徒手的なテクニックと運動テクニックを組み合わせての試行錯誤，直感，神経筋促通・抑制テクニック，結合組織の可動性テスト，その後に行う徒手的な運動修正などに基づいた一連の根拠を得ました。FSTは他のマニュアルセラピーと組み合わせた治療としてだけでなく，単独で用いる治療としても価値あるすばらしいものであることがわかりました。

　FSTを用いた場合，従来の方法よりも素早く，そして効果的に評価・治療することができました。しかし，FSTの方法を言葉で説明すること，つまりFSTの理論や技術を書籍にすることは簡単ではありませんでした。正しい診断を下すための2分間の評価を考案し，FSTに治療効果があることを25年間の臨床経験から説明することを考えてみれば，これがどれ程大変なことかが想像できるでしょう。第4章で詳しく述べるこれらの内容を伝えられることは喜ばしいことですし，皆様の役に立つことを願っています。

　読者の皆様に理解していただきたいのは，FSTが単なる新しいテクニックではなく，セラピストが治療ガイドとして信頼して用いることができる10の原則に基づく，包括的かつ論理的なシステムだということです。また，私たちがストレッチウエーブ（StretchWave）と呼ぶ，セラピストによる誘導とクライアントの自動運動という独自の概念に基づいています。これは，私たちの知る限り他にはない全く新しい独自の動きで構成されています。既存のストレッチングとの違いは，それが単なる他動的なストレッチングではなく，クライアント自身によっても行われることです。これには，身体的な治療を施すだけでなく，脳を再教育するという意図があります。FSTはクライアントとセラピストの状態に合わせることを意図したシステムで，あまり力を必要とせず，セラピストの身体に負担がかからないようにデザインされています。力ではなく，精巧さの理論に基づいており，また最高の結果を得るために神経系に作用します。身体システムを1つのチームとして働かせることで，信頼できるものになり，また素早くリラックスさせることができます。

　よい結果を得るためには，本書の内容を忠実に行うだけでなく，各セラピストに合った方法で，クライアントとセラピスト自身の動きをカスタマイズする無限の可能性を，心身ともに受け入れることが重要です。FSTのテクニックを長年臨床で用いたり生徒に指導したりした経験から，クライアントの組織を柔らかくするという目的を達成する最も効果的な方法を本書に示しました。各筋に対して別々にアプローチするのではなく，身体の神経筋膜連鎖を利用し，すべての身体システムを働かせる包括的なアプローチが本書のテーマとなっています。

約20年間FSTを行ってきたことで，私たちは以下の事項に関する見解を得ました。すなわち，FSTが最もよい解決策となる問題とその理由，どのような治療と組み合わせれば効果が補完されあるいは強化されるか，他の治療法との組み合わせの方法，難治性の問題のいくつかを解決したことを含む非常に多くのクライアントの反応に基づくFSTの効果の機序と理由です。実際，少数ですが医師からFSTの処方をもらうことがあります。これは，FSTが患者に対して効果的であることを，実際に彼らがみているからです。このことによる最も大きな見返りは，クライアントの生活の質が高まる望みが得られるということです。

　FSTがクライアントに与えた希望が，私たちのライフワークを分かち合うために本書を執筆するきっかけとなりました。読者の方々が，クライアントの生活を改善するために，本書の内容を生かしてくださることを切に願っています。

2013年11月

Ann Frederick
Chris Frederick

前書き

　友人であるChrisとAnnの長年にわたる努力によってつくり上げられた本書を，あなたが手にしていることは非常に喜ばしいことです。「アナトミートレイン」を実用的で新しい方法に応用してくれたことはうれしいことですが，「筋膜ストレッチセラピー(Fascial Stretch Therapy™：FST)」は彼ら独自の方法であることを付け加えさせてください。

　FSTは，Chrisの理学療法士としての経歴と創意あふれるアイデア，そしてAnnの直感と仕事をやり遂げるという気持ちが1つになったチームによる努力の結晶です。様々なクライアントや生徒，患者を変化させる一連の段階的方法を導き出したのは，彼らのパートナーシップと仕事に対する献身です。

　本書の前半で取り上げている「ストレッチング」についてのアカデミックな議論はまだ終わっておらず，今後も研究が必要となるでしょう。研究の結果にかかわらず，FSTは実際に効果があるという簡単な理由から，ここで書かれている原則と実践方法の大部分は今後も受け継がれていくでしょう。世界最高峰の最もタフなアスリートに対する実践からつくり出されたものなので，FSTの核心部分は充分に信頼できるものです。

　本書は綿密に秩序立てて構成されており，ユーモアを交えながらも，痛みを和らげ関節の可動性向上と効率的な動作を得るというゴールに対して真剣に取り組んでいることが伺えます。また，FSTのすべてを伝えるためのガイドとして，進むべき道を示しています。運動感覚を通して行う細かいハンドリングの技術をトレーニングすること（これは常に新しい技術を習得するベストの方法です）によって，専門性が向上し，本書の内容が実際の仕事に繋がるものとして役立つことを望みます。

2014年3月

Thomas Myers
メイン州ウォルポール

謝　辞

　まず何よりも，私たちのクリニック Stretch to Win Center を世界中から訪れてくれたクライアントや患者の方々，そしてスタッフに対して，感謝の言葉を述べたいと思います。約 20 年間，皆様が私たちを信頼してくださったおかげで，Stretch to Win のチームは，痛みをなくして機能を回復させ先のみえない時に希望を与えるための手助けをすることができました。痛みの軽減，ヘルスケア，フィットネス，スポーツパフォーマンスなどに対する革新的なアプローチを受け入れてくださったことで，「筋膜ストレッチセラピー（FST）」が様々な病態，機能不全，バランス不良，パフォーマンス低下に効果的であることを証明してくれました。皆様の手助けがなかったら，この仕事を成し遂げることはできませんでした。

　運営管理を担当している Marlene Riggs，仕事のパートナーである Kevin Darby，FST のインストラクターと助手たちに，心から感謝を申し上げます。あなたたちがいなければ，これほど多くの生徒に FST を学ぶ機会を与えることはできませんでした。その情熱，知識，よりよいものを求める姿勢は，非常に価値のあるものです。

　私たちを信頼し，多くの時間と金銭を費やして FST を学んでくれた生徒たち，そして今では同僚となった FST の認定者とスペシャリストにも，お礼を申し上げます。トレーニングの後も続くあなた方との深い絆にも感謝します。クライアントに必要な問題の解決法を見つけるという共通の目標を持った認定者同士の信頼と愛情によって，FST のネットワークがもたらされました。

　このプロジェクトを引き受けてくれた Handspring Publishing 社，Sarena Wolfaard と Andrew Stevenson にも厚くお礼を申し上げます。あなた方と才能あふれる社員の方々と一緒に仕事ができたことは，本当にありがたいことです。すばらしい編集をしてくれた Katja Abbott，見事な挿絵と写真のレイアウトをしてくれた Bruce Hogarth，クリエイティブなマーケティング活動をしてくれた Hilary Brown にもお礼を申し上げます。

　Ann より：最初にこの仕事を行う啓示と導きを与えて下さった神に感謝します。

　夫の Chris が私にもたらしてくれたことすべてに対して，言葉で表現するのは難しいのですが，やはり感謝していることを伝えたいと思います。仕事の目標や基準を高めてくれた彼と 2 人で協力できたことは，本当にありがたいことでした。すべての面で完璧なパートナーとともに人生と夢を分かち合えることは，本当に幸せなことだと痛感しています。

謝辞

　私の努力を支え励ましてくれた両親に，心から感謝します。地に足をつけて理想を追い続けることができれば，自分で選んだことなら何事でも成し遂げられることを，母から教わりました。4歳の時に母がダンスを学ばせてくれたことが，現在の仕事につながるすべての始まりでした。母が人生の先生だったので，教えることへの愛着が早くから芽生えたのも彼女のおかげです。

　父は，情熱を傾けることができる自分の専門分野を持つという，かけがえのない目標を与えてくれました。目標に向かって常にベストを尽くし，その努力をけっして怠ってはいけないといっていました。本当の幸せと仕事の達成感を得るための青写真を示してくれた父への感謝を，けっして忘れることはないでしょう。

　1995年にアリゾナ州立大学で私のシステムを発展させる機会を与えてくれたTim McClellanとRich Wennerに，心からの感謝を申し上げます。柔軟性に関する全く新しい分野をつくり出す希望と創造力を与えてくれた「Science of Flexibility」の著者でもあるMichael Jにも，深く感謝いたします。

　Chrisより：愛する妻であり，協力して本書をつくり上げる喜びを分かち合うことができた共著者でもあるAnnには，何といって感謝を伝えてよいかわかりません。FSTは，私の仕事や人生をすばらしいものに変えてくれて，私たちの未来やかかわった人々をよりよい方向に導いてくれました。

　私を指導してくれた多くの方々に感謝していますが，今の私があるのは，自分の能力を高める方法を気づかせてくれたSifu Sat HonとSifu Dr. Mei Chanのおかげです。マニュアルセラピーの師である理学療法士のMarika Molnarにも心から感謝申し上げます。彼女のすばらしいクリニックであるWestside Dance Physical Therapyでは，身体的なレベルだけでなくより深いレベルで考えることを学びました。

　私たちの指導者であり友人であるThomas Myersにお礼を申し上げます。彼の「Kinesis Myofascial Integration」と「Anatomy Train」によって，FSTで行っていることが実証され，信頼性が大きく高まりました。ストラクチュラルインテグレーション(Structural Integration)や他のボディーワークとFSTとの組み合わせが非常に効果的であったことから，将来的にこれらの方法や他のマニュアルセラピーにFSTを取り入れることは，クライアントとマニュアルセラピストの両者にとって役立つと思われます。

　最後に，私たちにこのすばらしい分野のリーダーとして参加する機会と励ましを与えてくれたFascial Research Congressにかかわる世界中の筋膜研究者，特にRobert Schleip, Leon Chaitow, Thomas Findley, James Oschmanに感謝いたします。

序　論

　まず最初に「はじめに」を読まれることを勧める。この部分を読めば,「筋膜ストレッチセラピー (Fascial Stretch Therapy™ : FST)」というマニュアルセラピーがどのようにして生み出され,現在も進化し続けているかについて理解していただけると思う。この序論では,本書の内容を臨床でクライアントに用いる方法を紹介する。

第1章:ストレッチングについての論争

　ストレッチングについての議論は,約14年前に始まった。これ以降,治療やトレーニングでストレッチングを行うことについて,多くの専門家が賛否を論じている。第1章では,ストレッチングがよいか悪いかを決めるのではなく,よりバランスのとれた立場から,この問題が生じた理由を説明する。

　ストレッチングに関する研究の肯定的な結果とともに否定的な結果も示し,柔軟性について,従来からの定義である単なる可動域 (ROM) から発展した新しい定義を提示する。このことにより,治療やトレーニングの状況に合わせたストレッチングの方法を理解しやすくなる。

　我々の細胞は実際にはバイオテンセグリティー構造であるという研究結果を根拠として,ヒトの形態と機能を説明する。バイオテンセグリティー構造には,原子レベルから細胞,そして組織レベルまで構造的・生理的な柔軟性がある。FSTは,この裏付けに加えて,他のマニュアルセラピーとは異なる統合的な評価と治療の方法に基づく。

　筋筋膜の緊張や張力を定義し,固有受容器と内受容器に対するストレッチングの効果を検討する。最後にFSTによる評価と治療の方法を簡単に紹介する。

第2章:筋膜ストレッチセラピーの詳細

　第2章では,FSTの10の基本原則について詳しく述べる。FSTを適切に行うためには,セラピストと患者の動きが必要であり,その動きの振り付けと,最良の結果を得るためのガイドラインを10の原則で説明する。原則は以下のようなものである。① 呼吸を動作に同期させる,② 状況に合わせて神経系を調整する,③ 論理的な順序に従う,④ 痛みなく可動域を改善させる,⑤ 筋だけでなく神経筋筋膜をストレッチする,⑥ 複数の運動面を利用する,⑦ 関節全体をターゲットにする,⑧ 牽引により最大限伸張させる,

⑨ 最良の結果を得るために反射を促通する，⑩ 目標に合わせてストレッチングを調整する．

最後に FST の適応と禁忌について述べる．

第 3 章：類似点と相違点

第 3 章では，FST に関連するストレッチングの方法を比較検討する．他の方法を概説し，FST との類似点と相違点を示す．

第 4 章：評価

第 4 章で示す内容は，20 年間にわたり我々の FST クリニックで評価・治療を行った数えきれないほどのクライアントによって裏づけられている．また，FST の評価・治療を行っている多くの専門家からのフィードバックに基づいたものでもある．

マニュアルセラピーにおける評価の問題は複雑で，様々なグループによって意見が分かれている．ここではバランスのとれたアプローチにより，今後の研究による根拠が必要なことを踏まえながら，臨床経験の価値と利益も認めている．

この内容をわかりやすくし，治療の効果や方向性をすぐにフィードバックできるように，徒手的な評価方法を LSS（lengthening：伸張，shortening：短縮，stabilizing：安定化）としてグループ化する．

実用的な診断と治療を行うために，SITTT（scan：スキャン，identify：特定，treat：治療，test：テスト，treat again：再治療）による評価方法を紹介する．この方法によって，仮説が正しいか否かが素早くわかるので，1 回のセッション中に他の仮説を立てて効果をテストする時間が充分にとれるようになる．姿勢，筋筋膜，関節，神経の順に，全体から局所へ，静的なものから動的なものへと，評価と治療を進めていく．また，機能的肢位や荷重位の評価，治療台を利用しての簡単なテスト，より的を絞った評価と治療についても述べる．

第 5，6 章：FST—ローワーボディ（下半身）とアッパーボディ（上半身）

第 5 章と第 6 章では，FST の方法を詳しく段階的に示し，最も実践的な内容となっている．クライアントに合わせてセッションを柔軟にデザインできるようになるだろう．身体的，精神的，感情的，そしてスピリチュアルな問題に対処する FST の幅広い治療の例を以下に示す．

- 身体全体に対する治療
  - 関節，神経，筋筋膜の伸張

- トリガーポイントのリリース
- 弾性−スティフネスを正常レベルにするために筋膜連鎖のバランスをとる
- リラクセーション
- 精神的ストレスの軽減
- ネガティブな思考からポジティブな思考への変換
- 睡眠，消化，活力などの生理機能の改善
- 運動前のダイナミックなウォームアップ，コレクティブエクササイズ，心理的な準備の前に神経系の活動を高める。
- 運動後の回復，再生，リンパ還流のために，亢進した神経系の活動を抑制する。
- 身体部位に対するマニュアルセラピー
  - ROM の拡大
  - 筋力増強
  - バランスの改善
  - 痛みのコントロール
  - 浮腫の軽減
  - 中枢・末梢神経系のモビライゼーション
  - 姿勢の改善
  - 脚長差などの構造的なバランス不良の修正

セラピストの技量や直感力などにもよるが，上記のリストは FST によって全般的な治療ができることを示す例である。FST は，その効果が長年の実践により証明されており，また新たなセラピストやトレーナーが取り入れることで現在も成長し続けている。

目　次

第 1 部

第 1 章　ストレッチングに関する論争　　3

はじめに　3

否定的な研究結果　4

　傷　害　4

　筋力，パワー，スピード　4

肯定的な研究結果　5

　組織と細胞に対するストレッチング　5

ストレッチングに関する研究結果の見方　6

新たな定義　8

　柔軟性　8

　形態と機能　9

　テンセグリティー　10

ヒトの細胞がバイオテンセグリティー構造であるという根拠　10

プリストレスがかかっている身体における柔軟性と安定性　12

筋筋膜の緊張と張力　13

細胞は歪む　15

ストレッチングは損傷した細胞を修復する　16

固有受容器と内受容器に対するストレッチングの効果　16

FST の評価と治療　17

まとめ　18

文　献　19

第 2 章　筋膜ストレッチセラピーの詳細　　21

はじめに　21

1. 呼吸を動作に同期させる　22

　動　作　22

　呼　吸　23

　動作と呼吸を組み合わせる　23

    2. 状況に合わせて神経系を調整する　23
    3. 論理的な順序に従う　24
    4. 痛みなく可動域を改善させる　25
        モビライゼーションとTOC　26
    5. 筋だけでなく神経筋筋膜をストレッチする　27
        メカノレセプターの位置　28
    6. 複数の運動面を利用する　29
    7. 関節全体をターゲットにする　29
    8. 牽引により最大限伸張する　31
    9. 最良の結果を得るために反射を促通する　32
    10. 目標に合わせてストレッチングを調整する　34
        強　度　34
        継続時間　35
        反復回数　35
        まとめ　35
    FSTの禁忌　35
    FSTの適応　37
        痛　み　37
        痛みを伴う，あるいは伴わない構造的病態　37
        スポーツ　38
    まとめ　38
    文　献　39

第3章　類似点と相違点　41

    はじめに　41
    よく使われるストレッチングの方法とアプローチ　41
        固有受容性神経筋促通法（PNF）　42
        筋膜ストレッチセラピー（FST）　42
        アクティブアイソレイテッドストレッチング（AIS）　43
    その他のストレッチングの方法とテクニック　44
    古来のストレッチングテクニック　45
    ストレッチングが含まれるマニュアルセラピーテクニック　45
    まとめ　46
    文　献　46

第4章　評　価　47

    はじめに　47

触診能力　49
動作と動きの違い　49
START　49
簡便な評価テクニック　50
SITTT　51
評価の流れ：全体から局所へ，静的評価から動的評価へ　54
　1．姿勢テスト　54
　2．筋筋膜のテスト　62
　3．関節のテスト　62
　4．神経のテスト　63
動作評価のまとめ　63
治療台上での評価　64
他動運動　64
TOC 評価　65
　牽　引　65
　振幅運動　65
　分回し運動　65
他動運動時の抵抗（R1–R3）　66
抵抗運動（FST–PNF）　68
まとめ　69
文　献　69

第 2 部

第 5 章　ローワーボディテクニック　73

テクニックに関する重要な概念　73
　はじめに　73
　FST の 10 の基本原則　73
　10 の原則に基づく実践ガイド　74
　　1．呼　吸　74
　　2．神経系　74
　　3．順　序　75
　　4．痛みなく改善させる　75
　　5．神経筋筋膜　75
　　6．複数の運動面　76
　　7．関　節　76
　　8．牽　引　76

9. PNF　77
　　　10. 現在の目標　77
　可動域の評価　78
　　組織の抵抗感の説明　78
　　呼吸テクニック　79
　　PNFテクニック　79
　　FST-PNFの手順（サンプル）　79
　セッションを成功させるためのヒント　81
　　最も重要な2つのヒント　81
　　その他のヒント　81
　　コミュニケーション　82
　　ボディメカニクス　82
　個人差　83

実践編　85
　A. 全般的評価　86
　　1. 観察　86
　　2. ヒップクリアランス　86
　　3. 脚長差の確認　86
　　4. ダブルレッグトラクション　87
　　5. シングルレッグトラクション　88
　　6. ラテラルラインの動作の確認（セラピストの右側への移動）　89
　B. 可動域評価，ウォームアップ，FST-PNFストレッチ—下肢屈曲位（単関節）　92
　　1. 分回し運動　93
　　2. 股関節・膝関節屈曲—ハムストリングス，殿筋，腰仙骨部—SBL, FL　94
　　3. 股関節屈曲・外転，膝関節屈曲—ハムストリングス，殿筋，腰仙骨部，股関節内転筋群
　　　—SBL, FL, DFL　96
　　4. 股関節屈曲・外転・外旋—内側ハムストリングス，股関節内転筋群—SBL, FL, DFL
　　　　98
　　5. 股関節屈曲・外転・外旋—内側ハムストリングス，短い股関節内転筋群—SBL, FL, DFL
　　　　99
　　6. 胸腰部の回旋—胸腰筋膜，大殿筋，中殿筋，股関節の関節包—SBL, SPL, FL　101
　　7. 反対側への牽引　104
　　8. 腰部回旋，股関節屈曲・内転—胸腰部，股関節後部—SBL, SPL, FL　104
　　9. 「サックオブバンズ（Sack of Buns）」：胸腰部回旋，股関節屈曲・外旋，膝関節屈曲—胸腰部，
　　　腰方形筋，腰仙骨部，股関節外旋筋群—SFL, SPL, DFL　106
　　10. 股関節屈曲・外旋・内転，膝関節屈曲45°—中殿筋，梨状筋—LL, SPL　106
　　11. 股関節屈曲・内転・外旋，膝関節屈曲90°—股関節伸展筋群，大殿筋—FL　110

C. 可動域評価，ウォームアップ，FST–PNF ストレッチ—下肢伸展位（多関節）　112
　1. 股関節屈曲，膝関節伸展—ハムストリングス—SBL, SPL　112
　2. 股関節屈曲・外転，膝関節伸展—内側ハムストリングス—DFL, SBL, FL, SPL　113
　3. 股関節屈曲・外転，膝関節伸展—内側ハムストリングスに焦点を当てる—SBL, SPL, FL, DFL　115
　4. 股関節屈曲・外転，膝関節伸展—長い股関節内転筋群に焦点を当てる—SBL, FL, SPL, DFL　116
　5. 股関節屈曲・外転，膝関節伸展—ハムストリングスと長い股関節内転筋群の組み合わせ—SBL, FL, SPL, DFL　117
　6. 腰部回旋を伴う股関節屈曲・内転・内旋—腰部，殿筋，腸脛靱帯，腓骨筋—SBL, LL　118
　7. 股関節屈曲・内転，膝関節伸展，腰部回旋—腰部，外側ハムストリングス，殿筋，腸脛靱帯，腓骨筋—LL, SPL, SBL　120
　8. 腰部回旋を伴う股関節屈曲・内転・内旋—腰部，殿部，腸脛靱帯，腓骨筋—外側ハムストリングス，高いポジション—SPL, SBL　121
D. 可動域評価，ウォームアップ，FST–PNF ストレッチ　122
　1. 骨盤外旋—腸骨筋，腰筋—DFL　122
　2. 股関節伸展—股関節屈筋群—SFL, DFL, SPL, LL　123
　3. 股関節伸展・内転—股関節屈筋群，股関節外転筋群—SFL, DFL, FL, SPL, LL　125
　4. 股関節伸展—股関節屈筋群—筋膜要素—SFL, DFL, FL, SPL　126
　5. 股関節伸展，膝関節屈曲—大腿四頭筋に焦点を当てる—SFL, DFL, FL, SPL　128
E. ラテラルライン　130
　1. 下肢からの腰部側屈—腓骨筋から腰方形筋までの筋膜—LL, SPL　130
F. 右下肢でB〜Eを繰り返す　132
G. 骨盤安定化と仙骨セット　134
　1. 股関節外転筋の収縮　134
　2. 股関節内転筋の収縮　135
　3. 仙骨セット　136
H. ランジ：腰部・股関節・膝関節伸展，足関節背屈—腓腹筋—下腿のSBL　138

第6章　アッパーボディテクニック　141

A. 全般的評価　141
　背臥位での観察　141
B. 側臥位での肩甲帯のウォームアップと評価，FST–PNF ストレッチ　142
C. 可動域評価，ウォームアップ，FST–PNF ストレッチ—肩関節・上肢　146
　1. 上肢の牽引　146
　2. 振幅運動・分回し運動　147

3. 肩関節の牽引（肩甲上腕関節の中間位・緩みの位置）—僧帽筋，斜角筋，関節包—SBAL，DBAL　147
4. 肩関節の牽引（軽度屈曲・外転位）—僧帽筋，菱形筋，関節包—SBAL，DBAL　149
5. 肩関節の牽引（90°外転位）—僧帽筋，菱形筋，関節包—SFAL，SBAL，DBAL，DFAL，FL　150
6. 肩関節の牽引（90°外転位からの水平外転）—大胸筋，小胸筋，上腕二頭筋，烏口腕筋—SFAL，DFAL，FL　151
7. 肩関節の牽引（上肢挙上位，対角線方向）—大胸筋，小胸筋，烏口腕筋，菱形筋，広背筋—FL，SFAL，DFAL，DBAL，SBAL　151
8. 頭上への肩関節屈曲—大胸筋，小胸筋，広背筋，上腕三頭筋—FL，SFAL，DFAL，DBAL，SBAL　152
9. 水平内転を伴う頭上への肩関節屈曲—菱形筋，広背筋，上腕三頭筋—FL，DBAL，SBAL　153
10. 肩関節水平内転—僧帽筋，三角筋，肩関節後部—SBAL　154
11. 「手根骨のダンス」：手部・手関節のモビライゼーション—手根関節の滑り・関節包と手根管のストレッチ—SFAL，SBAL　155
12a. 「ディッシュラグ（布巾絞り）」：肩甲帯の前方突出，体幹回旋—肩関節後部，上背部—SPL，SBAL，DBAL　156
12b. 「ディッシュラグ」：最終域までの脊柱回旋—脊柱起立筋，腰方形筋，菱形筋—SPL，FL　157
13. 肩関節外旋—内旋筋群—SFAL，DFAL　158
14. 肩関節内旋—外旋筋群—DBAL　161
15. 肩関節水平外転・外旋（90°外転位）—大胸筋—SFAL，FL　163
16. 肩関節伸展・内旋，肘関節伸展—上腕二頭筋—DFAL　166
17. 肩甲帯セッティング　167

D. 可動域評価，ウォームアップ，FST-PNF ストレッチ—頸部　168
1. 肩甲帯の下制—両側の僧帽筋—SBAL　168
2. 頸部の牽引—頭蓋・上部頸椎の関節包と組織—SBAL，DBAL，SBL，DFL　169
3. 後頭下の牽引，可動域—後頭下関節の関節包と組織—SBL，SBAL，DBAL　170
4. 牽引，上位頸椎屈曲—頸椎・上位胸椎の伸筋群—SBL，SBAL，DBAL　171
5. 頸部右回旋—左の頸部回旋筋群—LL，SPL，FL　173
6. 頸部右側屈—左の頸部側屈筋群—LL，SPL，SBL，SBAL，DBAL，DFL　175
7. 右への頸部側屈と回旋の組み合わせ—左の頸部側屈筋群・回旋筋群，頸部伸筋群—LL，SPL，SBL，SBAL，DBAL，DFL　176
8. 頸部前方の牽引—頸部前方，舌骨上筋，舌骨下筋—DFL　179
9. 後頭下の牽引—後頭下関節の関節包と組織—SBL，SBAL，DBAL　181
10. 頸部全体の牽引—頭蓋と頸椎の関節包と組織全体—SBL，SBAL，DBAL　182

11.「頭蓋セット」：後頭下屈曲―頭頸部伸筋群―DFL　183
　12.肩甲帯の下制―両側の僧帽筋―SBAL―再度行い終了する　184
E. 座位でのストレッチ　185
　1. 肩関節伸展・内転―三角筋前部，胸筋―SFAL，FL　185
　2. 肩関節伸展・内転，肘関節屈曲―三角筋前部，胸筋，肩甲上腕関節前方の関節包―SFAL，FL　186
　3. 結髪動作：肩関節外転・肘関節屈曲―大胸筋，前胸部―SFAL，FL　188
　4. 座位での広背筋ストレッチ：肩関節外転，肘関節屈曲―広背筋，大円筋，腰方形筋，肋間筋―FL，SPL，DFL，LL，DBAL　189
　5. 回旋を伴う座位での広背筋ストレッチ：肩関節外転，肘関節屈曲，体幹回旋―広背筋，大円筋，腰方形筋，肋間筋―FL，SPL，DFL，LL，DBAL　191
　6. 座位での上腕三頭筋ストレッチ：肩関節屈曲，肘関節屈曲―上腕三頭筋―DBAL　192
　7. 肩甲挙筋のリリース：頸部回旋と同側への側屈―肩甲挙筋―DBAL　194
F. 床の上でのストレッチ　195
　1. バランスボール上での大胸筋ストレッチ：肩関節外転，肘関節屈曲―大胸筋―SFAL，FL　195
　2. バランスボール上での小胸筋ストレッチ：肩関節外転，肘関節屈曲（90°／90°）―小胸筋―DFAL　196
G. 立位でのストレッチ　199
　1. 立位での菱形筋ストレッチ：体幹回旋，肩関節屈曲・肩甲帯前方突出―菱形筋―DBAL，SPL　199

略語一覧 ································ 202
索　引 ······································ 203

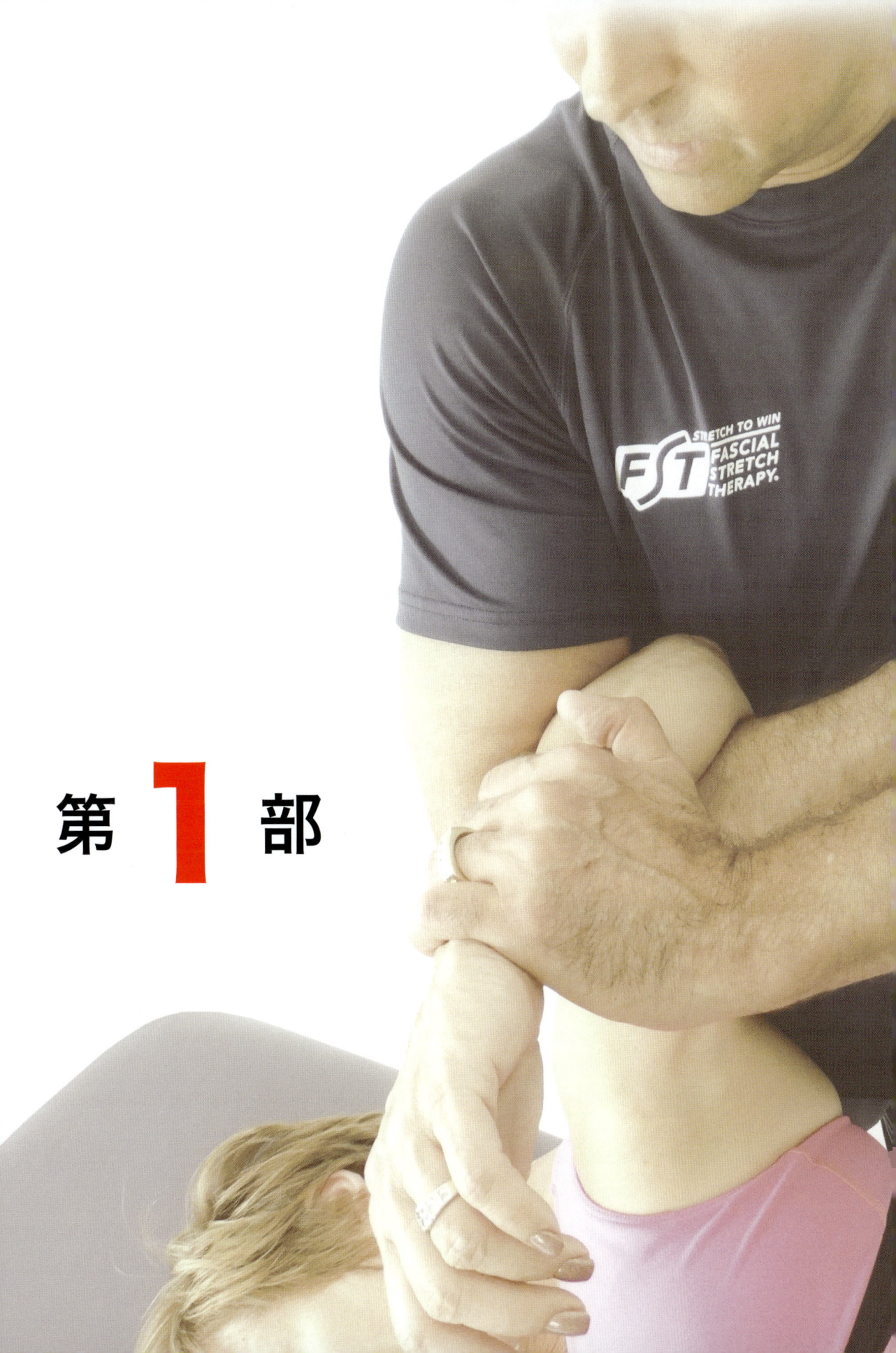

第 1 部

第1章

ストレッチングに関する論争

はじめに

治療や運動におけるストレッチングの効果をめぐる議論は約14年前から始まった（Shrier, 1999）。それまでは，ストレッチングによって機能やパフォーマンス，柔軟性が向上し，傷害が減少するとされていた。専門分野のトレーニングを積んだ医療の専門家，セラピスト，トレーナー，コーチらは，よい結果を得るためのプロトコルに不可欠なものとして，ストレッチングの重要性を確信していた。

ストレッチングの効果についてのシステマティックレビュー（大部分は否定的であった）（Herbert and Gabriel, 2002）に対するコメントを集めた The Stretching Debate（Chaitow, 2003）という特集記事がある。

これらのコメントは，大部分が著名なマニュアルセラピストによるものであったが，彼らの意見は，効果があると考えるセラピストと，研究者による報告内容が対立していることを反映したものであった。これ以降，フィットネスの指導者やコーチも含めた治療を行う専門家は，ストレッチングの賛成派と反対派に分かれてしまった。この険悪なムードはメディアに利用され，状況はさらに悪化した（Reynolds, 2013）。このようなことから，我々は議論されている問題とそれが意味することを，バランスのとれた視点から説明することによって，事実を認識してもらうことが非常に重要であると感じている。

他の専門家と異なり，我々は研究を行い，その結果を臨床で実践してきたことから，ストレッチングについての通念と誤解を明確にする手助けができる資格があると考えている。約20年もの間，我々は筋膜ストレッチセラピー（Fascial Stretch Therapy™：FST）だけを用いたサービスを提供してきた。1999年以降，痛みの軽減と機能的なパフォーマンスの向上を素早く，効果的に行う方法を指導してきた。生徒からのフィードバックは我々の期待を大きく上回り，このことから，セラピストとクライアントの役に立てればと，本書を執筆する気持ちになった。

本章を読むことで，クライアントや他の専門家とストレッチングの議論をする際に役立つ知識が得られるだろう。また，ここで得た知識によって，ストレッチングには関節可動域（range of motion：ROM）を拡大すること以上の驚くべき可能性があることを理解し，FSTを実践する手助けになることを望む。

否定的な研究結果

傷　害

　2002年8月にBritish Medical Journalに掲載された論文によって，多くの議論が巻き起こった。問題となった論文（Herbert and Gabriel, 2002）は，ストレッチングが傷害と運動後の筋肉痛を予防することに効果的か否かを調べた研究のシステマティックレビューであった。この論文では，「エクササイズ前後のストレッチングには筋肉痛の予防効果はない。エクササイズ前のストレッチングは傷害リスクの軽減にほとんど役立たないようであるが，この所見の一般化にはさらなるテストが必要である」と結論付けている（Herbert and Gabriel, 2002）。

　Herbertらの論文が掲載されてから6年後に発表されたシステマティックレビューも同様の結果となった。それは，「スタティック（静的）ストレッチングを定期的に行っても全体的な傷害発症率は減少しないという，中程度から強いエビデンスがある」としている。しかし，ストレッチングを予防手段として用いる場合の信頼性・妥当性に関する指針として捉えられる結論の中に，以下のような新しい所見が示されていた。「暫定的なエビデンスであるが，スタティックストレッチングには筋腱傷害を減少させる可能性がある」（Small, 2008）。

筋力，パワー，スピード

　ストレッチングによって筋力を示すパラメータが全体的に減少するという多くの研究があることから，多くのトレーナーやコーチはウエイトトレーニングや筋力が必要な運動の前にはストレッチングを行わせていない（Babault, 2010; Sekir, 2010; Manoel, 2008）。

　パワーとスピードに関しては，様々な研究の中でも，ストレッチングがスプリントに及ぼす影響を調べた研究がよく表わしている。この研究では，反復測定デザインを用いて，レクリエーションレベルの健常なランナー25名が，腸腰筋に対する3種類のストレッチング（スタティック，バリスティック，ダイナミック）を1分間行った場合と，ストレッチングを行わなかった場合の，4条件における40ヤード（約35 m）走のタイムを比較した。その結果，ストレッチングを行わなかった場合にはスプリントタイムが顕著に改善したが，3種類のストレッチングを行った場合には，各条件において統計学的有意差は認められなかった。結論として，ストレッチングを行わずに一般的なウォームアップとしてウォーキングを行うと，スプリントのパフォーマンスが最も改善するとしている。これらの所見は，ランニング前のウォームアップの一部として腸腰筋のストレッチングを行っているランナーには，臨床的に意義のある結果である。他の研究では，様々なジャンプ動作においてもストレッチングに対して否定的な結果が示されている（Beham, 2007）。

　ここで示したものは，治療やトレーニングのガイドラインとしてストレッチングを行

わない結論に達した研究も含め，ストレッチングに対して否定的な結果の例である。ストレッチングに対して肯定的な結果を示した研究も参照することで，バランスのとれた見解が得られ，実践に科学を組み込んだアプローチを行うことに役立つだろう。

肯定的な研究結果

　ある研究では，ストレッチングに対して3つの肯定的な結果を示している。① ストレッチング後に随意収縮による定常状態の力が向上した，② 筋がリラックスした後の力が向上し，それが持続したものがあった，③ ストレッチングの条件によっては筋の自然長における力が最大等尺性収縮の力を上回った（Lee and Herzog, 2002）。この研究では，ストレッチングによって筋力が低下すると結論付けた他の研究と対照的な結果となり，ストレッチングが実際にどのようにして筋力を向上させるか調べる研究の必要性を示唆している。

　最近のシステマティックレビューでは，ストレッチングに対して以下のような肯定的な結果を示している（Page, 2012）。

- ROMが拡大した。
- 一側をストレッチすることで両側のROMが拡大する。
- エクササイズ前に行うスタティックおよびダイナミック（動的）ウォームアップは，ROMを拡大させる効果が等しい。
- 筋を収縮させてからストレッチする方法（PNFなど）は，筋の興奮性を抑制する。
- 筋を収縮させてからストレッチする方法は，スタティックストレッチングに比べて即座により大きくROMを拡大させる。
- ダイナミックストレッチングは，スタティックストレッチングと異なり，筋力やパフォーマンスの低下との関連性はない。
- ダイナミックストレッチングによって，パワー測定値とともにジャンプやランニングのパフォーマンスが向上する。
- ウォームアップ前後にスタティックストレッチングを行っても筋力は低下しない。
- 15秒間のスタティックストレッチングを4回行っても，垂直跳びの結果には影響しなかった。

組織と細胞に対するストレッチング

　筋膜に対して周期的な伸展刺激（cyclical mechanical stretching）を加えることで，遺伝子発現や，細胞内と細胞外マトリックスの両方に影響を及ぼすタンパク質合成に変化がみられた（Wang et al., 2009; Chen et al., 2008; Upton et al., 2006; Cotinho et al., 2006; Wang et al., 2004）。治療的ストレッチングによってこのような効果が生じるかどうかは不明であるが，ストレッチングを充分な回数行えば，同じ効果が生じる可

能性がある（Standley et al., 2009）。

　単胞性脂肪細胞は，疎性結合組織や筋膜組織が剪断や滑り運動に関与しているところに多く存在する。最近の知見によると，単胞性脂肪細胞はエストロゲン，ペプチド，サイトカイン，形質転換増殖因子などの内分泌機能を有していることが示されている。脂肪細胞が分泌する液性因子は血流を介して運搬される（Schleip, 2012）。筋膜の病原性硬化，瘢痕，損傷，その他の疾患などの問題がある場合，筋膜ストレッチングによって剪断力や滑りを生じさせることで内分泌機能を刺激できるだろうか。特定のクライアントにおける反応からすると，そのようなことが生じている可能性はある。

　近年の研究では，力学的伸展刺激は線維芽細胞における核のリモデリングを誘発し，また数分以内に細胞骨格のリモデリングを誘発しうることが示されており，これらは結合組織の張力に寄与する（Langevin et al, 2010）。組織をストレッチすることでコラーゲンや形質転換増殖因子1（TGF–β1）の増加が認められたが，疎性結合組織の生体力学的動態についてはほとんどわかっていない（Langevin et al 2011, 2008, 2003）。しかし結合組織には，機械受容性の信号を伝達する，身体全体に広がるネットワークの機能があるという有力な根拠が報告されている（Langevin, 2006）。

ストレッチングに関する研究結果の見方

　ストレッチングに関する研究には普遍的な問題が多くみられる。中でも，「ストレッチング」という言葉が適切に定義されていないことが，大きな問題の1つであると我々は考えている。それぞれの研究論文を読んでみると，大部分が研究するストレッチングの種類を「スタティック」ストレッチングとだけしか限定していない。論文の結論では，さらに悪いことに，「スタティック」などの種類も限定せずに一般的な「ストレッチング」という言葉だけが使われている（Thacker et al., 2004）。言葉が充分に定義されていない論文の結論だけを読むことで，誤った印象が広がってしまう。つまり，「すべてのストレッチングは○○である」と定義するのではなく，「この研究での特定のパラメータを用いたスタティックストレッチングは○○である」というように正確に述べる必要がある。これがニュースや他のメディア，専門誌などにみられるストレッチングに対する誤った認識の主な原因の1つであると思われる。

　過去10年におけるストレッチングの否定的な研究結果のほとんどが，スタティックストレッチングに関するものであることに注意しなければならない（McHugh and Cosgrave, 2010）。またこれらの大部分が，ハムストリングスなどの利用しやすい筋を単独でストレッチするものであった（Slavko, 2013）。ストレッチングの研究でコントロール可能な変数や対象とできる筋は様々あるが，これらの研究で規定しているのは「スタティック」と「ハムストリングス」の2つだけである。残念ながら，この2つがヒトの身体組織のストレッチングに関する研究で最も一般的に用いられている変数である。治療としてのストレッチングに当てはめることができる臨床的に意義のある他

の多くの変数は，ほとんど研究されていない（Page, 2012）。例えば，緊張筋（tonic muscles）と相動筋（phasic muscles）に対するストレッチングの効果の違いを検討した研究は，みたことがない。したがって，ストレッチングに対する否定的な論評とそれに付随したアドバイスの多くは限定的なものであり，場合によっては悪影響を及ぼす可能性がある。このような否定的なアドバイスは，複数の方法をセルフストレッチングや臨床での他動的ストレッチングと比較したシステマティックレビューなどに基づいたものではなく，限られた根拠に基づいたものであることが多い。

　研究結果を臨床ガイドラインとして利用することで大きな問題が生じる可能性があることが，最近明らかとなった。以下はウォールストリートジャーナルの記事である。「論文審査のある一流の専門誌に掲載されたものも含めて，多くの研究結果は再現することができない」（Naik, 2011）。サイエンス誌の編集長 Bruce Alberts もこの記事を取り上げている。「査読審査のある著名な専門誌に掲載されている知見であれば絶対に信頼できるという風潮があるため，研究結果を再現できないことは非常に重大で憂慮すべき問題である」。このため，彼は雑誌の大半を割いて，研究結果の再現性の問題を扱っている（Jasny, 2011）。ここで重要なことは，ケーススタディで行われているような，信頼できる同僚や指導者からの配慮ある疑いを持った批評と同様のことを，科学的研究の結果に対しても行うことである。

　このようなことから，科学的根拠に基づいたストレッチングのプロトコルを利用する場合，研究結果から導き出された範囲内でアドバイスすることを推奨する。つまり，研究で調べられていない筋や組織についても同様の効果があると考えるべきではない。残念ながら，ストレッチングに関する誤った害を及ぼす可能性のある仮説や一般化（これによるまちがったアドバイス）が多くみられる。

　我々の意見は，ストレッチングによる筋への介入について議論し，エクササイズやリハビリテーションで用いられているストレッチングに関する根拠をまとめた 2012 年の論評（Page, 2012）と同じである。この論評では本書で行ったようにストレッチングの研究における否定的な結果と肯定的な結果の両方を考慮しており，また例えばコントラクト−リラックスによるストレッチングは 65 歳以下の男性の高齢者により高い効果が認められ，スタティックストレッチングは 65 歳以上の女性の高齢者により高い効果が認められていることや，高齢者に対するスタティックストレッチングは短時間よりも 60 秒保持した方がハムストリングスの柔軟性が改善するなど，ストレッチングの効果に年齢差や性差などの個別性を認めたものがあったことが記載されている。この論評のように，最善の効果を得るためには個別にストレッチングのプログラムをデザインする必要があることを示唆する研究が増えている。我々はこの研究結果が実際に当てはまることをみてきており，一般的なストレッチングや柔軟性トレーニングはあまり効果がなく，悪影響が出た例も経験している。

　セラピスト個人の実践的で信頼性のある専門的経験と，経験豊富な同僚や指導者によるアドバイスを組み合わせること，そして必要に応じてエビデンスの裏付けを加えるこ

とが，クライアントにとって最もよい結果を得るための最善策である．結合組織の研究は着実に進んでおり，また様々なマニュアルセラピーで用いられているストレッチングの臨床的効果を支持する知見が生み出されている一方，臨床で用いることができる実践的なパラメータの開発は非常に遅れをとっている．多様な要素からなるパラメータを用いた様々なタイプのストレッチングの効果はいまだに研究されていない．このような研究が行われれば，ストレッチングに対する肯定的な結果が得られる可能性がある．実践に基づく根拠（筋膜の研究による信頼性のある裏付けも含む）はストレッチングに対する多くの肯定的な結果を生み出した．クライアントにとって最良の結果を得るためには，信頼性や妥当性のある臨床経験と質の高い研究の両方が必要なのである．それはまた，我々が研究していること，つまり柔軟性とストレッチングを適切に定義するためにも必要である．

新たな定義

柔軟性

　誤って理解されている「ストレッチング」という言葉を定義する手段として，より包括的に捉えられている「柔軟性」という言葉を定義することから始める．「The Science of Flexibility」という画期的な本の著者である Michael Alter でさえ，「いわゆる正常な柔軟性の定義については一致した見解はほとんどみられない」（2004）としている．このように意見が分かれていることから，我々のような専門職の多くが「可動域」という最も単純な意味を当てはめている．医療，保健関連，フィットネス，スポーツなどにかかわる専門家の中では「柔軟性」という言葉の正しい意味とその使い方が非常に混乱しているので，これらの言葉を明確にすることが非常に重要である．

　有能なスポーツ科学者でありアスリートでもある Mel Siff 博士は，著書「Supertraining」の中で，「柔軟性という言葉の意味は関節によって異なり，動的条件下と静的条件下では異なる性質を示し，また筋だけでなく筋骨格系のあらゆる要素とともに神経筋の制御回路における様々なタイプの伸張反射にも関係している」と述べている（2000）．

　Siff 博士によると，スプリット（前後開脚）ができることが長年「柔軟性の最高の指標」とされてきたが，前屈してつま先を触れたりスプリットができたりしても，「踵を地面につけた状態でしゃがみ込むことができない」人が大勢いたのである（2000）．このようなことから，「スプリットができる」ということを最適な柔軟性の基準とするのは止めるべきである．同様のものとして「シットアンドリーチ（長座体前屈）」があり，これはいまだに NFL コンバイン（プロのアメリカンフットボールリーグによるトライアウト）や他のプロスポーツにおいて柔軟性の指標として用いられている．ただ，余分なテストを行わずに 1 つだけ調べるとすれば，全般的な柔軟性をみるためには必要なテストであると思われる．

できるだけシンプルな意味にするために，Merriam-Webster のオンライン辞書にある「新しいこと，異なること，条件の変化などに対応できる性質」という柔軟性の定義 (2013) を使用することを推奨する。この定義には，自然界や科学の世界でうまく生き延びる有機体が持つ特徴，つまり「適応能力」という意味が含まれている。

柔軟性とは適応能力であるという定義を受け入れるならば，人間が生存，機能，繁栄するための能力に当てはまることから，俊敏性，筋力，パワー，可動性，バランス，スピードなどが必要なことになる。また，情緒的安定性，幅広い知能，集中力なども必要となる。家庭や社会の中で様々な心理的，社会的，文化的な環境に適応できることは，うまく機能して生活の質を高めるために必要な条件である。柔軟性が従来の定義である単なる可動域という意味であれば，人生で起こりうる様々なできごとに適応することはできないだろう。それでは，適応能力という柔軟性の新しい定義を踏まえると，ストレッチングによって柔軟性を獲得，調整，維持できるのだろうか。つまり，ストレッチングを行うことでより速く，より強く，より柔らかく，より俊敏になれるのだろうか。加えて，通常の日常生活動作だけでなく，過酷な競技に求められる特別な心理的，感情的，身体的要求，あるいは生命を脅かされる緊急事態などに対処するための柔軟性が，ストレッチングによって得られるのだろうか。これらすべてがストレッチングによって得られるならば，ストレッチングが最も効率的で効果のある方法なのだろうか。

以下のような疑問もある。ストレッチングは痛みを軽減したり，取り除いてくれるのだろうか。もしそうであるならば，具体的にどのような痛みを治療できるのだろうか。さらに，どのような疾患や病態に対して，主要な治療，あるいは補助的な治療として適応となるのだろうか。

FST が痛みや他の多くの疾患や病態の治療に適応でき，革新的で他に類をみないほど即効性のあるマニュアルセラピーの方法であることは，我々の臨床経験によって証明されている。各個人の活動における目標を達成するために行えば，FST は生活やスポーツで求められる最適な機能に必要な柔軟性や適応能力を獲得，維持するのに役立つことは明らかである。次項では，我々の主張を裏付ける科学，研究，経験について述べる。

形態と機能

ヒトの構造あるいは「形態」は生理的機能と織り交ざり，相互依存関係にあることはよく知られている。すべての機能的器官や系統は結合組織や筋膜が包み込むことで形づくられているのであれば，神経伝達経路が正常に機能する，あるいは問題が生じる身体構造の性質や作用を理解する必要がある。状態を改善するために我々の手がクライアントの身体に対してできることや，クライアントの身体に触ることで機能や形態にどのような影響を及ぼすかを知ることは，マニュアルセラピストである我々にとって当然のことである。

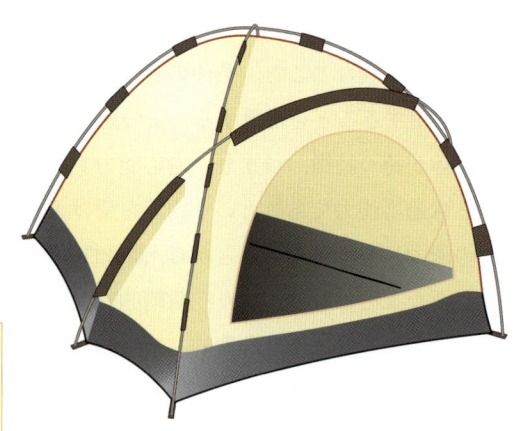

図 1.1
ジオデシックドームテント

テンセグリティー

　私は以前，建築製図工の仕事をしたことがあることから，建築や工学において他の構造よりも柔軟性のあるものとして定義されている独特の構造があることを学んだ。この構造の最も初期の例は，Buckminster Fuller によって考案されたジオデシックドーム (geodesic dome) である (Fuller, 2013)。ドーム構造は，その素材や力の程度にもよるが，予測可能あるいは予測不可能な外力に対して容易に順応する (Fuller, 2013)。この構造の例としてドームテントがある（図 1.1）。

　この構造は工学分野で「プリストレス」，あるいは「プリテンション」と呼ばれる状態（つまり，各部材を通じて構造全体へかかる力をバランスよく分散する状態）を維持している。部材を接続してドームをつくる際，各部材にプリテンションがかかることで微妙な調整が行われ，様々な内・外力に適切に耐えることができる。このような圧縮力や張力に適応する部材の組み合わせのことを「テンション（tension：張力）」と「インテグリティー（integrity：統合）」を合わせた言葉として「テンセグリティー（tensegrity）」と呼んでいる。テンセグリティー，またはバランスのとれたプリテンションは，構造にダメージを与えることなく重力や振動，風力などによる影響をうまく弱めてくれる。このような理由で，登山家や軍隊が使用する過酷な気象条件にも耐えられるテントはすべてドーム型となっている。このような構造は我々の身体にもみられる。

ヒトの細胞がバイオテンセグリティー構造であるという根拠

　今日，ヒトのすべての細胞はバイオテンセグリティー（biotensegrity）構造であるという具体的な根拠が充分にある（Ingber, 1998）。1 つの例として，図 1.2 に多くの三角形からなるテンセグリティー構造を用いた「アクチンジオドーム」を示した。

　この分野の卓越した研究者である Ingber は，「炭素原子，水分子，タンパク質，ウイルス，細胞，組織，ヒトや他の生物などの様々な自然界の系統は，テンセグリティー構造によってつくられている。テンセグリティー構造は，張力と圧縮力を構造内で分散

しバランスを保つ，力学的に安定した系統である」と述べている（1998）。

以下に重要な3つのポイントを示す。

- バイオテンセグリティー構造は自然界における普遍的な特質である。
- 自然界におけるバイオテンセグリティー構造は，自己組織化しまた自己安定化する。
- バイオテンセグリティー構造は，本質的に生存のために柔軟である。

ヒトのすべての細胞はバイオテンセグリティー構造であり，さらにヒトの身体は全く同一であるとするならば，身体構造の様々な特性は「バイオテンセグリティーの法則」に従っていると考えられる。本書の目的に沿って，この複雑なトピックをできるだけシンプルにするために，Ingberが記したバイオテンセグリティーの原則に限定して説明する。

以下は重要なルールである。

- ヒトの身体は原子レベルから分子，細胞，組織，器官，系統レベルまで，構造と機能が自己組織化した動的定常状態にある。
- 小さな分子成分が組み合わさって細胞や組織のような大きい機能単位になると，運動能力や形態変化，成長などの全く新しい特性（つまり機能に必要な柔軟性）が出現する。
- バイオテンセグリティー構造は，プリストレスと呼ばれる現象によって自らを安定させている。構造全体を平衡化するこのような張力と圧縮力の反作用力によって，構造自体が安定化することが可能になっている（Ingber, 1998）。

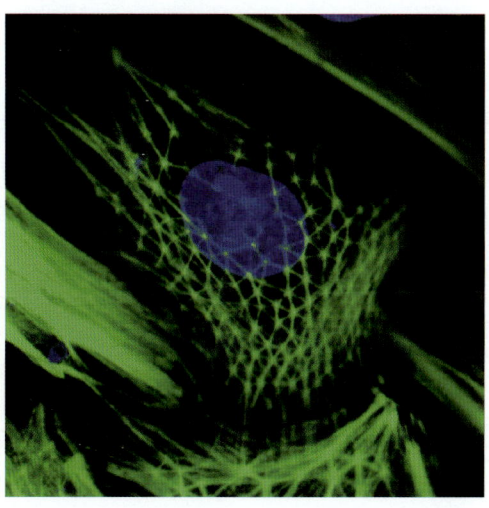

図1.2
アクチンフィラメントと核内にあるDNAを視覚化するために染色した，新生児由来線維芽細胞の細胞骨格(Dr. Emilia Entcheva の許可を得て掲載)

上記のポイントを覚えておくと，本書を読み進める際に，FSTにおける評価，治療，トレーニングを行う方法を理解するのに役立つだろう。

プリストレスがかかっている身体における柔軟性と安定性

　身体が構造的な柔軟性と安定性を伴って機能しようとするならば，プリストレス（またはプリテンション）は生理的恒常性を保つために必要なものと思われる。例として，1つの筋を身体から摘出した場合，その筋の長さは元の長さと比較して約10％短縮することが挙げられる（Garamvölgyi, 1971）。この事実は，摘出されていない元の状態の筋には安静時に常に張力がかかっている，つまりプリストレス（プリテンション）が加わった定常状態にあることを裏付けている。このことは，セラピストにストレッチしてもらうか，自分でストレッチするかにかかわらず，筋は伸張されることに対して抵抗することも意味している。テンセグリティーの物理特性のルールでは，バイオテンセグリティー構造である身体のバランスが崩れた場合，その原因に関係なく過剰な力の集中を分散・減衰させるために，各領域に加わる張力や圧縮力を増減させる必要がある。神経筋膜のある領域が過剰に安定すると（過剰な圧縮力），別の領域では柔軟性が過剰になり（過剰な伸張力），身体のテンセグリティー構造における骨への圧縮力の連結部である関節は可動性の低下や増加，あるいは両方が組み合わさった悪いアライメントの状態で動くことになる。これは形態が変化し，生活の質が低下する問題のある状態ではあるが，ある程度の安定性と柔軟性を保ちながら機能し続けることを可能にする。

　ストレッチングを行う必要がある圧縮された部位を，弛緩させる必要がある伸張されている部位とは別に，正しく評価することが課題となる。評価をせずにストレッチングを行うことは，テンションがかかっている部位を過剰に引き伸ばすことになり，組織を損傷させて痛みを悪化させる。我々が耳にするストレッチングに対する否定的な論評の中には，まちがった組織に対するストレッチングの結果が多く存在することはまちがいない。このような結果の一部は，以下の例に示すセラピストの誤った思考や行動が原因である。

1. 硬い部位の組織はストレッチしなければならない。
2. クライアントが訴える部位はストレッチしなければならない。
3. 紹介状に特定部位（ハムストリングスなど）をストレッチするように指示されている。
4. クライアントの身体全体が硬い感じがするので，全般的なストレッチングから始める。

　1つ目のケースは，アップストリーム（上流），ダウンストリーム（下流），内側から外側，表層から深層などを評価していないため，ストレッチングをしても充分な効果を

得ることはできないだろう。セラピストは未だ各筋を分離して考える解剖学に基づいた部位ごとの評価，治療をしており，これはバイオテンセグリティーを考慮したアプローチとは正反対の不正確で効果のない方法である。2つ目のケースは，症状や徴候に対処する綿密な戦略を立てるために必要となる，主訴と客観的で効率のよい評価の組み合わせを行っていない典型的な例である。3つ目のケースは，クライアントを担当していた他の専門家による評価に基づいた処方に従った結果と思われる。他のセラピストが評価してから時間が経っていることでクライアントの状態や評価結果が変わっている可能性があるのに，現在の状態を自ら評価せずに他のセラピストの評価を完全に信頼してしまっている。4つ目のケースでは，評価は正しいかもしれないが，筋連鎖全体の緊張が慢性的に亢進する原因となる患者のプリストレスの状態をセラピストが評価していないために，ストレッチングの効果は長続きしないと思われる。これについては次項の筋の緊張（トーン）と張力（テンション）のところで検討する。いずれにせよ，柔軟性の適切な評価が行われていないと，上記のような状況に頻繁に陥ることで，ストレッチングに対する誤った印象が助長されることは想像に難くない。第4章ではFSTの評価について詳しく述べる。

　ここで示したケースやバイオテンセグリティーのことを考慮すると，ヒトは「正常」あるいはプリストレスの定常状態から逸脱することで，構造的・機能的に不安定になると思われる。この表出の仕方は痛みや機能障害などを伴うか否かにかかわらず個人差が非常に大きく，また生理機能，精神，感情などの他の状態に多少なりとも影響を受ける。これらのことを踏まえながら，ヒトのバイオテンセグリティー構造におけるプリストレスの基本条件である筋と筋膜の緊張，または張力の特性について検討する。

筋筋膜の緊張と張力

　身体のプリストレスの状態を簡潔に評価するよい方法は，クライアントの静的（立位，臥位）・動的（運動開始時に負荷を加える，または加えない）な筋筋膜の「緊張（トーン）」あるいは「張力（テンション）」を調べることである。しかし，「緊張」という言葉は使う人によって意味が様々である。オンラインの医学事典では筋緊張（tonus）を以下のように定義している。「正常な筋にみられる不完全な収縮状態で，反射による運動インパルスの持続的な発射によってその一部が維持されており，姿勢維持に作用する」(Merriam-Webster, 2013)。

　日常生活における機能的な作動位置である立位での母趾球荷重をクライアントが再学習するまで，筋筋膜の後部連鎖の活動が過剰になり，慢性腰痛や脳震盪後の症状が悪化していた例を挙げてみる (Myers, 2014)。このクライアントに対する最初のセッションで姿勢を修正すると，全身が過緊張していたプリストレスの状態が即座に改善した。同時に，クライアントは頭部や腰部の緊張が緩和したことや他の症状が改善したことを自分で感じることができた。この状態になったことで，セラピストによるストレッチン

グやセルフストレッチングが行いやすくなり，効果も持続したことはいうまでもない。

　研究者であるSimonsとMenseによる定義も以下に付け加えておく。「筋の張力（緊張）は随意的にコントロールできない筋収縮（スパズム）とEMG（筋電図）には現れない粘弾性の張力の間に位置するものである」(1998)。また彼らによると，筋緊張は受動と能動の2つの生理的要因によって決まってくる。

1. 筋に関連する軟部組織における粘弾性の基本的な特性（上記）
2. 筋の収縮組織における活動の程度

　しかし，安静時の筋緊張の理解に役立つ理論を形成するための研究は最近始まったばかりであり，活動電位が生じない筋緊張の実際は未解明なままである（Simons and Mense, 1998）。安静時の筋緊張が科学的に未解明な状態では，筋緊張の効果的な治療に関する研究がどれほど正確なものであるかは疑わしい。筋緊張に対する治療効果の多くは，皮膚と筋外膜の間にある表層の軟部組織への徒手的な刺激に関連していると思われる。軟部組織には，最も重要な生理的機能の一部を担う，機械受容性の信号を伝達する身体全体に広がるネットワークとしての機能もあるという，新たな仮説がある。この伝達機能は，ストレッチングなどの機械的な力刺激に触媒されて反応する（Langevin, 2012, 2006; Oschman, 2012）。

　安静時の筋緊張は未解明であるが，研究者は意図的でない筋活動（張力，緊張）の暫定的な原因を3つ示している。

1. 心理的苦痛や不安
2. 持続的収縮や反復動作による過負荷
3. 効率の悪い，あるいは未熟な筋の使い方（Simons and Mense, 1998）

　我々は緊張や張力を評価するが，安静時や運動時における全身または部分的な緊張の亢進や低下が生じていることは，クライアントのバイオテンセグリティー構造の安定性に問題があるので，緊張低下を上方制御し，緊張亢進を下方制御する治療法が必要となる。FSTは，部分的な問題に対する治療や全身に対する30～60分のセッションで用いると筋緊張を制御できるようである。このような理由から，FSTは様々な問題を簡便かつ即座に，そして効果的に改善させる治療としてよく用いられている。クライアントは，再評価で機能や感覚が即座に変化することを経験するので，多くの問題をより早く解消し効果を持続させるための補助的な治療やトレーニングもより早期に行うことができる。

　これまでストレッチングについての論点をいくつか述べてきたが，ストレッチングの治療効果を支持する別の科学的根拠として，細胞を再び取り上げる。細胞が組織をつくり，組織が器官をつくり，そして器官が系統をつくり上げているので，細胞の構造的柔

軟性を調べれば，どのように身体が形成され機能するかについて推測することができるだろう。しかし，系統の形態や機能は，単なる個々の細胞の集合体よりも複雑になる。

細胞は歪む

　1993年にIngberとWang（バイオテンセグリティーの研究者）は細胞が歪むことを示した。彼らはインテグリン（細胞膜を通過し，細胞外マトリックスと内部細胞骨格を接続する分子）に対して伸張ストレスを増加させると，組織と同様に細胞がより硬化することを発見した。また，収縮性のある微小線維に様々な伸張負荷を加えるなど，細胞骨格のプリストレス（プリテンション）を変化させることで，生細胞を硬化あるいは弛緩させることができた。このことを踏まえると，神経の出入力なしに物理的・生体力学的影響だけで細胞が歪んだことになる。当然ながら，今後は生体内における神経調節の影響を把握するための研究が必要となるだろう。

　クライアントや患者をマニュアルセラピストに紹介する専門家や，マニュアルセラピストに知っておいてほしいことは，ここで紹介した研究や他の研究によって，生細胞の細胞骨格（実質的には細胞の結合組織）における構造的張力を徒手的に硬化あるいは弛緩できることが立証されたということである（Langevin, 2011）。また，この結果は神経系に対する介入とは別の方法で生じるということである。FSTには科学と研究による根拠があることを裏付けるため，本章の後半でこの結果に関連する内容について述べる。

　セラピストがこの研究結果をどのように用いるかについて考える場合の疑問点を以下に挙げる。

- 過可動性や弛緩性がみられる組織を安定させるために硬くすることや，可動性低下や硬さのある組織を緩めることはできるのだろうか。
- 例えば，病理学的に硬くなった生細胞における細胞骨格の張力など，特定の組織に対して治療的に調整できるとしたら，どのようなマニュアルセラピーの手技を用いるべきだろうか。
- アシステッドストレッチング（マニュアルセラピーで用いるセラピストの補助によるストレッチング）は，治療として行われる他の方法と比較してどのような効果があるのだろうか。

　このような臨床的な問題の指針となる根拠を証明する研究が求められるが，本書では臨床経験と実践に基づく根拠によって，アシステッドストレッチング，特にFSTを行うための指針を示す。以下の項では，損傷した細胞がストレッチングによってどのように回復するかについての興味深い研究を紹介する。

ストレッチングは損傷した細胞を修復する

　ヒトの線維芽細胞は反復性の伸張ストレスを受けやすいことから，Paul Standley博士らは損傷した細胞に対して，「治療」として模擬的な筋膜リリースを用いる研究を行った。第2回Fascia Research Congress（筋膜研究学会）でStandley博士がこの研究について発表した際，筋膜リリースとして行うストレッチングを細胞に応用したと述べていた。この研究は，細胞に繰り返し負荷を加えて臨床での筋腱損傷を模倣することによってアポトーシス（細胞死）が生じ，その細胞がストレッチングによって修復されたことを明確に示している（Standley, 2010）。このことは結合組織細胞内のマトリックスに対するストレッチングの効果，つまり機能的変化による機械的信号に反応することで，マトリックス自体のリモデリングに作用する可能性を示唆している。通常，このような変化には神経系は介在していないので，メカノバイオロジーの直接的な作用によるものといえる（Standley, 2010; Howard, 2009; Ingber, 1998）。脳や神経系の影響を受けない細胞骨格（実質的には細胞の筋膜）の治癒的なリモデリングによって化学的性質（機能）と構造（形態）の両方が改善するとしたら，細胞の集合体である組織や系統でも同じことが生じる可能性があるのではないだろうか。

固有受容器と内受容器に対するストレッチングの効果

　運動感覚は「筋や腱，関節に存在する終末器官を媒介した感覚で，身体運動や張力によって刺激される。また，このような感覚に由来する感覚経験のこと」と定義されている（Merriam-Webster, 2013）。運動感覚の終末器官とは感覚の機械的受容器，つまり運動による求心性の情報を伝える神経終末のことである。筋膜組織には筋の10倍もの感覚受容器が存在し，また無髄の自由神経終末は有髄の筋紡錘や腱紡錘，パチニ小体，ルフィニ終末などと比較して5倍も多く存在する（Stillwell, 1957; Myers, 2011）。これらはFSTが筋よりも筋膜に基づくことを裏付ける理由の一部である。

　静かに動かないでいると，動きたい，あくびをしたい，伸ばしたい（ここでは背伸びをして身体を伸ばすこと），運動したいという欲求は，自律的な感覚入力として始まる可能性がある。内受容器と呼ばれる別の無髄自由神経終末は，身体に必要なホメオスタシスに関連した動機的反応を生じさせる生理学的状態を脳に伝達する。内受容器は同じ組織内にある固有受容器の7倍も多く存在し，機械的な緊張や張力，圧迫力や剪断力に反応する機械的受容器として主に機能する。その60%は高閾値機械受容器で，残りは非常に弱い刺激に反応する低閾値機械受容器である（Schleip, 2012）。

　内受容器からの情報は，固有受容性入力によって活性化する1次体性感覚皮質ではなく，島皮質を活性化させるという重要で新しい知見がある。島皮質には以下のような機能，知覚，情報処理能力がある。①内受容感覚への気づき（身体内部状態の主観的感覚，過去の否定的な感情，努力量の主観的感覚に伴う運動前後の血圧，痛みの程度，過去の

できごとに関連した想像上の痛み，寒暖の程度，前庭感覚），② 運動制御（眼球と手の協調性，運動学習），③ ホメオスタシス（自律神経系，免疫系の制御），④ 自己の身体認識と自意識，⑤ 現実あるいは仮想の嗅覚，視覚による社会的感情，⑥ 情動（大脳辺縁系）。核磁気共鳴画像法（MRI）による研究で，瞑想を行っている人は右の島皮質前部が有意に厚いことが示されたことは興味深い（Schleip, 2012; Lazar et al., 2005）。

筋組織にある内受容器の神経終末の中には，エルゴレセプターと呼ばれるものがある。エルゴレセプターは筋の負荷情報を島皮質に伝達するが，これが刺激されると交感神経の出力が変化して血流量が増加する。他の内受容器への刺激によってマトリックスの水和反応が増加する（Schleip, 2012）。

FSTのセッションを1回行っただけで，クライアントからは運動感覚が急によくなったとの報告を受けることが多い。この改善には以下のようなものがある。① 抵抗なく，楽に自動運動ができる感覚，② 自分の身体への認識が高まり，身体全体がうまく反応する感覚。機能検査を再評価することで，これらの主観的な改善を客観的に確認できた。

FSTのクライアントからは，先に述べた内受容器が関与する多くの感覚について報告を受けており，特に以下のような感覚がある。快活さ，開放感，抵抗感がない，重さを感じない，痛くない，力強さと素早さ（アスリート），暖かみ，血液の流れ，よい意味での疼き，活気，陶酔感，目がくらむ感じ，尿が溜まった感じなど。外的徴候は人によって様々であるが，以下のような徴候がみられる。笑顔，涙，笑い，ダンス，自ら自然に腰をスイングさせる，飛び跳ねる，感覚が信じられないといって首を振る，治療後にセラピストを抱きしめる，顔が赤くなるなど。このようなことが治療後にみられることは，FSTによって内受容器が刺激されたことを裏付けることになると思われる。

ここでの重要なポイントは，固有受容器や内受容器の働きを改善して運動感覚を最適に機能させるには，ストレッチングや他の運動のような機械的刺激が必要であるということである。

FSTの評価と治療

評価と治療については第4～6章で詳しく述べる。FSTが即効性のある効果的な治療であるのは以下の理由によると考えられる。

- 副交感神経の反応が即座に促通される。
- 痛みが出ないように行う。
- 防御的な神経反応を避ける。
- クライアントが安心感を得られる。

ここで副交感神経の反応が促通された後のFSTの進め方について，慢性の非特異的腰痛を例として説明する。

- 脊柱，骨盤，股関節における可動性の低下した関節に対して，全体的な圧迫を減少させる。
- 症状部位の近位から遠位へ，過緊張（過活動，促通）している神経筋筋膜を伸張する。
- 拮抗筋の抑制などの原因により，2次的に低緊張となった神経筋筋膜を促通・活性化する。
- 治療後に立ち方，座り方，クライアントに特有の機能的パターンなどの再教育を行う。

FSTによる治療の流れや考え方を大まかに説明したが，詳細は後の章で述べる。

まとめ

　本章の最初に述べたとおり，過去10年間におけるストレッチングの研究結果の多くが否定的なものであった（ストレッチングを行っても傷害は減少しない，傷害が増加する可能性，パワーの減少，筋力の低下など）。最近の研究では，ストレッチングによって傷害が減少する，パワーや筋力が増加するなどの肯定的な結果が示されている。このようなことから，治療やトレーニングでストレッチングを行うべきか否かについて専門家や一般の人々，メディアなどで意見の食い違いや議論が巻き起こり，混乱が生じている。

　本章の内容により，議論や研究の基準が明確になることを望む。我々はクライアントの適応性を高める1つの方法として，ストレッチングの役割を明確にするために，柔軟性の新たな定義を提示した。クライアントにストレッチングを行う潜在的な利益に関するバランスのとれた観点を得るために，ストレッチングの研究における否定的な結果と肯定的な結果の両方を取り上げた。最終的にストレッチングは非常に幅広く深いテーマなので，既存の概念を超えて正しく認識しなければならない。ストレッチングには強度，継続時間，反復回数などの幅広いパラメータがあり，個々の条件に基づいて弱い力から強い力，短時間から長時間，低回数から高回数など様々に変えることができる。また，ストレッチングは細胞内から皮膚，その間にあるすべての構造と機能に影響を及ぼす，意味深いものでもある。

　柔軟性やストレッチングに対する我々の情熱と献身によって，これらが単なる可動域以上のものであることに気づいてもらうことが我々の望みである。

文　献

Alter, M.J. (2004) Science of Flexibility. 3rd Ed. Champaign, Illinois: Human Kinetics.

Babault, N. et al. (2010) Acute effects of 15 min static or contract-relax stretching modalities on plantar flexors neuromuscular properties. J Sci Med sport 13(2). pp. 247–252.

Behm, D.G., Kibele, A. (2007) Effects of differing intensities of static stretching on jump performance. Eur J Appl Physiol 101(5). pp. 587–94.

Chaitow, Leon et al. (2003) The stretching debate. Journal of Bodywork and Movement Therapies 7(2). pp. 80–96.

Chen, Y.J. et al. (2008) Effects of cyclic mechanical stretching on the mRNA expression of tendon/ligament related and osteoblast-specific genes in human mesenchymal stemcells. Connective Tissue Research. 49 (1), pp. 7–14.

Coutinho, E.L. (2006) Bouts of passive stretching after immobilization of the rat soleus muscle increase collagen macromolecular organization and muscle fiber area. Connect Tissue Res. 47(5). pp. 278–86.

Fuller, Buckminster Institute (2013) [Online] Available at: http://bfi.org/about-bucky/biography. [Accessed 5 November 2013].

Fuller, Buckminster Institute (2013) [Online] Available at: http://bfi.org/about-bucky/buckys-big-ideas/geodesic-domes. [Accessed 5 November 2013]

Garamvölgyi, N. (1971) The functional morphology of muscle. In: Contractile proteins and muscle. (ed.) K. Laki. pp. 1–96. New York: Marcel Dekker.

Herbert, R., Gabriel, M. (2002) Effects of stretching before and after exercising on muscle soreness and risk of injury: systematic review. British Medical Journal 325. pp. 468–472.

Howard, J. (2009) Mechanical Signaling in Networks of Motor and Cytoskeletal Proteins.Annual Review of Biophysics. 38. pp. 217–234.

Ingber, D.E. (1998) Architecture of Life. Scientific American [Online] Available at: http://time.arts.ucla.edu/Talks/Barcelona/Arch_Life.htm. [Accessed 5 November 2013]

Ingber, D.E. et al. (1993) Mechanotransduction across the cell surface and through the cytoskeleton. Science. 260. pp. 1124–1127.

Ingber, D.E. et al. Tensegrity, Dynamic Networks and Complex Systems Biology:Emergence in Structural and Information Networks within Living Cells. [Online].Available at: http://static.springer.com/sgw/documents/139927/application/pdf/2.1.Ingber_BiomedComplexity.pdf [Accessed 5 November 2013]

Jasny, B.R. (2011) Again, and Again, and Again … Science. Available at: http://www.sciencemag.org/content/334/6060/1225. [Accessed: 19 December 2013]

Langevin, H.M. et al. (2012) Stretching of the back improves gait, mechanical sensitivity and connective tissue inflammation in a rodent model. PLoS One. [Online] 7(1) Available at: http://www.ncbi.nlm.nih.gov/pmc/articles/PMC3253101/ [Accessed: 5 November 2013].

Langevin, H.M. et al. (2011) Fibroblast cytoskeletal remodeling contributes to connective tissue tension. J Cell Physiol. 226(5). pp. 1166–75.

Langevin, H.M. et al. (2010) Tissue stretch induces nuclear remodeling in connective tissue fibroblasts. Histochem Cell Biol. 133(4). pp. 405–15.

Langevin, H.M. et al. (2008) Tissue Stretch Decreases Soluble TGF-1 and Type-1 Procollagen in Mouse Subcutaneous Connective Tissue: Evidence From Ex Vivo and In Vivo Models. J Cell Physiol. 214(2). pp. 389–395.

Langevin, H.M. (2006) Connective tissue: a body-wide signaling network? Medical Hypotheses. 66(6). pp. 1074–1077.

Langevin, H.M. et al. (2003) Subcutaneous tissue mechanical behavior is linear and viscoelastic under uniaxial tension. Connective Tissue Research. 44(5). pp. 208–217.

Lee, H-D., Herzog, W. (2002) Force enhancement following muscle stretch of electrically stimulated and voluntarily activated human adductor pollicis. Journal of Physiology. 545.1. pp. 321–330

Manoel, M.E. et al. (2008) Acute effects of static, dynamic, and proprioceptive neuromuscular facilitation stretching on muscle power in women. J Strength Cond Res. 22(5). pp.1528–1534.

McHugh MP., Cosgrave C.H. (2010) To stretch or not to stretch: the role of stretching in injury prevention and performance. Scandinavian journal of medicine and science in sports. 20(2). pp. 169–181.

Merriam-Webster. [Online] Available at: http://www.merriam-webster.com/dictionary/flexible. [Accessed 4 November 2013]

Merriam-Webster. [Online] Available at: http://www.merriam-webster.com/medlineplus/tonus. [Accessed 5 November 2013]

Merriam-Webster. [Online] Available at: http://www.merriam-webster.com/medlineplus/kinesthesia. [Accessed 5 November 2013]

Myers, T.W. (2014) Anatomy Trains: Myofascial Meridians for Manual and Movement Therapists. 3rd Ed. Edinburgh: Churchill Livingstone Elsevier.

Myers, T.W. (2011) Fascial Fitness: Training in the neuromyofascial web. IDEA Fitness Journal. April. pp. 38–45

Naik, G. (2011) Scientists' Elusive Goal: Reproducing Study Results. Wall Street Journal [Online]. Available at: http://online.wsj.com/article/SB10001424052970203764804577059841672541590.html [Accessed: 19 December 2013]

Oschman, J.L. (2012) Fascia as a body-wide communication system. In: Schleip, R. (ed.), et al. The Tensional Network of the Human Body. Edinburgh: Elsevier, pp. 103–110.

Page, P. (2012) Current concepts in muscle stretching for exercise and rehabilitation. Int J Sports Phys Ther. 2012. 7(1), pp. 109–119.

Reynolds, G. (2013) Do we need to stretch? [Online] N.Y. Times. Available at http://well.blogs.nytimes.com/2013/04/26/ask-well-do-we-need-to-stretch/?comments#permid=36 [Accessed 4 November 2013].

Rogan, S. et al. (2013) Static Stretching of the Hamstring Muscle for Injury Prevention in Football Codes: a Systematic Review. Asian J Sports Med. 4(1). pp. 1–9.

Schleip, R. (2012) Fascia is alive. In: Schleip, R. (ed.), et al. The tensional network of the human body. Edinburgh: Elsevier, pp. 157–164.

Sekir, U. et al. (2010) Acute effects of static and dynamic stretching on leg flexor and extensor isokinetic strength in elite women athletes. Scandinavian journal of medicine and science in sports. 20(2). pp. 268–281.

Schleip, R. (2012) Interoception. In: Schleip, R. (ed.), et al. The tensional network of the human body. Edinburgh: Elsevier, pp. 89–94.

Shrier, I. (1999) Stretching before exercise does not reduce the risk of local muscle injury: a critical review of the clinical and basic science literature. Clin J Sport Med. 9(4). pp. 221–227.

Simons, D.G., Mense, S. (1998) Understanding and measurement of muscle tone as related to clinical muscle pain. Pain. 75. pp. 1–17.

Siff, M.C. (2000) Supertraining. Denver, Colorado: Siff.

Slavko, R., Wüst, D., Schwitter, T., Schmidtbleicher, D. Static Stretching of the Hamstring Muscle for Injury Prevention in Football Codes: a Systematic Review. Asian J Sports Med. March 2013: 4(1). pp. 1–9.

Small, K. et al. (2008) A systematic review into the efficacy of static stretching as part of a warm-up for the prevention of exercise-related injury. Res Sports Med. 16(3). pp. 213–31.

Standley, P.R. et al. (2010) In Vitro Modeling of Repetitive Motion Injury and Myofascial Release. J Bodyw Mov Ther. 14(2). pp. 162–171.

Stillwell, D.I. (1957) Regional variations in the innervation of deep fasciae and aponeurosis. The Anatomical Record. 127(4). pp. 635–653.

Thacker, S. B. et al. (2004) The Impact of Stretching on Sports Injury Risk: A Systematic Review of the Literature. Med. Sci. Sports Exerc. 36(3). pp. 371–378.

Upton, M.L. et al. (2006) Biaxial strain effects on cells from the inner and outer regions of the meniscus. Connect Tissue Res. 47(4). pp. 207–14.

Wallmann, H.W. et al. (2012) The acute effects of various types of stretching static, dynamic, ballistic, and no stretch of the iliopsoas on 40-yard sprint times in recreational runners. Int J Sports Phys Ther. 7(5). pp. 540–547.

Wang, J. et al. (2004) Proliferation and collagen production of human patellar tendon fibroblasts in response to cyclic uniaxial stretching in serum-free conditions. Journal of Biomechanics. 37(10), pp. 1543–1550.

Wang, P. et al. (2009) Mechanical stretch regulates the expression of matrix metalloproteinase. Connect Tissue Res.50(2). pp.98–109. http://www.ncbi.nlm.nih.gov/pubmed/18785063 Res Sports Med. 2008;16(3):213-31. doi:10.1080/15438620802310784.

第2章

筋膜ストレッチセラピーの詳細

はじめに

　本章では，筋膜ストレッチセラピー（Fascial Stretch Therapy™：FST）の基本概念として，システム全体の理念や指針となる原則を説明する。この概念を理解することで，第5，6章の内容を理解し実行することが容易になるだろう。最後に，適応と禁忌についても説明する。

> **FSTにおける10の基本原則**
> 1. 呼吸を動作に同期させる
> 2. 状況に合わせて神経系を調整する
> 3. 論理的な順序に従う
> 4. 痛みなく可動域を改善させる
> 5. 筋だけでなく神経筋筋膜をストレッチする
> 6. 複数の運動面を利用する
> 7. 関節全体をターゲットにする
> 8. 牽引により最大限伸張させる
> 9. 最良の結果を得るために反射を促通する
> 10. 目標に合わせてストレッチングを調整する

　この原則はクライアント自身によるセルフストレッチングとセラピストなどが行うストレッチングの両方に当てはまるが，ここでは治療法として行う徒手によるストレッチングに重点を置く。セラピストはこの原則によって，自分の業務にFSTをうまく組み入れる方法を理解できるようになるだろう。

　原則の説明で頻繁に出てくる「FSTセッション」という言葉は，いずれも15～120分の長さのセッションを指している。したがって，10の原則は，クライアント特有の問題に関連してその人全体を治療する同様のマニュアルセラピーにとっては受け入れやすいものだろう。またこの原則は，クイックマッサージや身体の一部分に対する関節マニピュレーションなどの短時間の治療にも有効である。第5章では短時間や長時間の

セッションで実際に10の原則を用いる方法についても述べる。

　我々が身体における特定の系統について議論する時，これらの系統は分類や学習を行いやすくするために区分された理論上のものとして考えている。この区分は還元主義的，機械主義的，伝統的な解剖学などに基づく考えであり，進歩的でダイナミックなシステム理論の筋膜科学がこれらの考えに取って代わろうとしている。これまでの考えとは異なる10の原則に従うことは進取的なことである。簡単にいえば，我々の身体機能は，様々なフィードバックループの調整による相互の複雑なコミュニケーションにより成り立っている。1つ，あるいは2つ以上の系統内の相互作用の一部分について述べる際には，必ずこのことを考慮してもらいたい。

1. 呼吸を動作に同期させる

FSTの動作に呼吸を適切に組み合わせることは，以下を調整することに役立つ。

- 治療を受け入れるクライアントの態度
- 神経系
- 特に神経筋筋膜の緊張と張力

　これはマニュアルセラピーの分野では特別な考え方ではないので，クライアントに呼吸を指導することは当然であると思われるかもしれないが，他のマニュアルセラピーやボディワークよりも，FSTにはクライアントとともにダイナミックに動き続ける「コリオグラフィー(振り付け)」が多い。セッション中にクライアントと同時に動く方法は，セラピストとクライアントの両方の呼吸に直接的・間接的に影響し，神経系が相互にコミュニケーションをとって両者の筋の緊張と張力に影響を及ぼすことになる。

動　作

　我々はFSTのコリオグラフィーを「ストレッチウェーブ（StretchWave™）」というシンプルな言葉で表わしている。この言葉は，呼吸（安静時）が潮の満ち引きに似ていることと，クライアントの身体全体の動きに，セラピストの動きが呼吸とともにシンクロ（同期）することにヒントを得て考え出したものである。この動作テクニックは，様々な要因（痛み，骨棘，不安など）によって動作の大きさを様々に変化させる波動のような方法であることが最大の特徴である。この波動には，上下，左右，内外と，これらを組み合わせた動作がある。セラピストの動作を，クライアントの動作に同期させることで，クライアントの関節，筋，神経，筋膜経線に生じている状態と類似した状態になるようである。

呼　吸

　　他動運動，自動介助運動，抵抗運動などのすべてのFSTの動作は，目標とする神経系の状態に適した呼吸に合わせるようにする。代謝や回復を目標としたクライアントに対しては，ゆっくりとした動作にゆっくりとした呼吸を合わせるようにする（スローストレッチウェーブ）。速い動作には速い呼吸を合わせることで（ファストストレッチウェーブ），クライアントはセッション後すぐに行う活動（マラソンなど）の準備ができる。組織を促通あるいは抑制する望ましい状態は，奇異呼吸，呼吸補助筋の機能不全など，呼吸パターンの機能不全を減少あるいは消失させるように呼吸を行うことで，ある程度コントロールできる。

動作と呼吸を組み合わせる

　　FSTのセッションが進むにつれて，望ましい動作が正しい呼吸を促し，同様に正しい呼吸が望ましい動作に同期するようになる。また，言葉による指示は，必要なくなるか最小限になり，クライアントは徒手によるわずかな操作でタイミングよく反射的に反応するようになる。しかし，呼吸と動作の両方ともクライアントの体格や精神状態に合わせるようにする。

　　例えば経験上，慢性疼痛や心的外傷後ストレス障害（post traumatic stress disorder：PTSD）を抱えるクライアントは，ストレッチングに対する耐性が低いことが多い。このような場合には，よい反応を得るためにゆっくりと慎重に動かす方法を用いる。対照的に，アスリートや体格のよいクライアントに対しては，より負荷のかかる動きによって身体の全系統をテストし，機能やパフォーマンスが低下していないかを明らかにする。このように，FSTによって筋膜を適切にマニピュレーションすれば，神経生理的過程を刺激し，1時間以内に筋力，可動性，態度などを劇的に変えることができる。

　　横隔膜の促通や呼吸補助筋の抑制などのテクニックによってクライアントが適切に呼吸できるようになることは，他の原則の基礎となる第1の原則を築くことなのである。セラピストとクライアントが動作と呼吸をうまく同期させることを学んだならば，FSTによって神経系を制御する最も重要な方法を習得したことになる。この方法によって神経系に影響を及ぼすことができれば，身体全体の神経と筋の緊張・張力を容易かつ効果的に制御するという，マニュアルセラピストの大きな目標の1つを達成することができる。これが次の原則につながっていくのである。

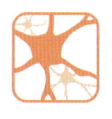

2. 状況に合わせて神経系を調整する

　　次に，ゆっくりとした動作にゆっくりとした呼吸を組み合わせるスローストレッチウェーブと，速い動作に速い呼吸を組み合わせるファストストレッチウェーブによって，神経系を調整することについて説明する。スローストレッチウェーブは副交感神経系，

ファストストレッチウェーブは交感神経系に対して全般的にアプローチする最初の方法である。

クライアントの神経系を全般的に調整すれば，目標とする神経筋筋膜構造の緊張や張力を選択して，部分的に調整することができる。例えば，組織の筋膜層やその間にあるメカノレセプター，末梢神経の絞扼，中枢神経や末梢神経における可動性の機能不全など，機能に影響する神経構造をより容易に徒手的に調整できるようになる。

実際の例を示す。セラピストがトライアスロンの大会に帯同する際，クライアントに対する全般的な目標は，大きな可動域を維持することではなく，すべての系統が活動できるようにダイナミックな柔軟性と強さを得ることである。この目標に対して，一般的な徒手による静的ストレッチングは不適切で，クライアント自身によるダイナミックストレッチングは特異性や効果に疑問が残る。我々の経験では，徒手的にファストストレッチウェーブを行うことで，競技やトレーニングを行える身体と感覚の準備をするという目標を達成できる。身体全体に対するFSTを10分間行えば，クライアントは力強さ，機敏さ，自信などが得られ，身体的，精神的，感情的な活動に対して長時間集中することができる。

対照的に，慢性疼痛や多くの機能不全がみられるクライアントの場合は，スローストレッチウェーブによって副交感神経系を刺激することが望ましい。これによって，目標とする神経筋筋膜組織の緊張と張力が減少するよい反応が続いて起こることになる。このような治療が難しいクライアントにおいて，治療効果が即座に現れるだけでなく，慢性疼痛によって睡眠が妨げられていたクライアントが数年ぶりに充分な睡眠がとれたとの報告も受けている。このようなことが，即座に慢性疼痛の悪循環を断ち切り，治癒への道を切り開くことにFSTが役立つ主な理由の1つであると我々は考える。

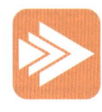

3. 論理的な順序に従う

我々2人はプロのダンサーとしての経験があり，また高い競技レベルで体操と武道を行っていたことから，専門家として様々なクライアントに対して行う治療的なストレッチングだけでなく，アスリートが行うセルフストレッチングの経験も豊富である。

マニュアルセラピー，リハビリテーション，パーソナルトレーニングを行える運動の専門家であったことが，身体全体あるいは各部位に対してアプローチする際に，以下のような解剖学的順序に従って論理的に行う方法を考え出すことに役立った。

- 身体の中心（コア：腰椎・骨盤部）から始める。
- 身体の中心から遠位へ，短い神経筋筋膜（神経‒筋‒筋膜）から行う。
- 長い神経筋筋膜へと進める。
- 最後に神経筋筋膜の全体的な連続性（「連鎖」「ライン」，あるいはThomas Myersが「筋筋膜経線」「アナトミートレイン」と呼ぶもの）を考慮する（Myers, 2014）。

- 症状部位を再評価し，必要があればマニュアルセラピーを組み合わせた局所に対するFSTによって治療する。
- 荷重位になる前にストレッチされた関節を安定させる。

　上記の治療順序は，以下のような幅広いカテゴリーのクライアントに対して最も効果がある。

- 身体全体の治療や維持的なセッション
- 慢性疼痛や他の複雑な機能不全
- 慢性の非特異的腰痛などの痛み
- よくみられる脊柱や四肢の凝り，硬さ，非特異的な痛み
- トレーニングや試合が終わった後の回復，代謝，修復
- PTSDに対する専門的治療も受けているクライアント

　亜急性期や発症から比較的時間の経っていない（3ヵ月以内）単一部位の症状に対しても，全体的な状態を考慮しながら問題を把握し，素早く正確な検査を行うことは有益である。しかし，いつでもこのように行うことができるわけではないので，論理的な解剖学的順序に従ってより速く行える局所に対するアプローチについては，第4～6章で説明する。

4. 痛みなく可動域を改善させる

　熟練したマニュアルセラピストには，傷害を悪化させたり治癒過程を遅らせたりすることがないようにしながら，必要な場合にはより踏み込んだ治療を行う自信とそのための経験が必要である。残念ながら，クライアントの意見がすべて正しいとするならば，ほとんどのクライアントは過去にストレッチングによる痛みを経験している。我々はストレッチングによって痛みを生じさせてはいけないと考えているので，もし痛みが生じるならば，それはまちがった方法で行われていると思われる。痛みが生じる理由として考えられるものを以下に示す。

- 対処していない急性の損傷がある。
- 他の原因（過度のトレーニングなど）による微細損傷が治癒する前にストレッチングを行ったことで損傷が大きくなった。
- ストレッチングを行う前にトリガーポイントや瘢痕組織などの局所的な筋機能不全を見過ごしてしまっている。
- 中枢・末梢神経系の滑走不全や病変を除外していない。
- 過可動性や不安定性のある関節を特定していない。

- 拮抗筋の活動が優位なために，神経筋筋膜連鎖における重要な筋が抑制され弱化し，慢性的に伸張されているにもかかわらず硬い感じがする原因となっている。筋に対するまちがったストレッチングによってこの悪循環が持続することで，例えば拮抗筋である股関節屈筋群が硬いことで，殿筋群が抑制され弱化しているのを代償するために，ハムストリングスが伸張されて損傷してしまうような傷害の原因となる可能性がある。
- まちがったストレッチングにより以下が生じている。
  - 関節のインピンジメント（膝屈曲位で殿筋をストレッチすることで股関節前部にインピンジメントが生じるなど）
  - 伸張反射
  - 筋筋膜の損傷
  - 神経因性疼痛，異常感覚，感覚低下

こういった原因と考えられるものをスクリーニングにより除外したならば，可動域を拡大するストレッチングでは痛みは生じないはずである。

しかし，結合組織の伸張性が変化したというよりは，「ストレッチングに対する耐性」や「ストレッチングに対する知覚の変化」と呼ばれる現象（Magnusson, 2001）によって可動域が増大したとの報告があり，柔軟性に関する科学的なテキスト（Alter, 2004）にもいくつかの文献が引用されている。ストレッチングに対する耐性は以下のように定義される。

- 不快感や痛みに対する対象者の知覚
- マッスルエナジーテクニック（muscle energy technique：MET）や固有受容性神経筋促通法（Proprioceptive Neuromuscular Facilitation：PNF）におけるポストアイソメトリックリラクセーションなどによって，ウエイトを持ち上げた時に軽く感じるのは同じ現象と思われる。
- METやPNFにより錘内線維や錘外線維の硬さを増加させた後の効果は，筋紡錘のチキソトロピー（thixotropy）【訳者注：負荷をかけると粘度が徐々に下がり，負荷がなくなると粘度が徐々に上がる性質】によって引き起こされる感覚による可能性がある。

ストレッチングによる可動域の増大はストレッチングに対する耐性によるものもあるかもしれないが，他にも明確な理由がある。1つの例として，関節包の制限がなくなることで可動域が正常になることが挙げられる。

モビライゼーションとTOC

最初に組織のモビライゼーションを行うと，神経筋筋膜を徒手的にストレッチした時

の反応がよいことがわかった。ここでいうモビライゼーションとは，組織の抵抗によるバリアに至るまで体幹や四肢などを他動的に動かすことである。組織が緩んだことを感じた後，バリアを取り除くためにストレッチングを行う。クライアントにもこの方法でセルフストレッチングを行うように指導する。

　クライアントに対するアシステッドストレッチングを行う前に，モビライゼーションの前や間に牽引−振幅運動−分回し運動（traction-oscillation-circumduction：TOC）の動作を行うのは，以下の理由からである。

- ストレッチングを行わずに可動域を改善させる。
- 痛みなく可動域を改善させる。
- ストレッチングに対する耐性を向上させる。
- 副交感神経系や交感神経系のような神経系を，目的とする状態に調整することに役立つ。
- 必要があれば緊張や張力を変化させる。

　評価で用いるTOCの詳細は第4章で説明し，治療については第5章と第6章で述べる。

5. 筋だけでなく神経筋筋膜をストレッチする

　この原則は，「筋紡錘や腱紡錘だけでなく，すべてのメカノレセプターをストレッチする」と言い換えることもできる。PNFのコントラクト−リラックスなども含めた筋を個別にストレッチする従来の方法は，筋を伸張して関節可動域を増大させるために腱紡錘の促通や筋紡錘の抑制に焦点を当てている。最も急速に増殖する組織である筋膜にあるメカノレセプターの大部分が腱紡錘や筋紡錘であるとすればこのことも理解できるが，実際には固有受容性ループに入力する機械的感覚系の約20％にすぎないのである。残りの80％には以下のものがある。

- 自由神経終末
- ルフィニ終末
- パチニ小体

　マニュアルセラピストは，運動感覚や運動パターンを修正して再トレーニングするために，すべてのメカノレセプターに影響を及ぼす必要がある。腱紡錘と筋紡錘だけに焦点を当てたストレッチング（またはマニュアルセラピー）では，全メカノレセプターの1/5に対処しているだけになってしまう。ここで重要なことは，「伸張された筋が収縮した後に筋の伸張反射やホフマン反射の振幅が減少することは，腱紡錘が活動したからではなく，筋紡錘からのインパルスによるシナプス前抑制が原因となっている可能性が

ある」(Chalmers 2004)ことを示唆する研究があることである。この研究は前述した「ストレッチングに対する耐性」で引用した研究と同様のことを示している。

筋膜構造は固有感覚の過程において大きな役割を担っているという充分な科学的裏付けがあることから，結合組織に神経学的機能があるという観点は研究者に支持されている（Langevin, 2006; Stecco et al., 2007; Benjamin, 2009）。筋膜や筋膜構造による結合組織の連続体は神経系と同じように機能が統合され，機械受容性の信号を伝達する身体全体に広がるシステムとしての役目があると Langevin（2006）は論じている。

これを力学的なレベルだけで考えると，すべての外力を構造全体に均一かつ確実に伝達して抵抗することができるテンセグリティー構造の原理に一致している。Ingberの研究によって，ヒトの細胞は生理学的機能に直接または間接的に作用するバイオテンセグリティー構造であることが確認されている（1998, 1993）。このようなことから，細胞−組織−器官−系統といったヒエラルキーがある身体構造は，バイオテンセグリティー構造と同等かそれ以上のものであるのは当然のこととももいえる。身体構造を神経−結合組織として考えると，身体の内外からの信号を受信・伝達することですべての生理学的過程が作用するのを助けているのである。

メカノレセプターの位置

Van der Wal のような筋膜の研究者たちは，メカノレセプターが他の構造とどのように接続し伝達するかということに比べたら，メカノレセプターの位置は固有受容機能の要因としてあまり大きなものではないと主張している（2012）。

筋膜構造にメカノレセプターがなくても，その筋膜構造は外力を伝達できるという事実があり，これは機械的感覚を伝達するための変形（deformation）と呼ばれる主要な刺激が生じることを意味している（Van der Wal は変形を「伸張，圧迫，圧搾」と定義している）。これが真実ならば，組織を変形させて治療するマニュアルセラピーは，潜在的にすべてのメカノレセプターを刺激する可能性があることが理解できる。FSTには筋膜連鎖全体（ライン，あるいは連続性）を同時にマニピュレーションできるという優れた利点があり，すべてではないにしても多くの場合に機能不全を即座に改善することができる。この後であれば，原因や影響を色々と考えて時間を無駄にするようなことがなくなり，未解決の局部的な難治性の問題を容易に特定して対処することができる。

再評価でクライアントの機能が改善したならば，FST によって筋膜ライン全体に存在するすべてのメカノレセプターがよい影響を受けたことになる。1 つの筋あるいは 1 つのメカノレセプターをマニピュレーションしようとするよりは，FST の方がより素早く効果的に作用することは明らかである。我々の経験では，全体的なアプローチによるダウンストリームやアップストリームへの効果によって，局所の組織を徒手的に調整しやすくなる。

6. 複数の運動面を利用する

　2003年に我々がFSTの原則をつくった当時は，ストレッチセラピーやリハビリテーション，フィットネストレーニングなどは単一平面上での動作が中心であったが，現在ではほとんどの分野で3平面上での動作が行われている．ソフトウェアやアプリケーション，高度なフィットネスマシン，補助器具などが考案されたことも，トレーナーやセラピストがこの原則を実行するために役立っている．

　残念ながら，この原則に関してはストレッチングの分野は遅れをとっており，多くのセラピストは以前から行っている単一平面上に限定された動作を用いている．球関節である股関節を例に挙げると，分回し運動によって股関節は360°回旋できるが，股関節に対するストレッチングの多くはこの特徴を利用していない．TOCと，螺旋や対角線，回旋などを利用した様々な動きのパターンを組み合わせることで，より効果的なものとなる．

　複数の運動面を利用する別の例として，脚長差の改善のような構造的修正がある．解剖学的な問題ではない脚長差の原因として，寛骨の回旋や上方滑りなどがあるが，Myersが提唱する「ラテラルファシアルライン（lateral fascial line）」にある腰方形筋が短縮した場合を考えてみる（2014）．治療台で腰方形筋のストレッチングを前額面だけで行った後に再評価し，セラピストは「うまく」修正できたと判断するだろう．しかし，前額面での動きに屈曲（下肢を持ち上げる）や伸展（下肢を下げる）を加えて比較した際に，自分が感じたものを確認するために追加の評価を行うかもしれない．このようにいくつか，あるいはすべての方向を組み合わせることでよい結果が得られ，単一の動きで行った場合よりも長期的な改善が見込めるようになる．

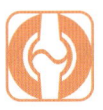

7. 関節全体をターゲットにする

　関節包は関節を覆う筋膜で構成されており，また関節をつなぐ靭帯が結合していることは知られているが，股関節の短い外旋筋群の中には，解剖学の教科書に載っているように大転子や大腿骨ではなく，関節包に付着するものがあることはあまり知られていないようである．我々がこのことを知っているのは，実際の人体解剖の際に，解剖学の教科書の図とは異なる様々なバリエーションがあることを学んだからである．このことが示す意味については後で述べる．

　FSTでは特に股関節に長軸方向（牽引方向）への可動域制限がある場合など，脊椎，股関節，下肢の機能を痛みなく回復させるために関節包をターゲットにすることが多い．JohnsとWright（1962）はスティフネス（弾性，可塑性）のテストで運動に対する抵抗を調べた結果，筋による抵抗は全体の41％で，関節包と靭帯は47％であったと報告している（表2.1参照）．このことから，関節の可動域を最大限に得るためには関節包

組　織	抵　抗
関節包	47%
筋（筋膜）	41%
腱	10%
皮膚	2%

表 2.1: 関節の抵抗に対する軟部組織の貢献度の比較
R.J. Johns and V. Wright, 1962, Relative importance of various tissues in joint stiffness, Journal of Applied Physiology 17(5), 824-828 より許可を得て転載。

と靭帯が非常に重要であり，関節包が充分に可動する状態を保たなければならない理由が理解できるだろう。

「関節全体をターゲットにする」という原則について説明する時は，高速低振幅（high velocity low amplitude：HVLA）の関節マニピュレーションや，関節包に対する他の関節モビライゼーションの効果がない，あるいは一時的な効果しか得られない場合に，どのような手技を用いるべきかについても説明している。FSTでは漸進的なTOCのパラメータによって関節全体をターゲットにしており，必要があれば牽引と圧迫を交互に行って関節表面を探索し，運動の自由度を制限している分節の関節包や問題となっている特定部分をストレッチする。このような方法で股関節の可動性が正常化すると，周囲の組織もリリースされて以下のような効果が得られる。

- 下肢伸展挙上が5〜20°改善する。
- 腰部，股関節，膝関節の痛みが消失する。
- 大腿骨と臼蓋のインピンジメントが消失する。
- 大腿骨の外旋やトレンデレンブルグ徴候などの異常歩行が修正される。
- ストレッチングによって同側の軟部組織の抵抗が25〜50％減少し，対側の抵抗が10〜25％減少する。

上記のことに加えて，神経筋筋膜の効果を得るためにも，関節全体をターゲットにしている。筋膜が「固有受容性の器官」（Schleip 2012; Van der Wal 2012）であることは知られており，メカノレセプターを刺激することによって関節包や靭帯などの構造的結合組織をマニピュレーションすることができる。Van der Walや他の研究者によると，メカノレセプターを刺激する主な要因は変形（伸張，圧搾，圧迫）である（Van der Wal, 2012）。この定義からすると，変形によって関節，靭帯，筋，筋膜などの系統的な連結を通じて，固有受容性の機能が改善する。脳や前庭迷路，皮膚への固有受容性のフィードバックループによって，運動感覚の情報伝達系が完結する。結果として全身の運動感覚が改善し，神経系の機能に依存する移動などの動作がよい影響を受ける。これは臨床でFSTを用いた結果と一致する（Frederick, 2006）。

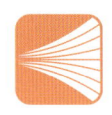

8. 牽引により最大限伸張する

　Annはアメリカンフットボールやレスリングの選手に対してストレッチングを行うようになってから，牽引が効果的であることを発見した。ストレッチングを行う際に身体を傾けて牽引すると，クライアントからよい感じであるとのコメントを得ただけでなく，その後にストレッチングを行うと組織が楽に伸張できることがわかった。また，ストレッチングの後に行った客観的なテストでも，牽引の効果を確認することができた。組織が圧迫されると疼痛や筋力低下などの機能不全を引き起こす可能性がある。牽引は可動性や筋力を回復させ，全体的な固有感覚を改善させる最もよい方法である。

　Annは，牽引が効果的であることを発見したかなり後に，オリジナルのPNFが関節の固有受容器を刺激して可動性に必要な機能を改善させるために牽引を取り入れていることを学んだ。一方，荷重位での安定性が求められる機能的な動作を刺激するために，牽引とは正反対の「圧縮（approximation）」（関節の圧迫）も用いられていた。

　FSTでは，関節の牽引は最初だけ行うことがオリジナルのPNFとの違いであり，その後は他動・自動・抵抗運動による再テストを繰り返しながら，神経筋筋膜組織を経線に沿ってアップストリームやダウンストリームに牽引する。

　評価で神経筋筋膜の左外側連鎖がコア・身体中央部で圧迫され，全体的なラインがコアの下位（「下肢が短く見える」）と上位（肩が股関節の方に下制）で短縮していた場合を考えてみる。

　最初の全体的な方法として，身体中央部から圧迫を減らすことで左のラテラルラインを伸張することを選択したとすると，よい結果を得るために以下の順序でストレッチングを行う。

> **注　意**
> 牽引の順序や目的に焦点を当てているため，個別のパラメータは省略されている。

1. 可動性の低下した関節包をターゲットとして，左股関節を緩みの位置（loose pack position）で牽引する。
2. 股関節を「ロック」するために内旋を加える。
3. 2の状態から右側の下肢を持って左側に歩き，左のラテラルラインの中心部を右側屈させる。
4. 両下肢を平行に保持したまま左側に歩き続ける。徐々に両下肢を近づけながら左下肢が右下肢の下になるようにクロスさせ，そのまま動かし続けて，最終的には必要に応じて治療台の下方まで動かしてストレッチする。
5. ラテラルラインがよりストレッチされるのを感じるところまで，クライアントに

肩を外転してもらう。さらにストレッチできそうであれば，治療台の上方で保持してもらう。
6. 必要に応じて頭部・頸部を右側屈しながら，右腕をさらにストレッチする。
7. ストレッチしたところが戻されないように，下肢と頭部・頸部を屈曲して右腕を身体の前まで下げる（伸張した組織を収縮させない）。
8. 治療に対する反応を再評価する。

　これは脚長差や他の前額面上のバランス不良などを修正するために，全体的な筋筋膜経線に沿って最大限に伸張する方法のよい例である。順序よく圧迫を軽減させることで，疼痛が軽減し，神経や筋機能が改善するだろう。
　しかし，上述した方法は静的ストレッチングではないことに注意が必要である。パラメータはその時々の組織の必要性によって常に変化する。例えば，血液やリンパ液などの体液の流れを改善させるために，必要に応じて TOC を行うことが挙げられる。

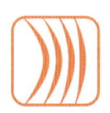

9. 最良の結果を得るために反射を促通する

　1995 年に FST の研究を行う際に，可動域を改善させる効果が最も大きかった PNF を利用した。本書を執筆している現在も PNF は最も効果的であるとされている（Hindle, 2012; Sharman, 2006）。
　FST とオリジナルの PNF との違いは，組織を伸張させる方法であるコントラクト－リラックスのコントラクト（収縮）の部分である。オリジナルの PNF では最大収縮の 50〜100% であるが，我々が推奨するパラメータは最大収縮の 2〜20% と非常に少ない。このように FST 用に修正した PNF のことを「FST-PNF」と呼んでいる。このテクニックは，日常の臨床に基づいた根拠によって，試行錯誤を重ねて見い出したものである。オリジナルの PNF はポリオ患者の脱神経の問題に対して開発されたものだったので，共同筋の補助により最大収縮させる必要があった。我々の研究では非常に弱い収縮で最もよい結果が得られた。我々のクライアントの神経系は損傷を受けておらず，大部分は充分に機能することから，腱紡錘を活性化させ（仮説ではあるが）目的とする組織の収縮後のリラクセーションを得るためには 5〜20% 以上の収縮は必要ないのである。FST-PNF とオリジナルの PNF との違いを以下に示した（本章の後半で説明する内容も含む）。

> **FST–PNFの，従来のPNFによるストレッチングとの18の違い**
> 1. 牽引
> 2. 呼吸によるガイド（時間が基準ではない）
> 3. 2〜20％の弱い収縮（50〜100％ではない）
> 4. 3〜4秒の短い持続時間（6〜10秒ではない）
> 5. 2種類の収縮—求心性と等尺性
> 6. クライアントに応じて反復回数を変える
> 7. 反復間にTOCを行う
> 8. 各反復中に目的とする組織の角度を変える
> 9. 動作の流れ
> 10. セラピストとクライアントが楽に行える
> 11. 安定させるために治療台のストラップを利用する
> 12. 特有の順序
> 13. 動作のコレオグラフィー
> 14. 身体の中心部から開始し，四肢の動きに移る
> 15. 特有のクライアントの位置
> 16. 特有のセラピストの位置
> 17. ストレッチウェーブの概念を利用する
> 18. 神経系の反応をガイドするためテンポを変える

クライアントに応じてどのようにFST–PNFを調節するかを知ってもらうために，タイプの異なる2人のクライアントに対するストレッチングを比較してみる。1人は持久力系（遅筋線維）のアスリートで，もう1人はパワー系（速筋線維）のアスリートである。この例では，トレーニング後の回復を目的としてストレッチングを行っている。

> **注　意**
> 詳細については第5，6章で述べる。

持久力系（遅筋線維）のアスリート
1. 強度：より強く
2. 継続時間：より長く
3. 反復回数：より少なく

パワー系（速筋線維）のアスリート
1. 強度：より弱く
2. 継続時間：より少なく

3. 反復回数：より多く

　アスリートだけでなく，一般の人もたいてい持久力系（遅筋線維）かパワー系（速筋線維）のいずれかに分けられるが，柔軟性を改善させるために加える抵抗は，年齢や疾病，疼痛などの要因も考慮して調節する。このようなことから，我々はコントラクト−リラックスの最初の1～2回を，強度−継続時間−反復回数をどう組み合わせれば最良の結果を得られるかを調べるためのテストとして行う。回復を目的としたストレッチングのセッションにおける最良の結果とは，リリースの状態がよいとセラピストが感じることである。強度，継続時間，反復回数というパラメータの調節については次の原則で詳しく述べる。
　〔我々のFST−PNFのパラメータが，Fred Mitchell, D.O. によるマッスルエナジーテクニック（MET）で用いられているものの一部と類似していることは興味深い。〕

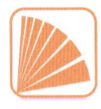

10. 目標に合わせてストレッチングを調整する

　強度，継続時間，反復回数というパラメータは，最適なFSTセッションをデザインするための予備的な検討事項にすぎない。クライアントの目的に合うように徒手的なストレッチングを調整する方法を学ぶためにも，まずはこの3つのパラメータについて説明する。

強　度

　認識度の高い卓越したセラピストであれば，求められる強度や他のパラメータを素早く決定できることはいうまでもない。治療を受けた経験のある要求の高いプロのアスリートが対象であれば，セラピストとして効果を出せることを示すチャンスは一度しかないことが多い。
　このようなことから，FSTを学ぶ人に対しては次のように忠告している。「けっして自分の直感を超えてストレッチしてはいけない」。様々な理由で，クライアントからもっと強くストレッチするように求められるだろうが，認識度の高い経験のあるセラピストは知っているのである。「クライアントの直感ではなく，自分自身の直感を頼りにしなければならない（少なくともこのことに関しては）」
　強度は組織のバリアの感覚（もちろんクライアントの）を指針にする。関節や軟部組織に対する他動的なモビライゼーションで，制限のない範囲からバリアを通過する前に動きが止まる組織の抵抗が，最初のバリアとして知られるR1である（Maitland, 1991; 1986）。神経の硬さは筋筋膜の硬さとは違った感覚で，予想されるよりも早くR1を感じる。神経に対するストレッチングは，他の組織と比べて非常に弱い強度で継続時間も短くしなければならない。

継続時間

　継続時間は強度と非常に関連がある。セラピストは，強度が違っても軟部組織を充分にリリースできることを経験しているだろう。ストレッチしている間，組織がリリースされ続けている限りは同じ強度を維持すればよいが，強度を少し弱めても可動域が増大する時があり，そのような時は継続時間が長くなる。

　スプリンターのようなパワー系（速筋線維）のアスリートの場合，強度は弱く継続時間は短くし，反復回数を多く行うと反応がよいことが多い。彼らの構造は文字通り「緊張が高い」ので，可動域を増大させる前に目的とする動作の軌道に乗せたり外したりしながら神経系に対してゆっくりとした動作を行う。

反復回数

　ストレッチの回数はプロトコルを厳守して3回行うというようなものではなく，強度や継続時間に深く関係し，組織の必要性に従って決めるようにする。経験のあるセラピストはこのことをすでによくわかっているだろうが，このセクションを読み，多くのクライアントにFSTを実践すれば，より明確に理解できるようになるだろう。

　クライアントがオリンピックレベルのスプリンターやアメリカンフットボール選手の場合，熟練したセラピストはPNFの自動運動を独特のリズムで行うことからFSTのセッションを開始する。この方法は，反復回数や継続時間，抵抗の程度がすでに決まっているプロトコルに従って行うよりも効果的であることが示されている。このことから学んだことは，トレーニングされて神経系の働きが優れているクライアント，つまりアスリートやダンサー，格闘家など，身体の機能がうまく作用する人に対してストレッチングを行う時には，決められたプロトコルに従うよりも，各個人に合わせるためによりダイナミックに知性を働かせ，充分にコミュニケーションをとりながら行う必要があるということである。

まとめ

　FSTの10の原則は，クライアントに対してFSTを行った約20年の経験から開発したものである。この原則はFSTで最良の結果を出すために不可欠な本質であり，テクニックを指導する際の基礎となる。この章を読んでFSTの概念に精通したのであれば，第3章で述べる他のストレッチングとの類似点や相違点を容易に理解できるだろう。

FSTの禁忌

　有名なスポーツ科学者であるMel Siff博士は次のように述べている。「通常，危険なストレッチングやエクササイズというものは存在しない。特定の個人が特定の時期に行うと危険な運動があるだけである」（Siff, 2000）。

　ストレッチングの絶対的な禁忌（治癒していない骨折部に対して行うことなど）に加

えて，可動域に問題を生じさせる可能性のある要因や，事前に注意が必要な要因のリストを以下に示す（Alter, 2004）。

- 筋や関節における結合組織の弾性低下
- 強皮症や火傷による瘢痕なども含めた皮膚の問題
- 筋の過緊張
- 拘縮
- 深部腱反射の亢進
- 自動運動における筋力や協調性の低下
- 共同筋による制限
- 麻痺
- 痙性
- 先天的に長いあるいは短い靭帯や腱
- 骨関節構造の制限
- 性差（骨盤構造など）
- ホルモン（リラキシンなど）
- 妊娠
- 体脂肪/肥満
- 著明な姿勢症候群（側弯症や脊柱後彎症など）
- 炎症や浸出液
- 痛み（ストレッチングに対する閾値や耐性）
- 不安
- ギプスなどによる不動
- 別の方向への動きが同時に起こること
- 体格（上腕二頭筋や大腿四頭筋などの肥大による屈曲制限）
- 気温（寒冷による弾性低下）
- 年齢（コラーゲンの沈着増加など）
- 痛みに対する耐性の民族差
- トレーニング（遅発性筋肉痛やオーバートレーニングによる硬さなど）
- 日内変動
- 仕事（1日中座っている，1日中立っているなど）
- 服用薬
- 充満した膀胱

通常，関節の可動域を増大させるためには，ストレッチングや補助的な方法によって以下に示した4項目のうち1つは達成する必要がある（適切な場合）。

1. 筋や関節における結合組織の伸張性を増加させる。
2. 筋の緊張を低下させてリラックスさせる。
3. 身体部位の協調性と主動筋の筋力を高める。
4. 炎症，浸出液，痛みを軽減させる。

　しかし，ストレッチングや他の方法であっても，可動域を増大させてはいけない重大なレッドフラッグ（重篤な病変を示す臨床所見・徴候）を示すケースがある。むち打ち損傷の場合，歯突起が骨折していると，安定させるために頸部の筋スパズムが生じる可能性がある。何をしても神経筋筋膜をリリースすることができない場合には，それができない重大な理由がある可能性があるので，適切な専門機関を紹介する必要がある。むち打ち損傷であれば，開口位でのX線撮影を依頼し，治療を開始する前に必ず骨折や捻挫を除外する必要がある。

　「適切な場合」というのは，用いるストレッチングの方法で決定される。骨や関節構造の異常による可動性の低下もストレッチングで対処できる範囲を超えたものである。

FSTの適応

　クライアントが「タイトネス」や「スティフネス」があると訴えることは問題ないが，それだけではマニュアルセラピストにとってはあまり役に立たないことが多い。自らの意思によってFSTを受けに来たこのようなクライアントの結果があまりよくないということではない。「ストレッチが必要だと思ったのでここに来た」という人や，スピード，筋力，パワー，バランスや協調性を高めるためにFSTを受けるようにコーチにいわれてくるクライアントも多い。

　我々の治療が成功し，症状や機能不全が軽減あるいは消失し，機能や生活の質が向上した例を以下に示す。

痛み

　FSTによってうまく対処できる痛みの主な原因を以下に示す（これ以外にもある）。関節性，筋原性，神経性，心因性，医原性，他の病態に関連したもの（脳性麻痺，多発性硬化症，パーキンソン病，変形性関節症，椎間板症など），慢性の非特異的腰痛，人工関節全置換術，美容外科や他の手術による瘢痕の合併症，いわゆる「成長痛」，PTSD。

痛みを伴う，あるいは伴わない構造的病態

- 様々な原因による脚長差の解消
- 腰椎−骨盤−仙腸関節−股関節の修正：捻れ，上方滑り，回旋
- 歩行の改善：歩幅の増加，股関節外旋の減少

- 姿勢の改善：成人において身長が 2.5 〜 5 cm 高くなる。
- 腰椎前彎と胸椎後彎の改善，減少した腰椎前彎の回復，全体的なアライメントの改善，肩甲骨面挙上の改善
- 回内機能不全の改善

スポーツ

- ランニングスピードの向上
- 垂直跳びの向上
- 筋力の向上
- バランスの向上
- 協調性の向上
- 柔軟性の向上

まとめ

　適応と禁忌の間，あるいはそれ以外にも，科学的，あるいは事例による，どちらのエビデンスもほとんどなく，FSTが特定のケースに効果的かどうかわからない，大きなグレーゾーンがある。

　しかし，「何よりも危害を加えてはいけない」という原則を守るならば，経験と直感が必ず役に立つだろう。① クライアントから充分に話を聞き，レッドフラッグをスクリーニングする，② 包括的に評価する，③ クライアントのケアを任されている医療の専門家からの許可を得る（必要な場合），④ クライアントに他の専門家を紹介すべきか否かを考慮する，などを行った後にクライアントを引き受けるかどうか考えることを勧める。

　我々のクライアントやFSTの生徒，他の専門家やそのクライアントの例から，以下のことがいえる。

- 最終的には，信頼関係がクライアントの機能や満足に影響し，これがセラピストとして選ばれることにつながる。信頼関係があれば，クライアントは身体的，精神的，感情的にオープンになり，そのセラピストを選ぶことになるだろう。
- クライアントにセラピストとして選ばれたならば，深く関与できると感じた場合に限って，引き受ける義務がある。
- この重要な関係を築けば，最も意味のある方法で治療することが可能となる。

　第1章では，細胞や組織をストレッチすることで細胞死が修復され，損傷した細胞が治癒し，遺伝子転写によい影響が及び，成長因子が刺激され，内受容器の機能が改善して心身が健康になり，機械的な力の伝達による細胞通信を補助することなどについて

述べた．また，このような過程を促進する可能性があることについて未解明な部分が多いこと，さらに治療に応用するための研究が不足していることなどについても言及した．ここで重要なことは，FSTを倫理的かつ専門的に用いれば，クライアントの転機となり，身体の自然治癒力を補うものになりうるということである．

文　献

Chalmers, G. (2004) Re-examination of the possible role of Golgi tendon organ and muscle spindle reflexes in proprioceptive neuromuscular facilitation muscle stretching. Sports Biomech. 3 (1) . pp. 159–83.

Frederick, A., Frederick, C. (2013) Certified Fascial Stretch Therapist Level 1 workshop manual.

Frederick, A., Frederick, C. (2006) Stretch to Win. Champaign: Human Kinetics.

Hindle, K.B. (2012) Proprioceptive Neuromuscular Facilitation (PNF) : Its Mechanisms and Effects on Range of Motion and Muscular Function. J Hum Kinet. 31. pp. 105–13.

Ingber, D.E. (1998) Architecture of Life. Scientific American ［Online］ Available at: http://time.arts.ucla.edu/Talks/Barcelona/Arch_Life.htm. ［Accessed 5 November 2013］.

Ingber, D.E., et al. (1993) Mechanotransduction across the cell surface and through the cytoskeleton. Science. 260. pp. 1124–1127.

Magnusson, S.P., et al. (2001) Determinants of musculoskeletal flexibility: Viscoelastic properties, cross-sectional area, EMG and stretch tolerance. Scandinavian Journal Medical Science Sport. 7 (4) . pp. 195–202.

Maitland, G.D. (1991) Peripheral Manipulation. 3rd Ed. London: Butterworth-Heinemann.

Maitland, G.D. (1986) Vertebral Manipulation. 5th Ed. London: Butterworth-Heinemann.

Myers, T.W. (2014) Anatomy Trains: Myofascial Meridians for Manual and Movement Therapists. 3rd Ed. Edinburgh: Churchill Livingstone Elsevier.

Schleip, R. (2012). Fascia as an organ of communication. In: Schleip, R. (ed.) , et al. The tensional network of the human body. Edinburgh: Elsevier. pp. 77–79.

Sharman, M.J. (2006) Proprioceptive neuromuscular facilitation stretching: mechanisms and clinical implications. Sports Med. 36 (11) . pp. 929–39.

Siff, M.C. (2000) Supertraining. Denver, Colorado: Siff.

Van der Wal, J.C. (2012) Proprioception. In: Schleip, R. (ed.) , et al. The tensional network of the human body. Edinburgh: Elsevier. pp. 81–87.

第3章

類似点と相違点

はじめに

　本章ではストレッチングの方法とテクニックについて比較検討する。筋膜ストレッチセラピー（Fascial Stretch Therapy™：FST）以外の方法やテクニックを概説することで，FSTとの類似点や相違点がわかるだろう。本章では，動作を伴う徒手によるアシステッドストレッチングに限定し，以下のような構成で考察する。

- よく使われるストレッチングの方法とテクニック
- その他のストレッチングの方法とテクニック
- 古来のストレッチングのテクニック
- ストレッチングが含まれるマニュアルセラピーテクニック

　本章のまとめではFSTと他のテクニックとの違いについて述べるので，マニュアルセラピーのセッションでどのような時にFSTを使うべきかが明確になるだろう。

よく使われるストレッチングの方法とアプローチ

　はじめに，ストレッチングを単独で行う方法について述べるが，この方法は他のマニュアルセラピーを併用する方法と比べて数が非常に少ない。類似した方法に分類することで，よりわかりやすくなると思われる。

　辞書によると，「テクニック」は「方法」と意味が似ていることから，我々はルールや原理，プロトコルを考慮せずに使用するテクニックだけを示す場合には「アプローチ」という言葉を用いることにする。

　「方法」や「システム」という言葉は，「通常は明確に規定された，論理的あるいは体系的な計画により決められた手順」（Dictionary.com）を指すことから，これに合うものは以下の3つである。

- 固有受容性神経筋促通法（Proprioceptive Neuromuscular Facilitation：PNF）
- 筋膜ストレッチセラピー（Fascial Stretch Therapy：FST）

- アクティブアイソレイテッドストレッチング（Active Isolated Stretching：AIS）

固有受容性神経筋促通法（PNF）

　　優れたマニュアルセラピストの多くはPNFに精通しているはずである。PNFのより詳細な内容については，文献を参照されたい（Voss et al, 1985）。PNFをストレッチングの一種と表現することは的確ではないが，PNFのテクニック全体の中で用いられるストレッチングは信頼性・妥当性のあるデータが示されている充分に確立された論理的な手法であることから，ここで取り上げる価値があると思われる。しかし，オリジナルのPNFで用いられるストレッチングは，数あるパラメータの中の1つにすぎず，神経筋骨格系障害による筋力低下を改善するために神経を刺激することが主な目的であることを忘れてはならない。

　　オリジナルの徒手によるPNFストレッチングの特徴として，以下のものがある。

- 筋力を高める必要がある主動筋を，伸張反射を生じさせるために伸張位にする。
- 伸張反射を生じさせることで，主動筋による運動パターン全体の筋力を高める補助として，共同筋も動員される。
- 伸張した部位に螺旋や対角線の動きを加えることで，運動パターンの動員が高まる。
- 可動域全体を通じて，セラピストの徒手による最大抵抗をクライアントに加える。
- クライアントは，セラピストの抵抗〔現在のPNFインストラクターは「最適な」あるいは「適切な」抵抗という言葉を使用している（Alter, 2004）〕に対して筋を最大随意収縮させる。
- 伸張と収縮の組み合わせは，原始的な運動パターンや姿勢反射，立ち直り反射と関連がある。
- 運動の組み合わせは，他動運動とともに等尺性，求心性，遠心性収縮などからなる。
- 関節や筋の柔軟性を向上させることを目的として，運動ニューロンの興奮性を低下させるために抑制テクニックを用いる。

　　可動域に関して，PNFのストレッチテクニックは，他のストレッチングと比較して，柔軟性を最も向上させることが多くの研究で示されており，以下のような意見がある。「PNFにおける螺旋・対角線の運動パターンの原則を用いると，通常の静的ストレッチングで得られるものよりも優れた3次元の機能的な可動域を生み出すことにもなる」(Alter, 2004)

筋膜ストレッチセラピー（FST）

　　FSTのコンセプトは第2章で説明したので，ここではPNFのホールド-リラックス（hold-relax）テクニックとの違いに焦点を当て比較する。オリジナルのPNFにおけ

るホールド–リラックスは，主動筋の等尺性収縮後にリラックスさせてから，自動運動で新たな可動域を獲得するものである。FSTでは，クライアントが主動筋をわずかに等張性収縮させて動かすのと同時に，セラピストがその動きを止めて主動筋に軽度の等尺性収縮を生じさせる。短時間リラックスさせた後，セラピストが他動的に次のバリアに至る主動筋の新たな可動域まで動かし，この手順を繰り返す。必要に応じてさらに可動域を増大させるために，最後の1〜2回に主動筋の等張性収縮を行うこともある。

これ以外のFST独自の方法を以下に示す。

- FSTの10の原則（第2章参照）。
- 独特の順序で行う革新的な動作（第5，6章参照）。
- 全体的な神経筋筋膜連鎖から局所までカバーする根本的なアプローチ。
- 螺旋，対角線，回旋の動作パターン（第5，6章参照）。
- 個人に合わせた強度，継続時間，反復回数，テンポのパラメータによるストレッチングの動き（第5，6章参照）。
- 組織をストレッチする前に神経系を調節する。

アクティブアイソレイテッドストレッチング（AIS）

有名な「The Science of Flexibility」という書籍の中で，システムとして唯一紹介されているストレッチングがAISである。その書籍の著者は，他のストレッチングは独自の方法で構成されるシステムの一部ではなく，各筋ごとに治療あるいはスポーツの必要性に応じて使われるストレッチに分類されるとしている（2004）。

2秒のプロトコル以外は，PNFの変法である他のストレッチングと非常に類似しているため，「修正PNF」と呼ばれている（Alter, 2004）。AISが提唱している2秒のプロトコルに関する開発者のAaron Mattesによる声明に対して議論が持ち上がっている。

「伸張反射が生じる程度まで筋をストレッチし，軽く刺激するポイントまでさらに動かす。500 g未満の力で補助しながら1.5〜2秒間軽くストレッチし，圧力を解除してから開始肢位に戻り，決められた回数まで繰り返し行う。軽く刺激するポイントまでストレッチした組織への圧力を解除することで，伸張反射によって誘発される逆方向への組織の収縮を防止する」（Mattes, 2000）

現在までに，ストレッチを1〜2秒行う正確なプロトコルを立証した研究はない。Alterは，以下のように述べている。「下腿の伸張反射は30ミリ秒（0.03秒）で誘発される。ハムストリングスのような脊髄により近い筋であれば，さらに速くなる。2秒というのは神経系にとって非常に長い時間である。」このようなことから，AISは効果があると思われるが，600以上もある身体全体の筋すべてが1〜2秒で同じように伸張反射が誘発されるというのは疑わしい。さらにAlterは，「AISと他のストレッチングの効果を比較した研究はない」と述べている（Alter, 2004）。

AISにおける5つのI（Mattes, 2000）
- Identify（特定）：ストレッチする筋を特定する。
- Isolate（分離）：局所を正確に動かすことで対象とする筋を他から分離してストレッチする。
- Intensify（増大）：主動筋の収縮を増大させ，関節の反対側にある拮抗筋を弛緩させて伸張する。
- Innervation（支配）：相反神経支配によって主動筋が収縮すると，拮抗筋は弛緩する。
- Inhibition（抑制）：相反抑制反応では，主動筋は収縮する神経信号を受け，拮抗筋は弛緩する神経信号を受ける。

AISはオリジナルのPNFと同様にSherringtonの法則による神経生理学的テクニックをベースにしたものであるが，柔軟性を改善するために対象となる筋や結合組織を他から分離し，問題を限局化する点が異なっている。一方，オリジナルのPNFやFSTは問題を限局化する前に全体的な神経筋筋膜連鎖を評価・治療することから始める。

その他のストレッチングの方法とテクニック

　ストレッチングについての書籍は非常に多いが，その大部分はヨガに関連したもので，残りは1980年に出版されたBob Andersonの「Stretching」という書籍に代表される伝統的なストレッチングをもとにしたものである。すでに述べたように，このようなストレッチングに関する書籍のほとんどが，新たな手法のシステムについては説明していない。したがって，これらのストレッチングのテクニックはほとんどが同じようなものなので，ここでは取り上げないことにする。
　ここでは，15～30秒間保持するストレッチを2～3回繰り返す従来のスタティックストレッチングとは異なるテクニックについて，簡単に説明する。以下のテクニックは，我々が研究を行う際に偶然目にしたものである。

- ファシリテイテッドストレッチング（Facilitated Stretching）：コントラクト−リラックス−アンタゴニスト−コントラクト（contract-relax-antagonist-contract：CRAC）と呼ばれるPNFテクニックの1つに焦点を当てた，PNFをベースにしたアプローチである。このテクニックは，クライアントによるストレッチングに重点を置いている。例えば，クライアントはハムストリングスを収縮させた後にリラックスさせ，次に拮抗筋である大腿四頭筋を収縮させて，さらに下肢を持ち上げることでハムストリングスをストレッチする（McAtee, 2007）。
- ストレッチングサイエンティフィカリー（Stretching Scientifically）：このアプ

ローチでは，柔軟性を向上させるために従来の方法であるダイナミックストレッチングとスタティックストレッチング，そしてスタティックアクティブストレッチングとアイソメトリックストレッチングを用いる。このアプローチはセルフストレッチングの方法として説明されており，補助によるテクニックについては触れていない（Kurz, 2003）。

- レジスタンスストレッチング®（Resistance Stretching®）：ストレッチングサイエンティフィカリーではストレッチング中に等尺性収縮による抵抗を用いるが，この方法では全可動域を通じて抵抗を加える。セルフストレッチングでは筋力と柔軟性が向上し，補助者が抵抗を加える方法では筋力と柔軟性がさらに向上するとしている（Cooley, 2005）。我々はレジスタンスストレッチングについて書かれた書籍を読み，このシステムはマニュアルセラピーというよりはトレーニング法であると結論付けている。

古来のストレッチングテクニック

- タイマッサージとボディワーク：何世紀にもわたるシステムであり，一般的にはフロアマット上で指圧と関節モビライゼーションの組み合わせやストレッチングを行う。また，このテクニックは補助とともに行うヨガ（アシステッドヨガ）とみなされることもある。
- アシステッドヨガ：上記のタイのボディワークと同様，アシステッドヨガも数世紀にわたる歴史がある。この方法はインストラクターが生徒の姿勢（アーサナ）を改善するために用いる。また，アシステッドストレッチングとして治療的に行うこともあり，静的に保持したり，ポジションを次々と変える流れとして行ったりする。

ストレッチングが含まれるマニュアルセラピーテクニック

- マッスルエナジーテクニック（muscle energy technique：MET）：この方法はオステオパシーが起源のようであるが，同じ名称で呼ばれる様々なテクニックが発展してきた（Chaitow, 2006）。オリジナルや現在のMETは，すでに述べたオリジナルのPNFと類似したところがある。
- ポジショナルリリーステクニック（positional release technique：PRT）：痛みや炎症，スパズム，急性外傷などに対して行う間接的な方法である。PRTには様々なストレッチングテクニックも含まれており，必要に応じてPRTとともに行うことがある（Chaitow, 2007）。

まとめ

　スタティックストレッチング以外にも，科学的な検証は行われていないが臨床での効果が認められている様々なストレッチングの方法やテクニックがある．ストレッチングの大部分が筋を個別にストレッチする方法であるが，FSTは身体全体の神経筋筋膜連鎖に対して行うアシステッドストレッチングを，マニュアルセラピーとして体系化したものである．FSTで特定の部位あるいは筋を対象とする場合，その部位が含まれる筋筋膜連鎖の関連性や交差性を評価して，徒手的にストレッチや治療を行う．

文　献

Alter, M.J. (2004) Science of Flexibility. 3rd Ed. Champaign, Illinois: Human Kinetics.
Chaitow, L. et al. (2006) Muscle Energy Techniques. 3rd Ed. Edinburgh: Churchill Livingstone Elsevier.
Chaitow, L. et al. (2007) Positional Release Techniques. 3rd Ed. Edinburgh: Churchill Livingstone Elsevier.
Cooley, B. (2005) The Genius of Flexibility. New York, New York: Simon and Schuster.
Kurz, T. (2003) Stretching Scientifically. 4th Ed. Island Pond, Vermont: Stadion.
Mattes, A.L. (2000) Active Isolated Stretching: The Mattes Method. Sarasota, Florida: Aaron L. Mattes.
McAtee, R.E., Charland, J. (2007) Facilitated Stretching. 3rd Ed. Champaign, Illinois: Human Kinetics.
Voss, D.E. (1985) Proprioceptive neuromuscular facilitation. 3rd Ed. Philadelphia, Pennsylvania: Harper and Row.

第4章

評　価

はじめに

　本章の内容は，我々が約20年間運営してきた筋膜ストレッチセラピー（Fascial Stretch Therapy™：FST）のクリニックで数千人のクライアントを評価・治療したことで得られた経験に裏付けられている。また，我々の指導を受けてFSTによる評価と治療を実践している多くの専門家からのフィードバックにも基づいている。

　医療やマッサージの分野で普及している主観的情報–客観的情報–情報の評価–計画（subjective–objective–assessment–plan：SOAP）の形式を，クライアントの記録に利用する。

　当然のことだが，初期評価が最も重要なセッションであることはいうまでもない。治療やトレーニングは，綿密な問診，明確なテストや測定，最初の治療やトレーニングの効果などをもとに決定することで，正しい方向へと進んでいく。最初のセッション中に再評価を行うことで，治療テクニックを調整する必要があるかどうかが即座にわかるだろう。その後の各セッションにおいても再評価を行うことで，クライアントは自分の進歩を確認できるので，FSTや他のマニュアルセラピーによる変化が大きい時には，非常によい動機づけとなる。

　セラピストやクライアントにもよるが，FSTでの評価は以下の内容からなる。

- 主観的インタビュー（問診）：以下を含むが，これに限定されるものではない。
  - 24時間の痛みの変化
  - 睡眠パターン（わかっている場合）—現在の症状は睡眠パターンと関連があるか
  - 内服薬やその副作用
  - 関連する家族歴
  - 癌やライム病などに関する特別な質問事項

　我々の経験からすると，問診を充分に行えば，問診後の評価に必要な情報の75％が得られる。

- 客観的テスト・測定（注意：マニュアルセラピーで行われるテストには静的・動的な触診が多く含まれる）
- 観察（問診に対するクライアントの反応，声の質，活力の程度など）
- 以下の項目からなる機能的動作パターン（静的・動的）：クライアントに必要なものを選択する。
    - 歩行
    - 姿勢
    - 日常生活動作（立位から座位，立位・座位から臥位などの移動動作，睡眠や運転姿勢など）
    - 問題となる特有の動作パターンや関連する動作パターン
    - 自動運動，他動運動，抵抗運動での可動域
    - 骨運動テスト，関節運動テスト
    - 骨と靱帯の完全性・安定性テスト
    - 神経学的テスト
        - 特定の動作パターンにおけるモーターコントロール
        - 脳神経
        - 前庭テスト，他のバランステスト
        - 協調性
        - 筋節
        - デルマトーム，末梢神経領域の感覚
        - 深部腱反射
        - 中枢神経，末梢神経の緊張や可動性
        - 視覚テスト
    - スペシャルテスト：診断に必要な場合に行う。
    - マニュアルセラピースキャン：問題の原因となる症状部位の上下にある機能不全を特定，あるいは除外するために行うことがある。
    - 誘発テスト：症状の確認や再評価，治療の指針とするために症状を誘発することがある。
    - セラピーローカライゼーションテスト（therapy localization tests）：筋力低下あるいは抑制されている状態を一時的に活性化させる，あるいは過活動の状態を一時的に抑制するための簡単なテスト
- 情報の評価：診断や鑑別診断のためにすべての情報をまとめる。
- 計画：短期・長期目標を定める。

マニュアルセラピーの検査法や評価の詳細については，専門書を参照されたい。本章では，我々がマニュアルセラピストに指導する際に最も役立ったことに的を絞って紹介する。

触診能力

オステオパスであるChaitowは著書の中で以下のように述べている。「熟練した触診技術は，ある程度の正確性を持って機能不全の状態を識別することができる」(2007)。彼は，徒手による診断と局所ブロックによる診断とを比較したLordとBogdukによる研究（1996）を引用している。「この研究によると徒手検査の感度と特異度は100％であった」。さらに「この研究におけるセラピストの機能不全を特定する技能は，触診技術が充分に洗練されているならば，マニュアルセラピストには機能不全のある分節や関節を探し出す充分な潜在能力があることを示している」(Chaitow, 2007)。反対の結果を示す研究があるにもかかわらず，セラピストの触診による診断の正確性が100％であるという上記の有名な研究結果は，触診技術のレベルを高める必要性があることを裏付けている。FSTも他のマニュアルセラピーのように，触診によって静的な検査を行うだけではなく，他動運動や自動運動，抵抗運動などのダイナミックな動作までカバーする必要がある。当然ながら，マニュアルセラピーによる正確な治療は，正確な診断をもとにして行うべきである。

本書は経験のあるマニュアルセラピストを対象としているため，読者には高度な触診能力があることを前提としているが，FSTを数千人に指導した経験からすると，触診能力には経験年数や専門分野とは関係ない部分がある。このため，FSTで用いる特定の技術について検討することが必要である。以下の説明は，動作よりも先に静的な状態を，FSTに特有の触診で評価するように構成されている。

動作と動きの違い

マニュアルセラピーの分野では，「動作（movement）」と「動き（motion）」という言葉の使い方について意見が分かれている。この難しい問題について考察した研究者は，定量化する場合には「動き」という言葉を使い，質について検討する場合には「動作」を使うと判断した（Jensenius, 2011）。我々もこの意見に賛同しているので，本章以降ではこれらの言葉を上記のように用いることとする。

START

クライアントを評価する肢位が立位であるか臥位であるかにかかわらず，FST用に修正したSTARTという頭字語は役に立つと思われる（Gibbons and Tehan, 2010から引用）。

- **S**-症状の再現（symptom reproduction）：身体的な問題の中には痛みがないものもあるが，可能であれば痛みや他の機能不全の感覚を再現することは，評価の

一部として必要なことである。

- **T**–組織の圧痛（tissue tenderness）：痛みとは区別する必要がある。明らかな局所的徴候であるだけでなく，他の身体環境–栄養–医学的要因などによる様々な全身性の炎症を示していることがある。
- **A**–非対称性（asymmetry）：患側を健側と比較することで，健側が対照となる。両側の問題や，両側を比較できない場合には，これまでの経験に頼ることになる。
- **R**–可動域の量と動作の質(range of motion quantity and movement quality)：1つ以上の分節や筋膜連鎖全体，あるいは身体部位などの可動性が低下しているか，または正常であるか，それとも過可動性や損傷による不安定性があるかを確認する。関連する箇所や，それ以外の部位と関連したその部位のバイオテンセグリティーの状態（過剰な圧迫，伸張，剪断力が加わっている部位など）を調べるためにも役に立つ。
- **T**–組織構造の変化（tissue texture change）：直接触診することによって組織内の変化を調べることは重要であるが，FSTでは特定の動作に対する反応によって組織内の状態を評価する。治療台を利用した評価の例として，他動的に矢状面上で下肢を伸展挙上させてから外旋し，さらに前額面上を水平に外転させる際に，手だけでなく全身で違いを感じとる。股関節の回旋軸が変化し，筋筋膜が様々な角度で伸張されるハムストリングスにおける筋膜の接合部位の動く量だけでなく，質も感じとる必要がある。

STARTはFSTの静的・動的な評価と治療のすべてに用いることができる。静的姿勢で可動域や動作を評価できるのかという疑問を持つかもしれない。1つの例としては，セラピストが徒手的に姿勢を少し変え，アライメントを改善することで，症状の変化をみることが挙げられる。これは姿勢を修正して評価するために行うわずかな自動介助運動であると考えられる。わかりやすくいえば，徒手的に行うスキンロールに対する反応，あるいはテニスのサーブにおいて低い姿勢から高い姿勢に移行する動作であっても，症状の変化とともに動作の量と質を評価しなければならないのである。

FSTでは，クライアントの目標に見合った最もよい結果を得るために，評価結果に従って治療を行うことが多い。

簡便な評価テクニック

評価は複雑なものであるが，マニュアルセラピーに精通していない人のために，簡便なアプローチを紹介する。このアプローチとは，「症状や徴候を改善するために何を伸張–短縮–安定化（lengthen–shorten–or–stabilize：LSS）することができるか」という問いである。ここでは，マニュアルセラピストが評価中に症状や徴候を改善するために行うことについて，簡単に説明する。

1. 伸張（lengthen）：過緊張・過活動・硬さ・圧迫に対して，抑制・ストレッチ・リリース・間隙を広げること，などを行う。
2. 短縮（shorten）：過剰な伸張・抑制・筋力低下に対して，活性化・刺激・促通・圧迫などを行う。
3. 安定化（stabilize）：モーターコントロールの低下に付随して生じた過剰運動，不安定，痛みに対してサポートする。

　FSTのセッション中に，ストレッチングが適しているもの，安定させる必要があるもの，短縮または筋力を強化する必要があるものなどを決定する場合，LSSを思い出すことでセラピストの意図が明確になり，より安全で効果的なセッションを行うことができる。LSSのプロトコルは応用がきくので，病態がはっきりしていないクライアントの評価と治療を論理的かつ創造的に進められるようになるだろう。

SITTT

　上記の評価テクニックを発展させたSITTT（scan：スキャン–identify：特定–treat：治療–test：テスト–treat again：再治療）の使い方について説明する。SITTTを適切に行えば，ほんの数秒から数分で信頼性・妥当性のある最良の治療を選択することができる。以下にSITTTの概要を記したが，詳細についてはこの後の「評価の流れ」の項で述べる。特定の身体部位や各病態における組織に対するSITTTの用い方については後述する。以下はSITTTについての説明である。

S–スキャン（scan）：最初に行う治療の仮説をテストするのに適した部位を見つけるために，疑わしい部位を利き手で調べる。
テクニック：セラピストは選択した身体部位の肌を手で軽く触る（可能であれば肌を露出してもらった方がよいが，必ずしも必要ではない）。当然症状のある領域から始めるべきであると思われるかもしれないが，実際に症状を適切に改善する部位は，症状や診断にかかわらず，症状部位以外のところに存在することがある。この問題は徒手による簡単なスキャンが解決してくれるが，その理由については研究が不充分で解明されていない。実例については後述する。

I–特定（identify）：スキャンによって，症状を軽減する筋膜ラインや局所の組織を特定する。特定した後，最も治療効果のある部位を見つけるために，簡単な治療とテストを繰り返し行う。

T–治療（treat）：局所の組織やそれを含む全体的な連鎖を治療する。これは簡単な治療で，様々な徒手検査によって問題を軽減あるいは消失できるかを調べる意味合いがあ

る．簡単な治療であるため，クライアントの姿勢は変えずに，素早く治療を行う．これには，クライアントが治療台から降りることなく，機能を即座にテストできる利点もある（これについては「T–テスト」の項目で説明する）．

すでに述べたことであるが，一般的な目標は局所の組織や全体的な筋膜ラインの伸張，短縮，あるいは安定化である．筋膜に関する他のテクニックについては後述する．

T–テスト（test）：簡単な治療によって症状が軽減したか，あるいは筋力，可動域，柔軟性などが向上したかをテストする．姿勢，可動域，神経学的テストのような標準的なテストに加えて，患者の問題を誘発するダイナミックな機能的肢位もテストすることで，簡単な治療が問題に対して少しでも効果があったかを確認する．

1. 伸張の例１：クライアントが頸部を屈曲させると頭部が右に傾き，右側の頸部中央に挟まれる，あるいは圧迫される感じの痛みが出る．セラピストは１〜２本の指を使って最初のスキャンを行い，問題のある部位を特定する．このスキャンは，クライアントに同じ屈曲動作を繰り返してもらいながら，皮膚や表層の筋膜を伸張させるように触診する．痛みのある部分の上下の領域をテストした後，最もよい反応のある部位を見つけて評価を終了し，その特定した部分を伸張させるためにFSTによる治療を行い，再評価を行う．

    伸張の例２：セラピストは，症状や機能をさらに改善させる可能性のある筋膜連鎖に関連する部位があるか評価することにした．右のASIS付近にある右のスパイラルラインの緊張を徒手的に軽減することで痛みがなくなり，頸部屈曲での評価で最もよい結果が得られた．症状の遠位にあるこの部位を治療するために，評価を終了した．

2. 短縮の例：姿勢の悪い10代の女性で，身体を後屈させると腰が痛くなるとの訴えがある．腸腰筋のような拮抗筋が短縮して筋膜がロックされていることで，主動筋である脊柱の伸筋が抑制されていないかなど，腰痛の原因と考えられる多くの因子を評価した．しかし，脊椎伸展の自動運動中にL5/S1の椎間関節を覆う軟部組織が短縮するように補助しただけで，腰痛が軽減した．

3. 安定化の例：患側の股関節に荷重したりバランスをとったりする際に，股関節痛とともに患側の内転筋群や反対側の胸椎部に突っ張り感を訴える．問診や他のテストから，殿筋の筋力低下や股関節の不安定性が示唆された．腸骨を徒手的に圧迫し，患側へ荷重してもらってからその足で片足で立つように指示したところ，すべての領域の痛みが消えてバランスが改善した．クライアントは股関節の安定化プログラムが効果的であることを理解した．

> **注　意**
> 局所の組織を評価する場合には伸張と短縮のいずれかを用いることが多いが，両方を組み合わせて用いることもある。例えば，頭部前方位−胸椎後彎増強−肩前方位がみられる姿勢症候群では，前方の組織に対しては伸張テクニック，後方の組織に対しては短縮テクニックを使用することができる。このような特徴的な身体にはより有効な手段である。

T−再治療（treat again）：改善がわずかだった場合，適切な組織層に対して有効な治療を行うことができたかなど，治療が適切であったか考えてみる必要がある。あるいは，新たにスキャンを行うことで適切な部位を見つけ，簡単な治療と再テストを行うことを考慮してもよいだろう。

2つのシナリオ
1. テストでよい結果が得られたので，完全な治療を行う。例えば，簡単な治療を立位で行ったのであれば，背臥位でてこをうまく利用した「実際」の治療を行う。
2. テストでよい結果が得られなかった，あるいは症状が悪化した場合，別の簡単な治療を行って再テストを行うか，より適切な部位を見つけるために再スキャンを行うところから始めてもよい。

　いずれにせよ，主要な問題を特定し最も効果的なテクニックを決定するために，SITTTを用いて，最もよい反応が得られるまで簡単な治療とテストを繰り返し行う。以下にFSTでの評価テクニックを簡単にまとめる。主観的な情報を得るための問診を行った後，身体のバイオテンセグリティー構造に負荷をかけている機能不全を素早く特定するために，徒手によるスキャンを行う。局所や身体全体に対する伸張，短縮，安定化を行いながら簡単な「治療」を行い，クライアントの感覚が変化したか，あるいはよい反応が得られたかを確認するために，問診と，静的な肢位からダイナミックな動作までを分析するテストを行う。
　変化がなかったり，クライアントの感覚やテスト結果が悪くなったりした場合は，伸張−短縮−安定化させたものを考え直すことや，逆の治療を行うことさえも考慮してみる。これらのことを行っても充分な結果が得られなければ，主観的な情報の分析が適切であったか，つまりできるだけ正確に充分な情報を得ることをもう一度考える必要がある。充分な情報を得た後にSITTTのプロセスを再開し，適切な領域を見つけられるまで続けるようにする。
　我々の経験からすると，このような流れで評価することは，セラピストがより早く正しい解決策にたどり着くことに役立つ。次項では，このような評価テクニックの流れを総合的かつ論理的に解説する。

評価の流れ：全体から局所へ，静的評価から動的評価へ

　　マニュアルセラピーによる評価の効果的で論理的な考え方や方法について述べる。目標は，問題を軽減することができる，局所や身体全体のテンセグリティー（生理学的なものも含む）を調節する方法を見つけ出すことである。問題が軽減することを確認したら，適切な治療を開始することができる。順序としては，最初に身体全体の主観的・客観的な改善を得るためにSITTTを行い，必要に応じて特定の組織の問題へと進めていく。

　　動作は，まず機能的肢位，次に荷重位，さらに他の関連する肢位において，個別に評価する。本書は治療台を利用したFSTに焦点を当てているため，これらの評価の詳細については解説しないが，立位姿勢での基本的な動作については，よくみられる状況に応用できる原則を踏まえながら詳しく述べる。その後に，治療台での評価とFSTでよく用いられる治療までの流れに焦点を当てていく。

　　次に，姿勢−筋筋膜−関節−神経（posture−myofascia−joint−nerve：PMJN）の順に行う評価の流れについて解説する。

1. 姿勢テスト

　　筋膜ラインの観点から姿勢を調べること（ボディリーディング）は，視覚や徒手，また思考により，身体全体や局所の状態を分析する効果的な方法である。静的・動的姿勢とともに，機能を最もよく反映する非荷重位と荷重位での姿勢も，必ず評価する。例えば，仕事で大量のブロックを運ぶ時だけ肩が痛くなるクライアントの場合，症状を誘発する実際の姿勢や動作にできるだけ近い状態を再現することが，適切で正確な再評価につながる。しかし，従来の静的立位姿勢による評価も重要である。静的立位姿勢は参照基準であり，多くの動作の開始時の基点となる。しかしこれは，各部位の問題点をリストアップするのではなく，重力に対して身体がどのように維持されているかに注目する必要がある。特に，過剰な伸張，圧迫，回旋が加わっている主な筋膜ラインがあるかどうかに注意する。それから，SITTTや関連のある動作のテストを行う。

　　1つ以上の部位，あるいは身体全体を繋ぐラインに機能不全があるかを徒手的に検査し，それから身体のバイオテンセグリティー構造を少し修正して反応を確認する。目標は緊張の緩和や痛みの軽減・消失であり，またできるだけ素早くかつ正確に機能的動作を改善させることである。静的・動的肢位において徒手的に荷重や局所の筋膜の状態を変化させ，また骨運動を調節し，脊柱や神経などに対する圧迫を軽減する。姿勢の重要な所見を示す言葉として傾斜，彎曲，回旋，変位がある。以下に定義を示す。

第 4 章　評　価

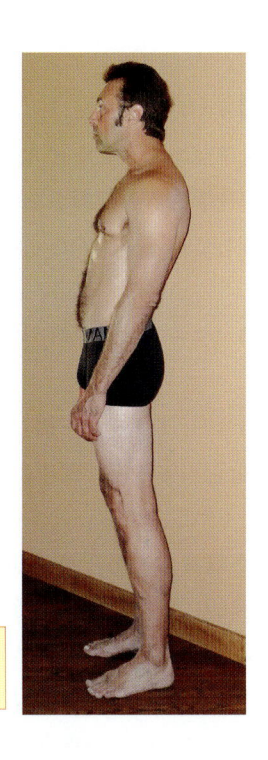

図 4.1
姿勢の偏位

> **傾斜**：垂直からのずれ。構造の上部が移動した方向により，前傾，後傾などという。
> **彎曲**：椎骨全体の傾斜のことで，前屈，後屈，左右の側屈がある。
> **回旋**：水平面での変化。
> **変位**：身体の一部分における位置の変化，重心のアライメント不良（Myers, 2014）。

A．静的評価

1）全　体

　SITTT を用いた評価によって，まずは身体全体のテンセグリティーの状態をみる。個人差はあるが，よくみられる一般的なパターンがある。例えば Janda の上位・下位交差症候群（upper and lower cross syndrome）と呼ばれるパターンは，Myers が提唱するスーパーフィシャル・フロントライン（superficial front line：SFL）とスーパーフィシャル・バックライン（superficial back line：SBL）における短縮位−伸張位のボディパターン（locked short−locked long body pattern）と関連している。

　図 4.1 のモデルは，頭部前方変位，頸部前傾，胸郭後傾・後方変位，骨盤前傾・前方変位，膝後方変位，脛骨に対して足関節底屈位となっている。

　ここでの方策は，姿勢の質・量をともに最適化し，主観的にも改善させる，特定の筋膜ラインに影響を及ぼす部位に対して，徒手的に何を行うか見つけ出すことである。しかし，単に姿勢を修正することについては，その有用性や妥当性を証明する研究がほとんどないので，症状を軽減させる，あるいは過剰な負荷を自覚させることがより有効で

あると思われる。

　例えば，立位で腰部に軽い痛みがある場合には，徒手的に姿勢を改善し，症状が軽減するか，あるいは消失するかを確認する。セラピストが徒手的に影響を及ぼす方法としては様々な選択肢があるので，片手あるいは両手を使ったスキャンにより負荷が加わっている領域を特定すれば，関与している全体的な筋膜ラインを明らかにすることができる。

　前述した機能不全のある姿勢パターンに対する選択肢の例を以下に示す。

- 後頭下部の挙上：バイオテンセグリティー構造の張力を軽減するために，セラピストが後頭下部に2本の指を当てると，即座にその効果が身体全体に広がることが多い。この効果により，1つ以上あるいはすべての筋膜連鎖がある平面上にみられる異常パターンの程度が軽減する場合がある。圧迫されている部位の緊張や張力が軽減することは，視覚的にだけでなく触診によってもわかることが多い。同時に，弱く安定させられない部位のスティフネスが強くなっていることも観察できる可能性がある（SFLの腹部など）。その肢位を1分以上保持すれば，組織と体液が新しい姿勢に適応するので，痛みや疼き，スティフネスが完全に消失しないまでも緩和することが多い。このようなクライアントは，外眼筋のバランスが悪いことが不良姿勢の原因となっていることが多いので，注意が必要である。また，この不良姿勢が長期間続いている場合には，正常な姿勢を再教育するために，視線を水平以上にする必要があるだろう。しかし，この症例の詳細な評価と治療については，本書の内容を超えているので解説しない。

- このテストで姿勢や症状が改善する場合には，FSTによって全体的な圧迫を軽減する方法が効果的であることが多い。このようなシンプルなケースの場合，立位での評価を終了して，治療台上でFSTの評価と治療を始めてもよい。経験上，同じようなカテゴリーのクライアントでは，非常によい結果が得られる。しかし，複数の部位に機能的な問題の徴候があったり，痛みがより強かったりする場合には，治療を開始する前にさらに評価を行う必要があるだろう。

- 修正された姿勢を自分自身で保持することが難しいと感じるクライアントもいる。これは，特定されていない圧迫部位があることを意味しており，後頭下部を挙上することに対して抵抗している。例えば，次に議論するように，胸腰椎部が抵抗している可能性がある。あるいは，コンディショニングが悪く，日常の機能的動作に必要な重力に抗して立位を保持する筋膜ラインに対する持久性のトレーニングが必要となっている可能性もある。

- 胸腰椎部の変位–挙上：両手でスキャンしてこの部位を確認すると，弾力性や触診への反応が低下していることが多い。下方に固定して動かない感じがするが，クライアントに呼吸を指示しながら，この部位を徒手的に挙上しかつ反対方向へ適切に変位させてみると，この簡単な治療により，この部位の硬さや遠位にある腰

椎や仙腸関節の痛みが即座に軽減することが多い。また，頭頸部と膝がどのように変化したかについても注意を向ける必要がある。後頭下部の挙上よりも，全体的によい反応が得られるならば，他の部位も考慮しながら，胸腰椎部に焦点を当てて治療を行う。

- **膝の変位**：後頭下部と胸腰椎部に対する徒手的な修正により全体的な反応をテストした後に，これらの結果を，過伸展しロックしている膝を前方へ変位させた場合の結果と比較する。通常，膝がロックしているのは，膝の上下にある関節が正しい位置にないことによる2次的な結果であり，他の身体部位の運動パターンの再学習が必要になることが多い。局所の著明な制限がなければ，膝を軽度前方に変位させた影響により，足部−足関節部における過剰な底屈が修正されるだろう。
- **上述したすべての姿勢変化**：上述した姿勢の問題がいくつか組み合わさっている場合やすべて当てはまるクライアントもいるが，重要なことは，主な要因を見つけ出し，その部位が原因であるかどうかを確認するために簡単な治療によるテストを行い，進めていくことである。

> **注 意**
> 1. 姿勢の評価や再教育を行っている間，クライアントがまっすぐ前をみているか確認する。このことにより，姿勢に対する視線の悪影響を減らすことができるが，この方法を行っても反応が悪い場合には，眼球運動のバランス不良や前庭障害を調べるテストを行う必要がある。
> 2. 座位姿勢における機能的肢位も必ず評価する。この評価には，座面の高さなどの労働環境における外的な人間工学の要因をいろいろとかえてみることなどがある。このことに関しては，本書では議論しない。

2）局　所

　全体的な静的姿勢を調べる主観的・客観的なテストでよい反応が得られなかった場合，筋膜ラインの張力に影響を及ぼしている局所の問題が疑われる。全体的なテストで痛みや他の症状が変化しなかったことは，局所の評価が必要であることを示している。一側のラインの安定性が低下し，柔軟な部位と比較して多少とも硬い部位に依存している可能性がある。この例は，一側の足部だけが回内している機能障害の場合などによくみられる。前述した全体的な反応をみるテクニックを行っても回内した足部が反応しないため，効果がないことが普通である。

　言葉による指示や徒手的な誘導により足部を回外させても，力を抜くと回内してしまう場合は，「柔軟な状態で固定されている」ことを示している。自分で新しい肢位を獲得できるという意味で柔軟ではあるが，機能不全を引き起こすバランスの悪い位置に戻ってしまうので，この状態が固定されていることを意味している。一方，指示や誘導に反応せずに回内したままの場合は，「硬い状態で固定されている」ことを示している。

このことは，必ずしも装具が必要であることを意味しているわけではなく，足部や足関節などの身体部位が3次元の動きに反応して様々な動作をうまく行えるようにするために，マニュアルセラピーや運動パターンの再トレーニングが必要なのである。

　一側が回内していることは，ストラクチュラルインテグレーション（Structural Integration）【訳者注：Ida P. Rolf によって開発されたボディワーク】の見地からすると，下部のディープ・フロントライン（deep front line：DFL）が下方に変位し，中・後足部が内側に傾斜していると考える。SITTT による評価を行い，口頭の指示や徒手的な誘導によってアーチ外側の外側バンドを伸張し，同時に内側バンドを短縮・活性化させると，筋膜ラインをさらに関与させられることが多い。このように促通や活性化により DFL 全体が反応すれば，足部のアーチが挙上しより自然な肢位になって，アライメントやバランスがよくなる。このような方法により，上方へのすべての筋膜ラインが同時に修正されることが多い。このようなよくみられる実際の臨床経験から考えたシナリオによって，セラピストは FST の治療や再教育を行う際に足部の領域にも注目することを学ぶだろう。クライアントの問題が1つだけであることはほとんどないが，ここでは徒手的に一側の足部と足関節を治療し，それから再トレーニングによって他の部位と統合させるようにする。

B． 動的評価

　筋膜ラインの静的評価を行った後に，動的評価を行う。静的評価と同様に，全体的な動作の評価から，局所的な動作の評価へと進めていく。局所的な評価では，常に全身との関連を考慮しながら，筋膜ライン内にある関節や神経の問題と筋筋膜の問題を鑑別していく。

　研究者であり，また臨床家でもある Shumway-Cook と Woollacott は，モーターコントロールに関する著書の中で以下のように述べている。「モーターコントロールについて誰もが納得できる唯一の理論というものは存在しない」（2012）。したがって，ここでの動作分析は，筋膜ラインによる関与の質と量，また関与が不充分であることを評価することだけに制限する。モーターコントロールの理論についての意見が一致し，すべての臨床家が実践できる標準化されたガイドラインが作成されるまでは，我々が述べる経験によって立証されたシステムが役立つだろう。

　最初に立位での支持基底面内の動作をテストし，それから支持基底面外の動作へと難度を高めていく。このように難度を高めることで，他のバランステストを行わなくても済むだろう。また，テンセグリティー構造への負荷も最小限にすることで，痛みや不安定性が誘発されにくくなり，クライアント・セラピスト双方にとって動作のコントロールが容易になる。以下に2つの動的評価の例を示す。

1）立位で行う全身の動作

A）支持基底面内

- 身体全体による回旋の自動運動をテストする。これは，歩行や他の多くの日常動作の開始肢位である中間位の立位から始めるもので，主にスパイラルライン（spiral line：SPL）を評価する非常に優れた機能的テストである。また，筋筋膜連鎖の活動や骨運動の質，量，順序の変化を観察すること，これらの変化が神経の圧迫のような症状に影響を及ぼしているかどうかをみることもできる。マニュアルセラピストにとっては，全体や局所を効果的に評価できる行いやすいテストである。このテストを用いる他の理由を以下に述べる。
    - すべての関節が中間位から動き始めるため，関節に加わり症状を誘発する様々な負荷が最小限となる。
    - 神経筋筋膜の緊張や張力が最小となる姿勢から開始することで，症状が最小限に抑えられる。
    - 自動運動による回旋の最終域では，素早く全身をテストするために複数の身体軸に対してわずかな張力や圧迫，剪断力しかかからない。
    - SITTTによって部分的な動きや全体的な動作に対する評価・補助・抵抗を行うことが容易である。
    - 診断を補助する漸進的なテストや誘発テストのよい基準となる。
- 回旋動作の順序を観察する際には，最初に身体全体における加速・減速の割合に注目し，それから特定の部位を調べる。関節の可動性低下や筋筋膜の制限があると，適切な動きと比べて早期に動きが遅くなる。靭帯や付着する筋筋膜が伸張されて関節に過可動性があると，動きが遅くなる前に可動域が過剰になる。モーターコントロールや全体・局所の筋筋膜ライン，関節，神経などの問題を診断するために，SITTTでは促通や抑制といった徒手による補助を用いることがある。治療台上でのFSTによりこれらの問題を修正する方法は後で述べるが，評価と治療が必ずつながるようになっている。
- 可能な時にはいつでも，同じ全体的な回旋動作を，別の末端や部位から開始する。このような動作能力は，日常的なものであるか非日常的なものであるかにかかわらず，生きていくために必要なものである。頭部と眼球から始まる回旋動作の過程で，同じ部位の回旋側と反対側に同時に生じる動きについて，以下に示す。
    - 頭部と眼球の動き
    - 頸部から腰部における脊椎の分節的な動き
    - 寛骨の前方回旋と後方回旋
    - 仙骨の捻れ
    - 大腿骨の外旋と内旋
    - 脛骨–腓骨の外旋と内旋
    - 足部の回外と回内

順序を逆にして足部の回外・回内から回旋動作を開始することも必ず評価する。このような方法を用いて，できるだけ多くの関連した動作をテストすることで，捉えることが難しい徴候や症状を明らかにする包括的な評価となる。もちろん，他の筋膜ラインも同様にテストする。

従来の可動域測定を行う場合には，1つの関節をテストする場合でも，全体的な筋膜ラインの安定性や可動性がどのように影響しているかを常に考慮して行う。運動の主要な平面における主動筋のラインを，拮抗筋や共同筋のラインとともに観察する。動作の評価の最後に，クライアントが感じている脅威に対処しようとしていることが示唆されるストレスが観察されるかどうかについて考える必要がある。研究によると，脳の生存本能として，何らかの脅威に曝された場合に，治療や再教育を行う際に最も避けるべき望ましくない反応の連鎖を生み出すことが示されている。

B）支持基底面外

バランス障害がみられる疾患（眼球運動や前庭などの問題）がなければ，支持基底面外での動作テストを行う。このテストには，身体が両足の範囲を超えて動くすべての動作が含まれる。大部分の機能的な肢位や移行動作は，立位や座位の支持基底面外での動作となる。腰や膝に痛みのあるクライアントにとって問題となりやすい移行動作に，自動車の乗り降りがある。このような動作も含めて多くの動作は，前述したSITTTを用いてクライアントが行う通りの動作を実際に評価する必要があり，これによって治療台上での治療や動作の再教育を行う際に何に焦点を当てるべきかが明らかとなる。

評価しやすい動作としては，矢状面から評価するスクワット動作がある。トレーナーはスクワットをリフティング動作として（腰椎や骨盤を中間位に保持しながら）テストする傾向があり，また他にも人間に固有の動作として（腰椎を屈曲させ，骨盤を後方回旋させながら）テストする場合もある。より包括的な評価では，両方の機能をテストする。

スクワットの評価の例：

スクワットをテストする際に，ウエイトのプレートやくさびのようなものを用いて踵を挙げると行いやすくなることが多い。このことによって，異常なスクワットパターンの原因となるアキレス腱やヒラメ筋の短縮・硬さの有無を確認できるとともに，その問題を補うことができる。このテストに精通しているトレーナーやセラピストは，過度の体幹前傾などの全体的な問題を確認した直後にそれらを修正することが多い。一般的に用いられている解決方法は，アキレス腱・ヒラメ筋をストレッチすることである。

しかし上記の評価だけでは，以下のような問題があるかどうかが示されないので，不充分である。

- 前足部・足趾への過度の荷重を伴った姿勢の前方変位
- 足関節後方にある関節包の可動性低下

- 距骨下関節の可動性低下
- 距骨の後方滑りの減少
- 足底筋膜の短縮
- ヒラメ筋の短縮
- 踵の脂肪体の可動性低下
- 上記の部位や他の部位における瘢痕組織による制限
- 足趾屈筋群，足底内在筋，ヒラメ筋，腓腹筋，ハムストリングス，筋膜のバックライン全体などの過活動

　動作の問題が生じる部位やタイミング，その問題の原因などの仮説をテストするために，筋膜ラインに含まれる特定の組織に対してセラピストの手を用いることは，非常に有効である。これは，痛みや炎症を悪化させずに症状や問題をわずかに再現する機能的肢位などで，可能であればいつでも行う必要がある。この方法で評価を行うと，各クライアントにおける特定のバイオテンセグリティー構造（第1章参照）を即座に調整し，症状や動作が改善するかどうかをテストできることが多い。また，クライアント自身が，問題に影響することに関して何を行ってよいか，何を行ってはいけないかを理解することにも役立つ。

　スクワットの例についていえば，例えば踵骨を外反させたり距骨を後内側へ滑らせるよりも，足底筋膜の後内側部を伸張する方がスクワット動作に改善がみられた場合，セラピストは経験から最初にどの部位に対して何を行うかがわかる。つまり，治療台上でマニュアルセラピーを用いて足底筋膜を伸張させた後，症状や徴候が改善したか否かを確認するために同じテスト動作を行うようにする。このケースに関して，エビデンスに基づく正確なパラメータはないが，一般的に神経学的な問題も含めた筋骨格系の診断として分類されるケースにおいて，前述の方法が最もよい結果が得られる迅速で正確な臨床的アプローチであることを，我々は見つけ出している。

2）立位（または座位）で行う四肢の動作

　本章の最初に述べた評価の理論と順番，つまり姿勢－筋筋膜－関節－神経に対するSITTTを当てはめると，本項で示す例では既に姿勢評価は行っているものとして進める。姿勢を修正して肩の症状の50％は改善したが，まだ肩の痛みが残存している，あるいは姿勢が関与していないケースを考えてみる。いずれにせよ肩に焦点を当てて評価を行わなければならないが，順番としては関節や神経を調べる前に筋筋膜のラインやその繋がりをチェックする。

　日常的に身体のテンセグリティー構造や機能に加わる負荷に対して関節マニピュレーションによる治療を行っても，一時的にはよくなっても結局は効果がないという事実は，筋筋膜から評価と治療を始めることを支持している。もちろん，明らかに関節マニピュレーションや他の部分的な治療が必要な場合は別である。

肩の痛みを訴える症例に話を戻すと，経験のあるセラピストが徒手的なスキャンを行えば，問診や姿勢評価でよくみられるパターンに関連する部位を見つけ出せるだろう。小胸筋や烏口腕筋〔ディープ・フロントアームライン（deep front arm line：DFAL）に含まれる〕のような部位を評価すると，1日中座位姿勢をとっているクライアントではスーパーフィシャル・フロントライン（SFL）が短縮して固定されていることが多い。しかし，例えば腕を伸ばしたまま転倒し，その後何年も肩近位に筋力低下や不安定性を伴う外傷性の慢性疼痛があるクライアントの場合には，その状態に特有の評価を行う。これは，LSSに反応する機能不全のある部位を調べる筋筋膜に対する最初のスキャンの場合も同様である。

2. 筋筋膜のテスト

クライアントが腕を伸ばして転倒したのであれば，地面からの衝撃をどのようにして緩和しようとしたかを想像してみる。この症例は骨折していなかったので，衝撃を吸収することで骨折するほどの力は加わっていなかったと思われる。以下にスキャン–治療–テストを行う部位を理由とともに示す。

- 斜角筋—第1肋骨への付着：転倒したことが原因で肩甲帯が挙上し，肩関節は内転位になっていると思われる。日常的に痛みを避けようとすることも，この肢位をとる原因になる。脊柱から調べて頸部の問題を除外した後，第1肋骨に付着する斜角筋を伸張させるテストを行う。この方法が治療に最も有効であるか否かを確認するために，肩関節の機能と可動域を即座に再テストする。
- 肩甲挙筋：肩甲帯が挙上位になる機能不全では共同筋が関与していることが多いので，肩甲挙筋を伸張させることが役立つかを確認する。
- 烏口鎖骨靱帯：この靱帯が部分断裂，あるいは完全断裂していることがある。靱帯を短縮位にして烏口鎖骨靱帯や他の連鎖にかかわる靱帯を評価し，靱帯の断裂があるか否かを確認する。

関連する筋膜ラインをスキャンした後，筋膜ライン内あるいは筋膜ラインが交差する部位にある関節をテストする。

3. 関節のテスト

上述した症例では，転倒した際に手から肩までの関節に強い圧迫が加わったことが想像できるだろう。特定の運動面において，圧迫の軽減や関節の牽引–伸張とともに，安定性をテストすることが示唆される。我々の講習会に参加した生徒の例では，肩関節外転時に胸鎖関節を後下方に圧迫して安定させると，不安定性や痛みが消失して筋力と可動域が増加した。

靱帯の弛緩や関節の不安定性に対する長期的な解決方法としては，増殖療法や手術な

どが行われるが，関節が圧迫されている場合にはFSTによって圧迫の軽減や牽引を行うと非常によい反応が得られる．このようなケースでは継続時間や反復回数を増やすことが多いが，これについては治療台での評価の項で述べる．

いずれにせよ，関節包を伸張，短縮，安定させるテストを行うことで，治療の方向性に関する情報を素早く得ることができるだろう．

4. 神経のテスト

このテーマは重要であるが，本書の範囲を超えているので，読者はこの内容に関する他の書籍を参照されたい（Shacklock, 2005）．

しかし，包括的な評価と治療に必要な診断過程の一部として，中枢神経系と末梢神経系における可動性のテスト（滑り，緊張，圧迫）を行うべきであることを付け加えておく．高度な触診能力などの技術が必要であり，また症状を悪化させる可能性があることから，このテストは評価の最後に行うようにする．治療に反応しない捉えにくい神経学的・力学的問題には，神経組織に焦点を当てた神経筋筋膜テクニックが有効であることが多い．我々の経験からすると，神経系の可動性テストはSITTTのプロトコルに完全に適合するものであり，他の評価とも非常に相性がよいものである．

動作評価のまとめ

通常，単なる可動域をみるだけではなく，動作がより機能的なものになるほど，神経筋筋膜ラインを考慮する必要性が高まる．肩の動きを調べるテストと動作テストを比べる例として，陸上競技選手に対する肩関節の自動可動域テストと競技場で行うやり投げの動作観察がある．肩の自動運動ではスーパーフィシャル・フロントアームライン（superficial front arm line：SFAL）とディープ・フロントアームライン（DFAL）は部分的に求心性収縮し，スーパーフィシャル・バックアームライン（superficial back arm line：SBAL）とディープ・バックアームライン（deep back arm line：DBAL）は遠心性に収縮する．一方，やり投げの動作では全身のスパイラルライン（SPL），ファンクショナルライン（functional line：FL），ラテラルライン（lateral line：LL）とともに他のラインも関与する．加えて，可動域テストでは活動しない多くの要素（視覚，前庭，神経系の他の部位）が課題に特有な方法で動員されるので，それらが機能に影響しているか否かを評価する必要がある（このことについては本書では議論しない）．

やり投げ選手の例で示したように，動作評価では何を観察するか，また何から始めるかについて非常に多くの選択肢がある．したがって，動作を分解してから個々を評価するためにも，まずは静的姿勢における全体的な筋膜ラインから評価し，動的な評価に進めていけば，評価の流れが体系化されシンプルなものになるだろう．経験を積めば，統合された筋膜連鎖やその交差部における動態を，素早くそして正確に理解できるようになる．

治療台上での評価

　　FSTでは，治療台上のクライアントの動作とともに，セラピストの動作も考慮しなければならない．マニュアルセラピーがアートだとすれば，アーティストであるFSTのセラピストは治療台の周囲を優雅に移動し，身体を上下・左右へと波のように動かすダンサーといえるだろう．そして，クライアントは協力的なダンスパートナーであることが理想である．

　　FSTでは動作中の触診能力が重要で，目的ある特定の感覚運動パターンによって，セラピストとクライアントは互いに神経筋筋膜によるコミュニケーションを行う必要がある．意外なことに，マニュアルセラピストの資格を持つ人はこのスキルを習得するのが難しいようであるが，トレーナーや動作に関連する他の専門家はより容易に習得できるようである．動作の専門家は，静的な触診能力が不足しているにもかかわらず，セラピストよりもFSTの動作パターンを学ぶのに有利である．セラピストの中には，FSTで身体をダイナミックに動かしながら触診を行うことに不慣れで，難しいと感じる人もいるが，FSTのシステムを身に付けるためにはこの方法に熟練する必要がある．結局，セラピストの身体は手の機能的な延長であり，マニュアルセラピーによるコミュニケーションや能力，技術を拡大するものでなければならない．FSTで求められる動きがぎこちないならば，クライアントを治療する前に，FSTのコレオグラフィーを習得できるように練習を積み重ねる必要がある．ダンスフロアでうまく踊れない人も恐れることはない．すぐにFSTを楽しめるようになるだろう．治療台上での評価の詳細は第5章で述べるが，以下に治療台上での評価で用いる他動運動，他動運動時の抵抗，抵抗運動について概説する．

他動運動

　　TOC（traction：牽引–oscillation：振幅運動–circumduction：分回し運動）は，以下に示す事項に関する印象を得るために最初に用いる，関節と神経筋筋膜の他動運動の基礎パターンである．

- 随意的な制限をリリースする意欲
- セラピストに対する信頼
- 神経筋筋膜の可動性
- 以下のものを変化させようとする動作に対する神経筋筋膜の反応
  - 自律神経の状態（副交感神経や交感神経への刺激など）
  - 局所の緊張や張力
  - 筋膜ラインにおける緊張部位
  - 痛み

- 関節の状態と動作に対する耐性

　上述した事項に関する最初の反応を評価することで，クライアントとの信頼関係を保ちながら痛みを緩和させ，緊張や張力を変化させるためにどのような治療的動作が必要であるかがわかるだろう．しかし，この初期評価で得られる情報は，従来の方法では見落とされてきた「個別的な戦略」をたてるために利用することを強調しておく．

TOC 評価

牽　引
　牽引は以下のものを評価するために用いる（反対側との比較，およびこのテクニックに関するセラピストの経験を基準にする）．

- 関節の可動性が低下しているか，あるいは過剰になっているか．
- 神経筋筋膜が過度に伸張したり短縮した状態，あるいは動かない状態になっているか．
- 組織に挫傷や捻挫，あるいは牽引損傷などの外傷歴があるか．
- 組織に治療の重要な要素の一部として牽引が必要であることを示す局所的あるいは全体的な圧迫があるか．

振幅運動
　動作に対する神経学的反応を評価する別の方法として，振幅運動を用いる．この反応から，以下のような組織の状態についての情報が得られる．

- 組織が健常でより大きな動作や振幅運動に耐えられるか．
- 振幅運動によって局所的な痛み，全体的な自律神経の活動，あるいは部分的な緊張などが素早く（数秒以内に）低下するか．
- 組織にみられる脆弱性，過敏性，痛みなどが完全に消失するのに数分以上かかるか．

分回し運動
　可能な時はいつでも，3平面上の動作あるいは分回し運動を，小さな円軌道から開始し，徐々に大きな円軌道で行うようにする．時計回りと反時計回りを評価することで，優先すべき方向がわかる．
　このテストによって以下の情報が得られる．

- 関節面，関節包，靱帯のおおまかな可動性を感じることで，可動性が適切であるか，より安定性が必要であるか（過可動性があるか），あるいはより可動性が必要であ

るか(可動性低下があるか)がわかる。
- 関節包の可動性を感じ，特定の角度や「場所」にストレッチや圧迫の必要があるかがわかる。
- 関節のメカノレセプターを刺激することによる反応。
- 他動運動に対する関節や神経筋筋膜の抵抗感(詳細は次項で述べる)。

最初は関節や組織の弛緩位で，バリアのない状態でTOCを行う。それから円軌道をゆっくりと徐々に大きくすることで，抵抗を感じ始める(詳しい方法は第5章で述べる)。

他動運動時の抵抗 (R1–R3)

　FSTでは，他動運動時の組織の緊張を評価するとともに，マニュアルセラピストがよく知っている他動運動時の抵抗を評価する。著名な理学療法士であるGeoffrey Maitlandは，他動運動時の痛みと抵抗を記録するためのムーブメントダイアグラムを開発した。Maitlandは他動運動テストで最初に感じるスパズムのないわずかな抵抗を「R1」と呼んでいる。次に感じる抵抗は「R2」と呼ばれ，バリアを超えるように力をさらに加えなければ動作が制限されるのが特徴である。最後の抵抗は解剖学的制限である「R3」で，通常は痛みを伴って動作が制限される。本書の読者には，FSTの評価や治療を行う場合や，エクササイズを処方する場合に，R2を超えないことを勧める。

　R1–R2の概念は，指を使った例により簡単に理解することができる。我々はこの「Frederickの筋膜の指」と呼ぶ方法により，FSTと他のストレッチングとの違いを説明している。これについては図4.2a～dに示す。

　TOCはR1–R2の質と量，組織の反応や損傷の有無などを評価するために用いる。例えば，これらの動作によって組織によい反応がみられるならば，TOCはそのセッションにおいて特定の組織や筋膜ラインの問題を解決する最適な方法であることを示してい

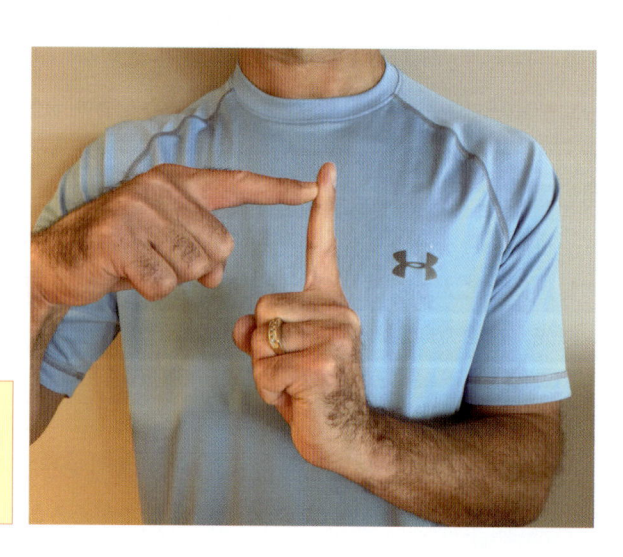

図4.2a
示指を立て，その先をバリアが感じられるまで押す(R1)

第 4 章 評 価　67

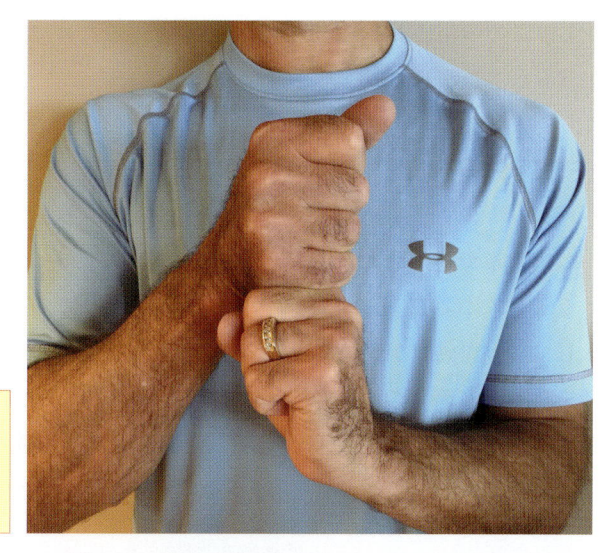

図 4.2b
次に示指を握ってから天井に向かって牽引する

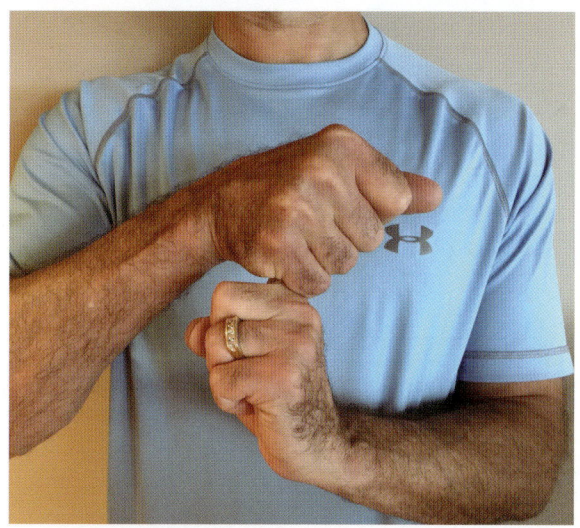

図 4.2c
牽引を維持しながら次のバリアまで伸展させる（R2）

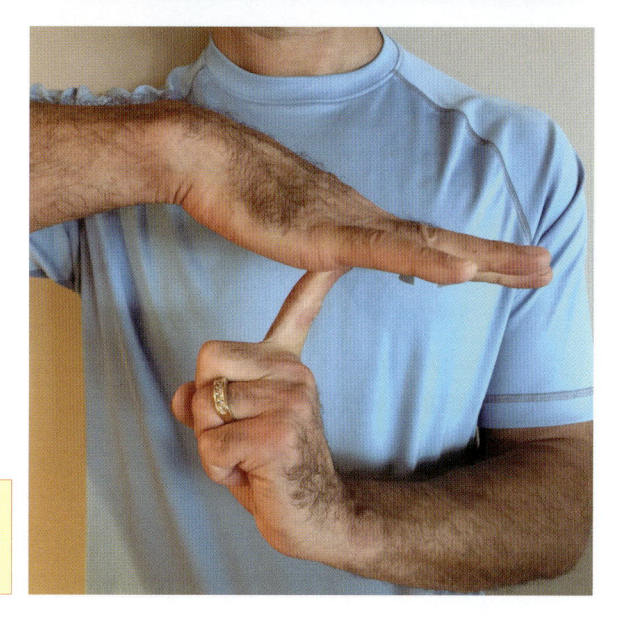

図 4.2d
可動域が 2，3 倍大きくなる

る．この情報によって，最もよい結果を得るためにセッションをどのように個別化するべきかがわかるだろう．

抵抗運動（FST–PNF）

第1章で述べたように，PNFテクニックのホールド–リラックスやコントラクト–リラックスによるストレッチングは，静的ストレッチングやセルフストレッチングと比較して最も可動域が改善したという研究結果が長年にわたって示されてきた歴史がある．また，このテクニックでストレッチする前に抵抗を加えるように修正した方法（FST–PNFと呼んでいる）をFSTでは用いていることも説明した．以下は，この方法を用いた下肢伸展挙上によるハムストリングスのストレッチングの例である．

- 下肢を他動的にR2まで挙上し，クライアントに，息を吸いながらセラピストの手に抵抗するように下肢を治療台の方向へ押し下げるように指示する．
- クライアントに収縮を強めてもらい，下肢を3°下げてもらう．
- 次に，下肢のスーパーフィシャル・バックライン（SBL）内にあるハムストリングスが等尺性収縮するように抵抗を加える．
- クライアントに，息を吐く時に等尺性収縮を止めてリラックスしてもらう．
- クライアントが息を吐いている時に，長軸方向へ他動的に牽引してから，次のR2に達するようにストレッチングを行う．
- 従来の方法では3回繰り返すが，実際には可動域が変化しなくなるまで繰り返し行う．それから角度を変えて行う．
- 必要があればそれぞれの角度で繰り返し行う．

通常，FST–PNFによる初期評価で得られる情報には，神経筋筋膜連鎖による関与の質などの他に，以下のような内容がある．

- 目的とする筋節や連鎖内にある他の筋の活性化・不活性化の質．
- 可動域の増大などの目標を達成するために最も効果的なテンポ（ゆっくり〜速い）を決定する．
- 最も効果的な持続時間を決定する．
- 最も効果的な反復回数を決定する．
- 最も効果的な強度を決定する．

FST–PNFは評価として，また治療やトレーニングとして行うが，評価としては，新しいクライアントに対してだけでなく，新たに生じた問題や病態を解決するためにも常に行うようにする．またFST–PNFは神経筋筋膜連鎖の最終域における活動や筋力，可

動域を増加させるための維持的な治療やトレーニングとしても利用できる。次章以降では実践的なFSTのテクニックについて詳しく述べる。

まとめ

　本章では，効果的な治療によってよい結果を得ることができるように，論理的な順序に従った素早い触診能力や徒手による正確な評価について解説した。

　よく知られているSOAP形式の詳細な利用方法を確認した後，それをさらに分類したSTART（症状の再現–組織の圧痛–非対称性–可動域の量と動作の質–組織構造の変化）を用いて組織をテストする評価法を示した。正確で迅速な治療や再評価を行うことをSITTT（スキャン–特定–治療–テスト–再治療）で強調した。このプロセスを学習するため，実践的な例を示した。治療の方向性を素早く得るために，バイオテンセグリティー構造の変化が機能によい影響を及ぼすかを調べる簡便なテスト方法として，SITTTの一部をさらに分類したLSS（伸張–短縮–安定化）について述べた。

　さらに，SITTTを用いて全体から局所へ，静的テストから機能的な動的テストへと移っていく評価の流れや，推奨する方法としてPMJN（姿勢–筋筋膜–関節–神経）による論理的な順序についても解説した。

　次の治療台上での評価では，TOC（牽引–振幅運動–分回し運動）を利用した他動運動テストから始めることを紹介した。TOCは関節や神経筋筋膜に対する他動運動の反応をみる基礎的なパターンである。組織の正確な動的評価を行うことに役立つR1–R3の概念を解説し，他動運動に対する抵抗について議論した。次章で説明する徒手テクニックを理解する基礎として，PNFを修正したFST（FST–PNF）を用いた抵抗運動の詳細を議論した。

文献

Frederick, A., Frederick, C. (2013) Certified Fascial Stretch Therapist Level 1, 2 and 3 workshop manuals.

Myers, T.W. (2014) Anatomy Trains: Myofascial Meridians for Manual and Movement Therapists. 3rd Ed. Edinburgh: Churchill Livingstone Elsevier.

Shacklock, M. (2005) Clinical Neurodynamics: a New System of Musculoskeletal Treatment. Edinburgh: Elsevier Ltd.

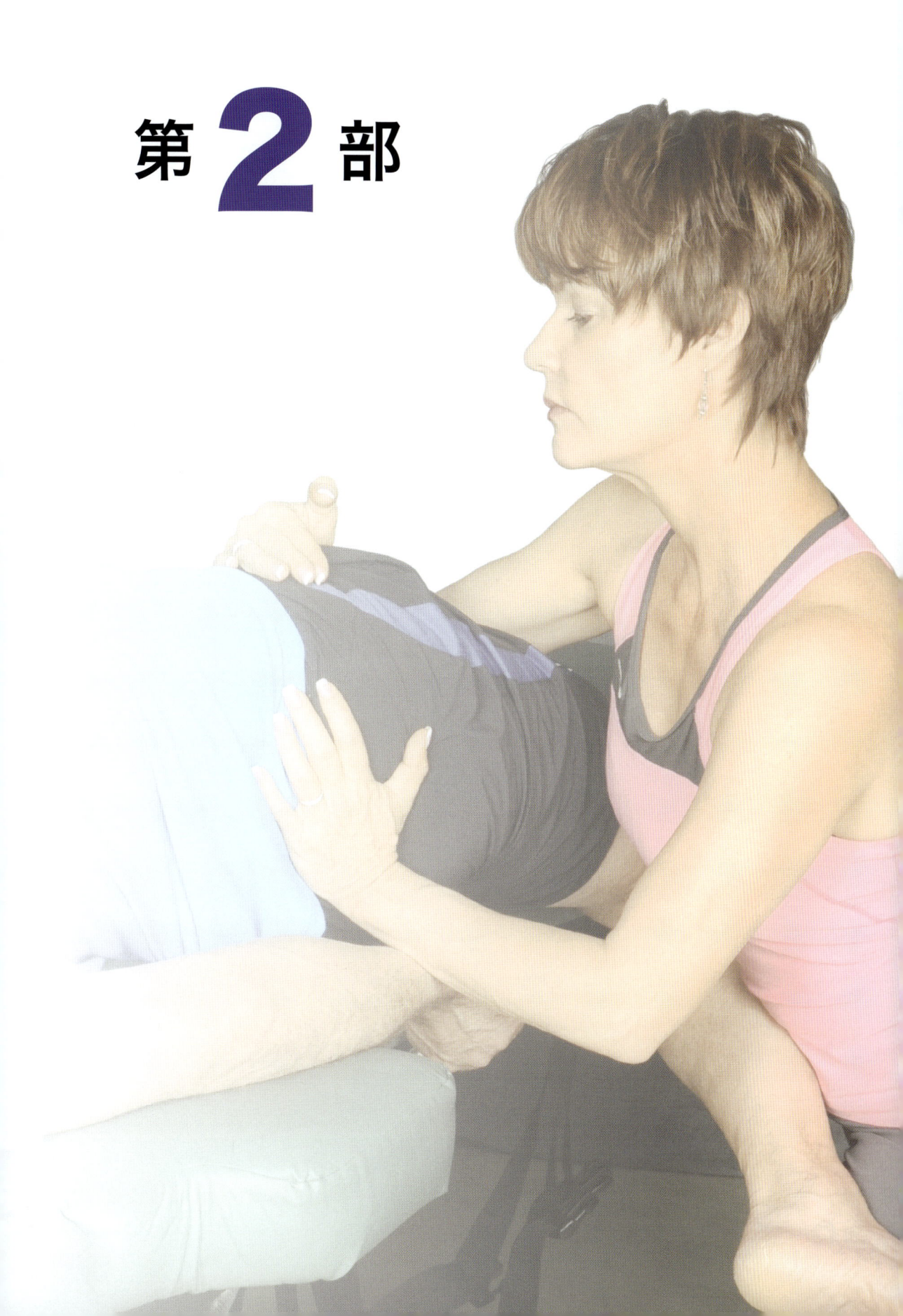

第 2 部

第 2 部

第5章
ローワーボディテクニック

テクニックに関する重要な概念

はじめに

　　経験のあるセラピストであれば，本章で紹介する概念の中には既に知っているものもあると思われるが，非常に重要な概念なので，ここで再度確認していただきたい。ここでは我々の哲学，セッションを成功させるためのヒント，適切なボディメカニクス，FSTを適切に行うための必要事項などについて述べる。これらの概念を理解しやすくするため，第2章で述べた10の原則を用いて説明する。

FSTの10の基本原則

1. **呼吸**を動作に同期させる
2. 状況に合わせて**神経系**を調整する
3. 論理的な**順序**に従う
4. **痛みなく可動域**を改善させる
5. 筋だけでなく**神経筋筋膜**をストレッチする
6. **複数の運動面**を利用する
7. **関節**全体をターゲットにする
8. **牽引**により最大限伸張させる
9. 最良の結果を得るために**反射**を促通する（PNF）
10. **目標**に合わせてストレッチングを調整する

　　これらの基本原則は，順番に関係なくすべてのテクニックに利用する。我々のワークショップでは，実技によってこれらのガイドラインとの関連性を指導している。これらは論理的であるだけでなく，非常に利用価値の高いものである。FSTの基本原則についての考え方や理論の詳細は，第2章で述べた。ここではFSTのテクニックを実践するうえでどのように適用すべきかについて説明する。

　　テクニックを実践する際にこれらの基本原則を真に受け入れることで，非常によい結果を得ることができるだろう。この原則は，我々の長年にわたる臨床経験と指導してき

た何千人もの生徒によって証明されている。

　我々はストレッチウェーブ（StretchWave™）という言葉を使うが，これは波のような動作と適切な呼吸とが調和したストレッチを視覚化するための比喩である。この比喩は，網膜を刺激する光波や動静脈の拍動など，身体に生じる生理学的・運動学的過程における波動に由来する。

10の原則に基づく実践ガイド

> **注　意**
> 原則についての詳細は第2章を参照されたい。

1. 呼　吸

　呼吸はクライアントとセラピストの両者にとって，ストレッチングを成功させるための重要な要素である。セラピストはクライアントとともに呼吸しなければならないが，セラピストがうまく呼吸できないと，クライアントも同様にうまく呼吸できないことが多い。

2. 神経系

　我々は組織と「対話」するために，TOC（牽引–振幅運動–分回し運動）と呼ばれる組み合わせ運動を用いる。TOCは，クライアントの神経系をリラックス（抑制），あるいは活性化（亢進）させるために，呼吸とともに行うものである。TOCは，ストレッチウェーブと同じように，ゆっくり行う方法から速く行う方法まである。

牽　引

　セラピストの手や身体を使い，関節のスペースを広げて圧迫を軽減させる。牽引によって組織を伸張することで，神経筋筋膜網全体にアプローチする。

振幅運動

　これは振動効果のあるリズミカルな動き（前後，左右，上下，内外，これらの組み合わせ）である。神経系の活動を抑制して副交感神経優位の状態にすること，あるいは逆に神経系を活性化させて交感神経優位の状態にするために用いることができる。構造の過剰な伸張や圧迫などの要因による痛みの大部分は，振幅運動を行うことで即座に軽減することが多い。

分回し運動

FST で分回し運動を行う 6 つの理由がある。

1. 関節をウォームアップし，滑液を分泌させるため。
2. 関節の状態やインピンジメントの可能性を評価するため。
3. 組織を評価し，バランス不良を確認するため。
4. クライアントが自分でコントロールすることなく，セラピストの動きに任せられるか確認するため。
5. 関節や身体全体をリラックスさせるため。
6. クライアントとの信頼関係を築くため。これが非常に重要である！

スムースな振幅運動は神経系の活動を抑制する。

不規則な振動，激しく揺らす，ぐっと引っ張るなどの動作によって，神経系に衝撃が加わる。

素早い動作によって神経系が活性化する。

3. 順 序

- 制限を解除するためには，四肢を動かす前に，まず身体の中心（コア）から始める。
- 二関節筋（膝関節なら伸展位）をストレッチする前に，単関節筋（膝関節なら屈曲位）をストレッチする。
- 最も深部で神経支配を受ける身体構造である関節から始めて，神経筋筋膜連鎖の遠位端に至るまで動かすように進めていく。

4. 痛みなく改善させる

- 痛みを引き起こすことにより，信頼を失い，組織を損傷させる可能性が生じる。必要なのは痛みではなく，ストレッチされている感覚だけである。
- 「痛みがなければ，傷めることもない（no pain, no strain）」は，我々の基本的な信条の1つである。動作は力ではなく，精巧さによって得られる。
- 多すぎるよりは少ない方がよい。過度のストレッチによってリバウンド効果を引き起こさないようにする。
- 組織を損傷させないよいストレッチの感覚を，クライアントが理解することが重要である。
- クライアントからは，「ウー」（ストレッチされている感覚）という声の前に，「アー」（よい感じ）という声を常に発してもらえるように行う。

5. 神経筋筋膜

FST を行う際には以下の事項を考慮する。

- 特定の筋をみる考え方から抜け出し，神経筋筋膜を考えるようにする．
- ストレッチングを行う場合には，局所ではなく，全体を考慮する．特定の部位だけを考えるのではなく，神経筋筋膜ラインに含まれるすべての組織や全体的な繋がりを考えるようにする．
- 身体を3次元の視点からみる．ミクロからマクロ，マクロからミクロへと考える．
- 1つの組織だけを分離させることは不可能であるという，疑う余地のない事実がある．組織は互いに結びついた相互依存関係にある．
- 組織の層や交差を考慮してストレッチする．

6. 複数の運動面
- 可能な動作をすべて探索する．これはダンスである！
- 硬い線維をすべて見つけるために角度をつける．
- 別の線維や組織の制限を見つけるために角度や高さを変える．
- 時計の秒針のように身体のまわりを3〜5°ずつ動く．

7. 関　節
- 固有感覚を考慮すると膝関節は特に接触が必要なので，安心感を与えるためにもクライアントの膝関節の周囲にセラピストの手や身体を当てておく．この方が膝関節を支えないよりも関節は安全で安定していることを感知する．
- 膝関節は掴んだり握ったりせずに，優しく抱えるように持つ．
- 側臥位での動作の場合，クライアントの膝関節と足首を支えるようにする（大腿骨，膝関節，脛骨が一直線上に並ぶようにする）．
- 関節を開くようにしばらくストレッチしたら，次は閉じる方向に行う．また，関節を閉じるように行ったら，その次は開くように行う．関節を長時間一定の位置で保持するのはよくない．

8. 牽　引

ヒント　「疑わしきは牽引せよ！」

牽引はFSTに不可欠なものである．以下に牽引の特徴と効果を示す．

1. 関節包を伸張することで，関節の圧迫を軽減してスペースを空ける．
2. 関節構造全体の可動性を最適な状態にする．
3. 関節包や他の結合組織における癒着をリリースする．
4. 関節包や隣接する組織（関節を交差するものも含む）を伸張することで，神経反射的にリリースする．
5. エンドルフィンの放出が増加する．

6. 痛みが軽減する。
7. すべての結合組織が最大限に伸張する。
8. ストレッチング中に関節の圧迫を除去する。
9. 関節包，靭帯，腱，筋，神経組織の深部にある筋膜要素を対象にする。
10. 可動域や柔軟性の改善に非常に効果的である。

牽引のポイント
- 可動域を改善するためにすべての肢位で牽引を行う。
- 上肢にはあまり力を入れずに，身体を使って牽引する。
- ポジションを変える際に牽引を行う。
- セラピストとクライアントの両方が正しい角度・ポジションにあるか落ち着いて確認する。
- 様々な角度での牽引を複数の運動面で行う。
- 特に下肢が伸展している状態で行う牽引は，手の位置（上に置くか，下に置くか）が重要である。
- 関節を牽引する場合には，過可動性のある関節に注意しながら，目的とする関節だけを牽引する。
- 我々は「疑わしきは牽引せよ！」という言葉を好んで使用する。この言葉は，以下の状態にある場合に牽引することを意味している。
  - 関節や組織が挟み込まれているとクライアントが感じている場合
  - セラピストが次に何を行うか忘れた場合
  - クライアントがリラックスしていない場合
  - クライアントにスパズムがみられる場合など

牽引は，急性外傷，過可動性や弛緩性がみられる場合には行ってはならない。

9. PNF
既に述べたことであるが，セラピストとクライアントは，それぞれの神経筋筋膜システムが治療の中で調和する，流れるようなダンスを行う。そのダンスはセラピストとクライアントそれぞれに特有のものである。言葉，方策，手の位置など，シンプルな指示を用いる。身体の反対側には触れないようにし，神経学的信号を誤った領域に送らないことが重要である。

10. 現在の目標
- 現在の目標が何であるかを把握し，それに沿った治療を行う。
- その目標を達成したら，治療を進めるために目標を変更する。
- 自分の計画ではなく，クライアントの組織の状態に合わせて順序を変える。

- 一側の可動域が顕著に減少している場合，可動域の左右差を改善するために2対1（必要であれば3対1や4対1）などの割合で，左右のストレッチングの量を変えて行う。

可動域の評価

組織の抵抗感の説明

可動域の評価の目的は，動作に対する軟部組織の他動的な抵抗感を得ることであり，また動作の制限や他の異常の原因となる組織のタイプ（関節包，靭帯，神経筋筋膜やその連鎖）を確認することである。セラピストが方向づける他動運動に対していつ抵抗し始めるかの感覚を得ることが，可動域評価の目的となっている。他動的な可動域における最初の抵抗はR1と呼ばれ，可動域を大きくしようとする際に最初に感じるバリアのことである。R1は可動域の最初の部分や最終域付近など，可動域内のどこでも生じる可能性があり，その感触は柔らかい場合や硬い場合，あるいはその中間など様々である。中には，長年ヨガを実践している人など，ガンマ線維の活動が抑制され，過度のストレッチングにより結合組織が過剰に伸張されて，R1の感触がネバネバした何とも説明しようのない感触の場合がある。このような身体におけるR1は最終域で感じられることがあり，また実際には関節運動の解剖学的制限と一致していることもある。一方，針金やギターの弦のような感覚が，可動域の最初の部分で急に感じられることもある。この感覚は，非常に神経質，ストレスの多い生活，心配性，疑い深いというような特性を持つクライアントにみられることが多い。神経系の多くの問題や結合組織の問題を持つ人にも同様の性格がみられるが，これは本書の内容を超えているのでここでは議論しない。

R2は他動的な可動域評価における2番目の反応である。R1を確認した後，組織の動きが急激に遅くなるのを感じるまで可動域を拡大していく。このポイントよりもさらに動かすと，組織による最大の抵抗（おそらくクライアントの痛みの表情や訴えなどもあるだろう）であるR3が生じるが，R3では組織がこれ以上伸張されるのを防ぐために筋が収縮する反射反応が起こっている可能性がある。当然，セラピストが組織の緊張やクライアントの反応に注意を向ければ，このような望ましくない状態を避けることができる。

牽引に対する抵抗（resistance to traction：RT）は，評価や可動域の測定中ではなく，実際にストレッチングを行うセッション中に感じるものである。RTは概念としては「拡大したR2」とみなすことができ，牽引と可動域の増加という2つの構成要素が追加された中で他動的可動域を調べる最中に感じる2番目のバリアを意味する。例えば，膝関節屈曲位での股関節屈曲を改善させる際に，R2を確認した後，わずかな牽引を加えながらさらに股関節を屈曲させる時などである。

- 急激にストレッチすることなく，可動域を測定する開始肢位に戻す。

- 可動域をストレッチする前と比較する必要がある。
- 可動域の最終域は，本に書かれているものではなく，そのクライアントのものでなければならない。
- クライアントのR1がどこであるかを識別し，評価やウォームアップの間はR1の領域に留まるようにする。自信が持てない場合には，クライアントに確認する。

呼吸テクニック

　組織を最大限に引き伸ばし，神経系を望ましい状態にコントロールするのを補助するためには，呼吸を利用することが重要である。これは，セラピストとクライアントが同調した動作の流れを得るために，一緒に呼吸することで容易に達成することができる。FSTには，可動域を見つける時や，PNFでの収縮後のストレッチなど，すべての動作を行う際に息を吐くという基本ルールがある。PNF中の短時間の求心性収縮とその後に行う等尺性収縮では，息を吸うようにする。

　以下にルーチンで行うFST–PNFにおける最初の動かし方の詳細を述べる。例として，スーパーフィシャル・バックライン（Superficial Back Line：SBL）の一部である大殿筋とハムストリングスの近位付着部について取り上げる。これはテクニック全体の代表例として示す。

PNFテクニック

　このテクニックはPNFを応用したもので，従来のPNFや他のPNFテクニックと区別するためにFST–PNFと呼んでいる。FST–PNFでは，リラックス効果を高めるために，目的とする筋を最大筋力の5～20％で収縮させ（従来の方法では50～100％），約3～4秒保持する（従来の方法では6～10秒）。ストラップを用いて反対側の下肢が動かないように固定することで，ストレッチされている人は完全にリラックスし，またセラピストが動かす効果も高めることができる。

　他の特徴としては，ストレッチングを始める前に組織の可動性を評価するために牽引を用いることが挙げられる。牽引は評価だけでなく，ストレッチング中にも行う。痛みは悪い反応とみなされ，テクニック中は痛みを生じさせないようにする。セッション中のセラピストとクライアントの動作は，一緒にダンスを踊るように絶え間なく波のように動く。FST–PNFと従来のPNFとの18の違いについては，第2章の原則9を参照されたい。

FST–PNFの手順（サンプル）

1. まずクライアントの下肢を肩にかけ，その重みが背中にかかるようにする。通常，反対側の下肢はストラップで固定しておく。

ヒント　ストラップがない場合，セラピストが手で押さえて固定するか，アシスタントに押さえてもらう。また，クライアントに動かさないように指示してもよい。

2. セラピストは自分自身が身体に無理がかからないよい姿勢をしているか確認する（また，リラックスできる楽な位置にいるかも確認する）。
3. クライアントとセラピストは一緒に息を吸う。セッションを通じて一緒に呼吸する。
4. セラピストは身体（手ではない）を使ってクライアントの下肢を持ち上げ，臼蓋から大腿骨頭を引き出すようにR1と呼ばれるバリアまで牽引する。このケースでは，近位の組織に焦点を当てているので，膝関節は屈曲したままである。
5. セラピストはPNFを行う合図として，クライアントのハムストリングスを軽く叩く。一緒に息を吸いながら，クライアントは下肢を押し下げてセラピストの力に抵抗する。クライアントは，息を吸う間に最大筋力の5〜20％の力でハムストリングスと大殿筋の求心性収縮をゆっくりと徐々に行い，股関節を2〜3°伸展させる。

    収縮のパーセンテージに幅があるのは，クライアントとセラピストの筋力によって変わるためである。また，目的とする部位によっても変化する。例えば，頸部の場合には下肢よりも収縮を少なくする。最終的に，可動域の増大や緊張の軽減などの目的に合った最もよい反応を得るためには，セラピストは収縮の強度をいろいろと試しながら行う必要がある。この試行時間は実践経験を積むにつれて少なくなっていく。

6. 息を吸いながら股関節を2〜3°伸展させる求心性収縮を行った後，吸気を継続しながらセラピストの力に抵抗して等尺性収縮をさらに2秒ほど行う。等尺性収縮後は，ハムストリングスが完全にリラックスするまでスムーズに力を抜いていく。
7. 次に，息を吐きながら，セラピストは大腿骨をさらに上方へ牽引する。臼蓋と大腿骨頭間のスペースを広げ，R2と呼ばれる組織のバリアまで伸張する。
8. ここでストレッチウェーブの概念を利用する。波が大きくなり（牽引），岸に打ち寄せる（股関節屈曲）ような動作である。
9. セラピストはクライアントの大腿部を，手と身体を使って上に持ち上げ，股関節を大きく屈曲させる。これがストレッチウェーブである（第2章参照）。牽引は動作における波の頂点で行う。波が頂点に達した後岸に打ち寄せるように，新たな可動域へと進んでいく。クライアントと一緒に動く際に「上へ，外へ，それから下がって」というような言葉を使う。
10. クライアントの反応をみながら2回以上繰り返すが，少し外転させることで角度や目的とする線維を変えて行う。

筋膜を最適に伸張するために，必要なだけ角度や線維を変えながら一連の動作を繰り返す。けっして痛みを生じさせたり，動作に求められる適切なレベル以上に押したりしないようにする。過ぎたるは及ばざるがごとしで，無理をしないことが重要である。常

にクライアントの組織に耳を傾けるようにする。

　実践編では，治療台上で実際に行うクライアントとのセッションの進め方について述べる。これらの内容は全身に行うこともできるし，また重要な部分に対して行うこともできる。ルーチンとして行うパターンは，身体の中心から四肢へと流れるような動作の連続が特徴である。

　また他の特徴としては，「サックオブバンズ (Sack of Buns)」や「殿筋スウープ (Glute Swoop)」と呼ぶ動作がある。我々は，これらの動作によって股関節や股関節周囲のタイトネスをすべて解除できることを，アスリートに対するテクニックを開発している際に発見した。このような理由から，我々は下半身にある4つの重要な筋群に焦点を当てている。その筋群は，深層外旋六筋，腸腰筋，腰方形筋，広背筋である。

セッションを成功させるためのヒント

最も重要な2つのヒント

1. 直感に従うようにする。その直感にけっして背いてはいけない。
2. 人間の脳は何よりも生き延びることを優先するので，クライアントを不安にさせてはいけない。クライアントが常に安心できるようにすることは，セラピストの義務である。信頼を得るには時間がかかるが，それを失うのは一瞬である。

その他のヒント

- 過ぎたるは及ばざるがごとし。強くストレッチすることは簡単であるが，ストレッチしすぎた（オーバーストレッチ）ものを元に戻すことは難しい。
- 組織の状態がわかるようになるには時間がかかるので，自分のレベルに合わせて気長に続けること。我々は，このテクニックを開発するのに30年もかかったが，今でも毎日クライアントや生徒から学び続けているのである。
- 忍耐と練習。焦らずに組織の状態を感じることが重要である。
- クライアントの身体の声を聞くためには，脳だけでなく心で聞くことが重要である。
- すべてを目でみようとしてはいけない。目を閉じて，何が起こっているかを心の目でみる必要がある。
- セラピストのポジションがよければ，ストレッチは自然で流れるような動作になる。ポジションが悪ければ，セラピストとクライアントの両方がぎこちなく感じるだろう。
- セッション中はストレッチウェーブをイメージして行うことが重要である。ストレッチウェーブの動作では，踵からつま先へと動くようにする（太極拳のように）。
- 力を入れすぎているように感じるならば，実際に力が入りすぎているのである。
- 必要なのは身体の力だけではない。注意深くあるための忍耐強さ，努力，スキル

- も必要である。
- テクニックを自分のものにする。テクニックを楽しんで使うようにする。重要な部分を忘れないようにして，自分なりに工夫する。
- セラピストはクライアントの身体のバランスを整えているだけであることを忘れないようにする。

コミュニケーション

- クライアントと対峙するのではなく，協力することが重要である。セラピストの意図は重要な構成要素である。傾聴し，チームとして一緒に協力することの効力を理解する必要がある。
- セラピストの意図を明確にする。
- セッションごとにクライアントの目標や問題点を明確にする。クライアントと一緒に確認する。
- クライアントの言葉，顔の表情，ボディランゲージに注意を払う。
- 何が必要かはクライアントの組織に聞くようにする。組織が話しかけてくるので，セラピストの仕事はそれを聞くことである。
- クライアントにさらに強くストレッチするようにいわれても，それに従ってはいけない。最もよい結果が得られる最適な強度でストレッチしていても，クライアントはさらに強くストレッチできると考えるからである。
- PNFでは明確でシンプルな指示をする。
- クライアントにフィードバックを求める。以下のような質問をして情報を得る。
  - 「どこがストレッチされていますか？」
  - 「0～10で表わすとどれくらいですか？」
  - 「挟まれた感じはありますか？」
- 別の方法でもフィードバックを得る（クライアントはどのような状態や感覚になるべきかを必ずしも知らないため）。
- 話している時と沈黙している時とでは，脳波のパターンが異なる。クライアントは，セラピストが行っていることを受け入れやすい状態にする必要がある。クライアントが目を閉じているならば，話しかけない方がよい。クライアントの身体が語りかけることを聞き，クライアントの身体によい状態を見つけてもらうようにすべきである。

ボディメカニクス

黄金律：セラピストが快適でリラックスできるところに位置し，クライアントもリラックスして痛みがなければ，すべてがうまく進む。

テクニックは身につけなければならないが，本書で示したポジションを完璧にまねる

必要はない。クライアントとセラピストの身体のサイズや柔軟性によって変える必要がある。

個人差

- セラピストの手や足の位置について，絶対的なものはない。セラピスト自身が快適で楽に感じるポジションであることが重要である。効果的なポジションを探そう。セラピストが違和感や痛みを感じると，クライアントもそれを感じてリラックスすることができなくなる。

> **注　意**
> 実践編で使用している写真の大部分は，小柄なセラピストと長身のクライアントがモデルになっており，写真の説明文もこのようなセラピストとクライアント向けに書かれている。したがって，治療台の高さ，ボディメカニクス，クライアントのポジションなどは，状況に応じて調整が必要である。

身体，下肢，手の位置についてのヒント

- 身体を近づければクライアントとの接触が多くなるので，組織を感じることが可能になる。
- 手だけでなく，身体全体（足，腰の動きなど）を使うこと。このことによって，クライアントは安心し，リラックスできるようになる。
- セラピストの身体のポジションを，クライアントに合わせて調整すること。セラピストのポジションは，クライアントの身体のサイズや柔軟性によって変える必要がある。
- ポジションの調整が重要である。わずかな調整によって大きな違いが生じる。
- 手をリラックスさせ，柔らかく使うこと。乱暴に握るようなことはしないようにする。
- セラピストはクライアントを動かすだけでなく，クライアントと一緒に動くようにする。
- よい結果を得るためには，セラピスト自身の身体が疲れたり筋肉痛になったりしないように，クライアントを強く押したり引っ張ったりせず，てこの作用を利用すること。ストレッチを行った運動面とは異なる面や中間位の軌道を通って，ストレッチを終了する。伸ばしたところを収縮させてはいけない。
- 重要なのは力ではなく技術である。

実践編は，以下の順序に従って書かれている。

目　標：どの組織に対して，どのような目的で動作を行うのか。
クライアントのポジション：治療台上でのクライアントの姿勢。
セラピスト：セラピストはどのような姿勢で，何を行うのか。
ROM：可動域を確認するために必要な動作は何か。
牽　引：目的とする領域はどこか。どのような方法で行うのか。
PNF：クライアントは何を行うのか。
口頭指示：クライアントに収縮を行ってもらうための口頭指示として，セラピストは何をいうのか。
ストレッチ：目的とする領域はどこか。どのような動作が必要か。ストレッチや他のパラメータの強さを変えるために何をするのか。

実践編に共通する重要な要素について，最初にまとめて説明した。これらの要素は，実践編で説明するFSTのテクニックすべてに当てはまる。呼吸の指示，PNFの手順などについて説明がなければ，これらの説明を参照されたい。

実践編の各動作の説明では，書籍『アナトミートレイン』（Myers, 2014）の筋膜ラインを示す略語を使用している。

　LL：ラテラルライン（Lateral Line）
　SPL：スパイラルライン（Spiral Line）
　FL：ファンクショナルライン（Functional Line）
　DFL：ディープ・フロントライン（Deep Front Line）
　SBL：スーパーフィシャル・バックライン（Superficial Back Line）
　SFL：スーパーフィシャル・フロントライン（Superficial Front Line）
　SFAL：スーパーフィシャル・フロントアームライン（Superficial Front Arm Line）
　DFAL：ディープ・フロントアームライン（Deep Front Arm Line）
　SBAL：スーパーフィシャル・バックアームライン（Superficial Back Arm Line）
　DBAL：ディープ・バックアームライン（Deep Back Arm Line）

実践編

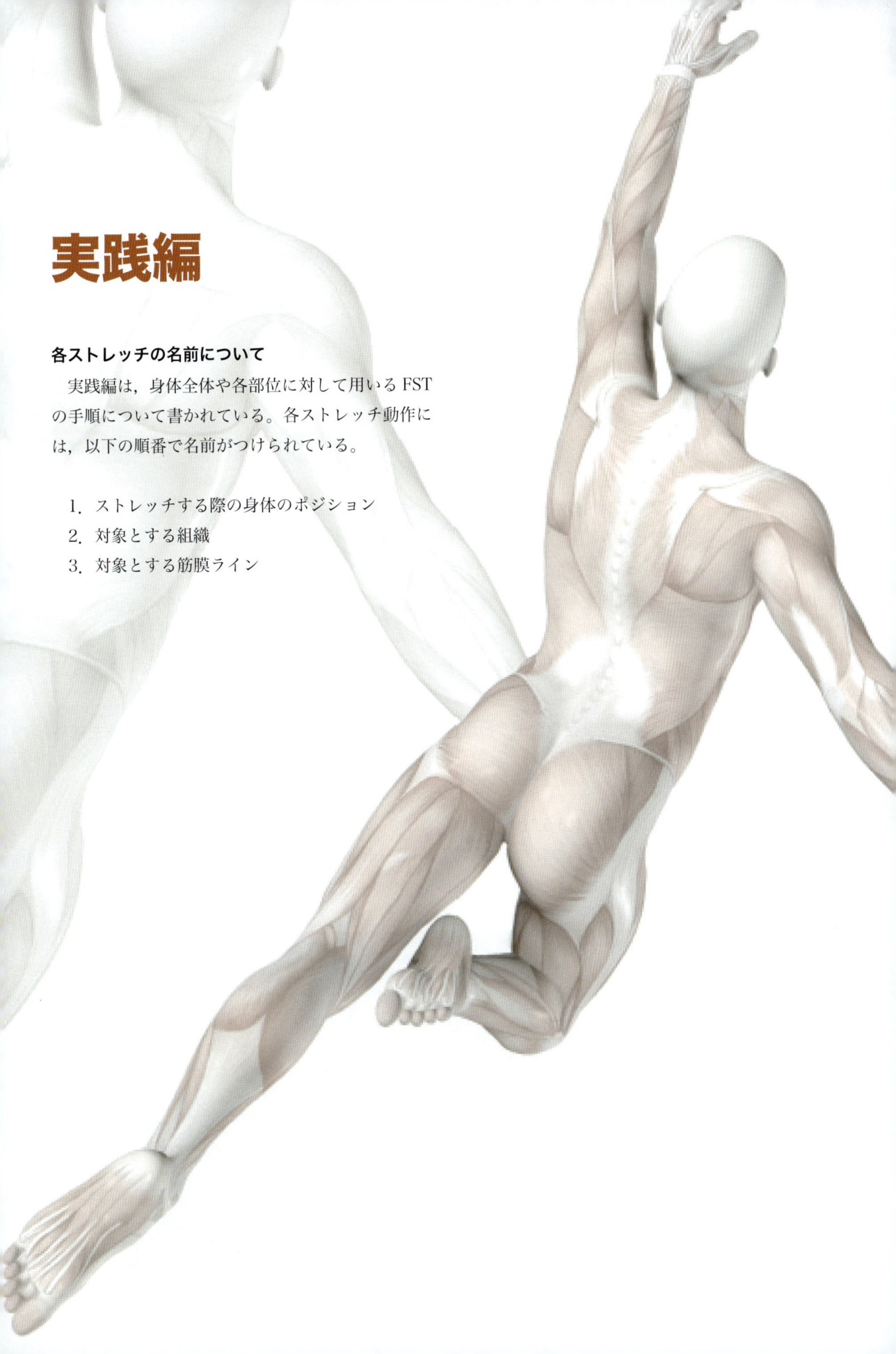

各ストレッチの名前について

　実践編は，身体全体や各部位に対して用いるFSTの手順について書かれている。各ストレッチ動作には，以下の順番で名前がつけられている。

1. ストレッチする際の身体のポジション
2. 対象とする組織
3. 対象とする筋膜ライン

A. 全般的評価

1. 観　察

目　標：クライアントを全体的にみる。セッションを始める前にクライアントの身体を評価する。

クライアントのポジション：治療台上で背臥位となり，リラックスする。両上肢は体側に置く。

セラピスト：クライアントの足部側に立つ。

2. ヒップクリアランス（図 5.1a）

目　標：アライメントを正しくする。腰椎，骨盤，股関節における他動的屈曲を評価する。

クライアントのポジション：背臥位でリラックスし，両上肢を体側に置く。

セラピスト：

- 踵を持って下肢を持ち上げる。
- 両膝関節を胸の方向へ屈曲させてから，下肢を伸展させ，ゆっくりと治療台に降ろす。
- 下肢を伸展させる際に，クライアントが力を入れずにリラックスしているか確認する。
- この動作を行う理由：治療台上でのポジションが悪いことで生じる脚長差を除外するため。

3. 脚長差の確認（図 5.1b）

目　標：脚長差の有無を調べるために両側の内果の位置を確認する。

クライアントのポジション：背臥位でリラックスし，両上肢を体側に置く。

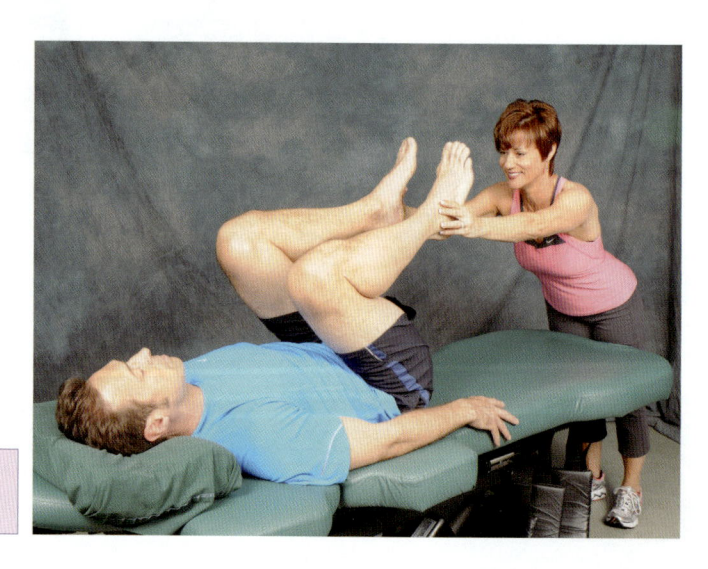

図 5.1a
ヒップクリアランス

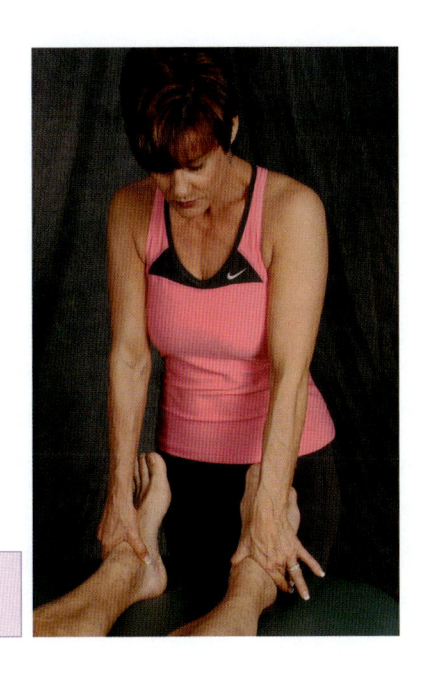

図 5.1b
脚長差の確認

セラピスト：

- 母指はクライアントの内果下縁，他の指は足部に当てる。
- 真上から左右の下肢の長さを比較する。
- 特にアスリートでは利き脚の長さが短いことが多い。

4. ダブルレッグトラクション（図 5.1c）

目　標： 全体的な筋膜網における緊張や制限を感じる。

クライアントのポジション： 背臥位でリラックスし，両上肢を体側に置く。

呼　吸： クライアントとセラピストは息を吸って準備し，動作とともに一緒に息を吐く。

セラピスト：

- 両方の手掌にクライアントの踵を乗せ，手でやさしく包み込む。

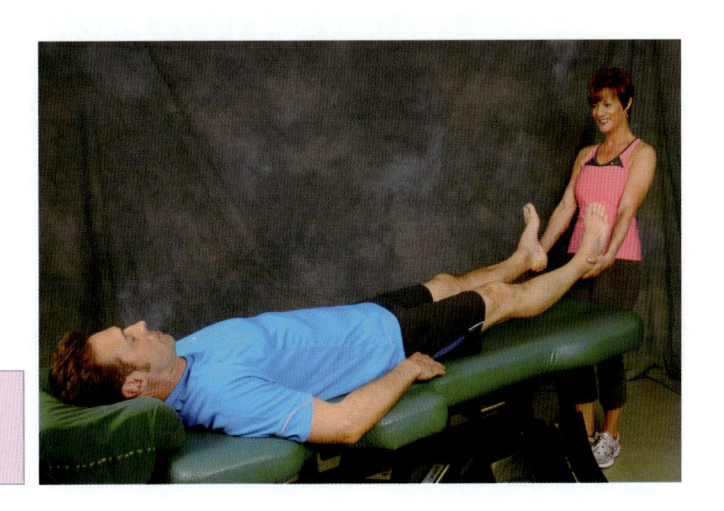

図 5.1c
ダブルレッグ
トラクション

- クライアントの膝関節を伸展させたまま，牽引しながら，股関節を 10 ～ 20° 屈曲する。
- セラピストはコアを働かせ，膝関節を軽く曲げる。
- リラックスしたまま，身体を後方に傾ける。
- クライアントの緊張している部分や組織の伸張性・弾性が低下している部分を感じる。

牽　引：両下肢。

5. シングルレッグトラクション（図 5.1d）

目　標：組織が少し伸びるのを感じるまで中程度の力で牽引することによって，股関節の関節包を評価する。牽引で関節が充分に離開する位置（「スイートスポット」）を見つける。関節の圧迫を除去し，関節のスペースを広げる。

クライアントのポジション：背臥位でリラックスし，両上肢を体側に置く。

セラピスト：

- クライアントの下肢（大腿骨）を屈曲（約 20°）・外転（約 20°）・軽度外旋位にする。
- 片手でクライントの踵を持ち，もう一方の手で足部を背側から押さえる。この方法で持つことが難しい場合や，足関節に過可動性や痛みがある場合は，両手で内外果と足関節上部を包み込む方法を試す（図なし）。

牽　引：リラックスして身体を後方に傾けることで牽引する。上肢で引っ張らないようにし，身体全体を使うようにする。

必要であれば少しずつ牽引の力を強くしながら 3 回繰り返す。

> **重要な注意**
> 1. 音（ポップ音）を鳴らそうとして股関節を強く引っ張らないようにする。牽引中に音が鳴ってマニピュレーション（スラスト）してしまったら，この牽引は行わないようにする。
> 2. 反対側の股関節もマニピュレーション（スラスト）しようとしない（そのようにする資格を有していない場合）。上記で説明した方法で牽引を行う。
> 3. 足関節に過可動性や痛みがある場合，セラピストは足関節上部を手でしっかりと固定して牽引する。

股関節の関節包における最終域感

正常＝ ± 50％の弾力感

可動性低下＝ ＜ 50％

過可動性＝ ＞ 50％

反　復：反対側の下肢でも同様に行う。

振幅運動：ラテラルラインを確認する前に，リラックスさせる目的で両下肢に行う。

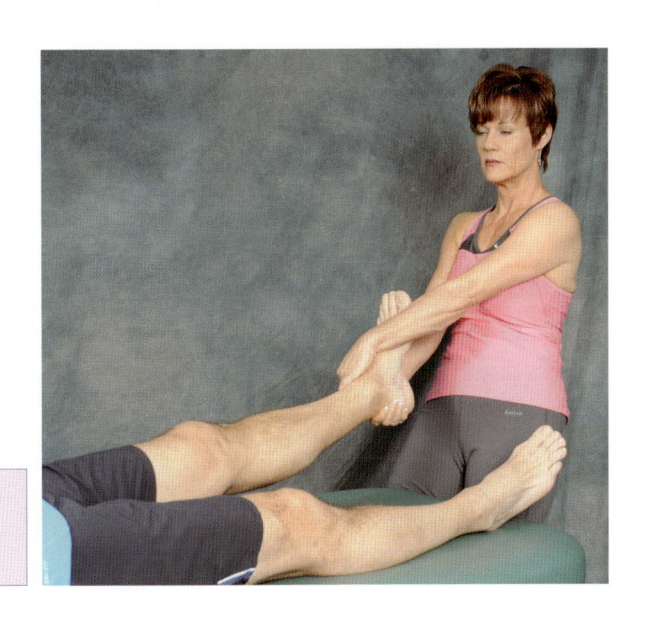

第 5 章　ローワーボディテクニック　89

図 5.1d
シングルレッグ
トラクション

両下肢をゆっくりと内外旋させる。両下肢を軽く上下に揺らす。

6. ラテラルラインの動作の確認（セラピストの右側への移動）（図 5.1e）

目　標：外側部の可動域を評価する。セラピストが外側へ移動しながら制限部位を確認する。

クライアントのポジション：背臥位でリラックスし，両上肢を体側に置く。

セラピスト：

- 両下肢（膝関節伸展位）を持ち上げ，股関節屈曲 10〜20° で牽引する。
- 両側の踵を手掌に乗せ，踵のまわりを軽く手で包み込む。

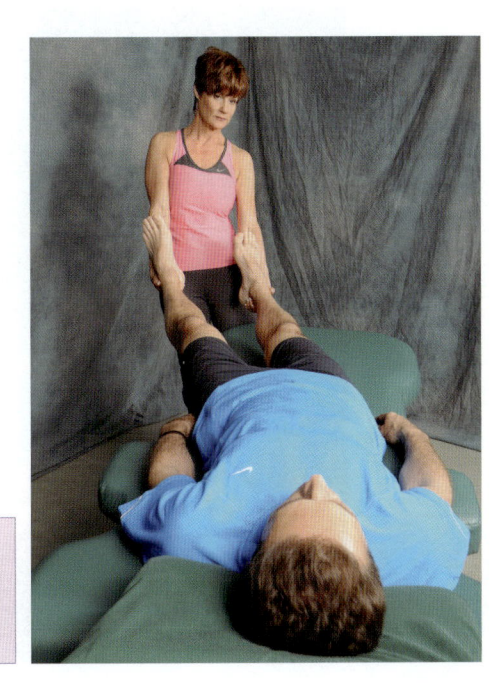

図 5.1e
ラテラルラインの確認：セラピストの右側への移動

- セラピストはコアを働かせ，膝関節を軽く曲げる。
- クライアントの動きが止まるまでゆっくりと右側へ移動する。
- 殿部が治療台から持ち上がり始めたら，最終域に達したことになる。

牽　引：リラックスしたまま身体を後方に傾ける。

6の最終ポジションからの動作（図5.1f）

目　標：腰椎・骨盤，股関節の外側部の可動域を増加させる。特に一側の腰方形筋，大腿筋膜張筋・腸脛靭帯，ラテラルラインにあるすべての組織を伸張する。

セラピスト：

- 右側へ移動しながら，クライアントの右下肢（下になる下肢）をセラピストの股関節か大腿部に乗せる。
- 左踵を持って上へ持ち上げる。
- 反対側の手で右下肢外側を押さえる。
- 側屈を大きくすることで右側の可動域を増加させる。
- 上肢ではなく，身体を使い，組織の反応や最終域感を確認する。

牽　引：牽引したまま移動する。

クライアントと一緒に治療台から離れるように弧を描きながら移動し，それから治療台の頭側へと向かうようにイメージして牽引する。

反　復：反対側でも同様に行う。

注　意：確認されていない椎間板や神経組織の問題による痛みや感覚障害のような反応がみられたら，開始位置に戻す。

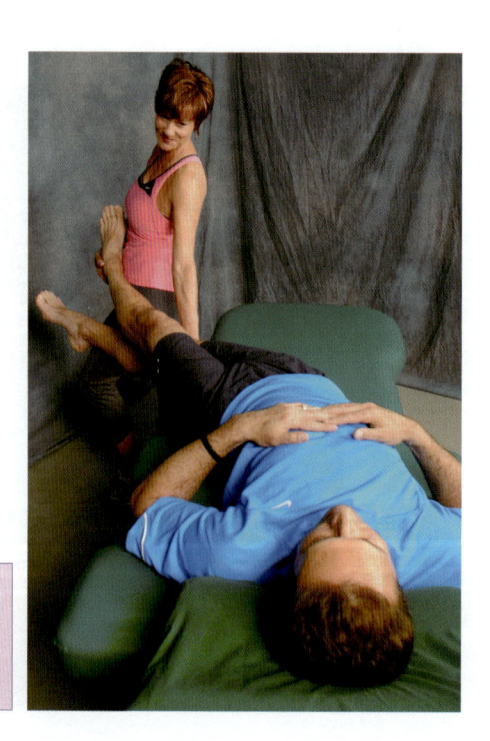

図5.1f　下肢を交差させてのラテラルラインの確認

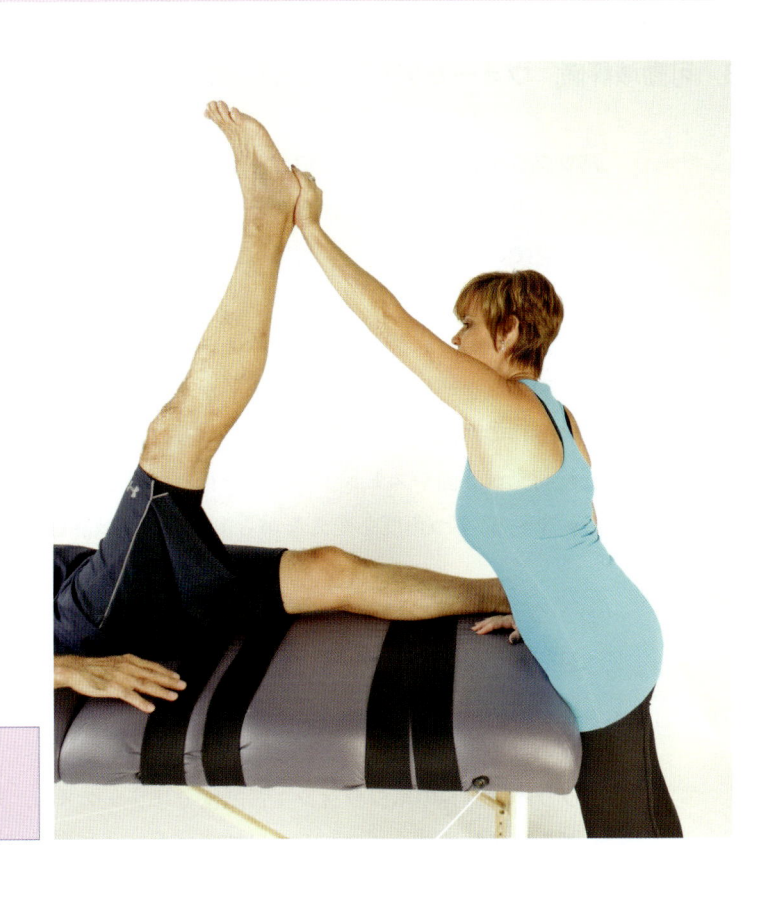

図 5.1g
下肢伸展挙上
（可動域の評価）

可動域の評価（図 5.1g）

ストレッチングを始める前に改善度の基準を定めることが重要である。

目　標：再評価の指標とするために，最初に可動域を評価する。

クライアントのポジション：背臥位。

セラピスト：

- 他動的な下肢伸展挙上（straight leg raise：SLR）を R1 まで行う。
- クライアントの踵を手掌に当てて持ち上げるが，指の力は抜いておく。
- セラピストは上肢を伸ばしたまま，広背筋を働かせて行う。

ROM：開始肢位からの可動域を記録する。

反　復：反対側でも同様に行う。

B．可動域評価，ウォームアップ，FST−PNF ストレッチ―下肢屈曲位（単関節）

バックラインとディープフロントライン

以下は，複数の運動面における軟部組織の可動域評価とストレッチングのガイドラインである．

- ストレッチングを行う前にウォームアップとして R1 まで動かす．
- 可動域を増加させたり，ストレッチしたりする時は，**息を吐く**．
- 動作の準備や PNF で収縮させる時には**息を吸う**．
- 可動域評価やストレッチングを行っている間は，**軽く牽引する**．
- 3～5°ずつ角度を変えながら組織の可動域評価やストレッチングを行う．

シングルレッグトラクション（図 5.2）

目　標：組織が少し伸びるのを感じるまで中程度の力で牽引することによって，股関節の関節包を評価する．牽引で関節が充分に離開する位置（「スイートスポット」）を見つける．

クライアントのポジション：背臥位でリラックスし，両上肢を体側に置く．

セラピスト：クライアントの足部側に立つ．

- クライアントの一側の下肢を屈曲（約 20°）・外転（約 20°）・軽度外旋位にする．
- 片手でクライアントの踵を持ち，もう一方の手で足部を背側から押さえる（図 5.3）．この方法で持つことが難しい場合は，別の方法を試す．

牽　引：リラックスして身体を後方に傾けることで牽引する．上肢で引っ張らないようにし，身体全体を使うようにする．

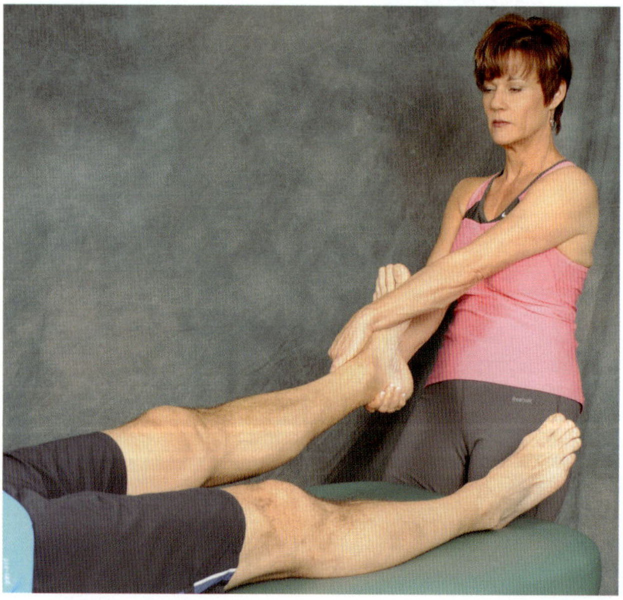

図 5.2 シングルレッグトラクション

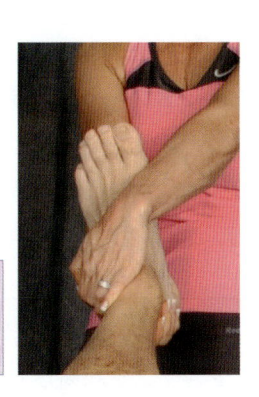

図 5.3
シングルレッグトラクションの手の位置

1. 分回し運動（図5.4）

　　目　標： 以下の分回し運動を行う6つの理由を参照。

ヒント　FSTでは以下の理由で分回し運動を行う。

1. 関節をウォームアップし滑液を分泌させるため。
2. 関節の状態やインピンジメントの可能性を評価するため。
3. 組織を評価し，バランス不良を確認するため。
4. クライアントが自分でコントロールすることなく，セラピストの動きに任せられるか確認するため。
5. 関節や身体全体をリラックスさせるため。
6. クライアントとの信頼関係を築くため。

クライアントのポジション： 背臥位で左股関節と左膝関節を90°屈曲位にし，足関節部をセラピストの肩に乗せる。

右下肢は，大腿部と下腿部にをれぞれ1～2本ずつストラップを巻き，治療台に固定する。

セラピスト：

- 治療台に座り，外側の足をしっかりと床につけて身体を支える。

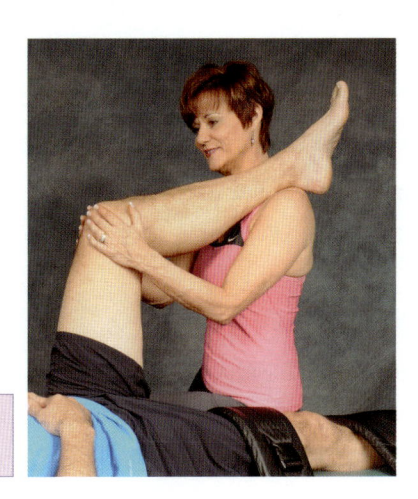

図 5.4
分回し運動

- 両手をクライアントの膝関節に置き，下腿遠位部を肩に乗せる。
- セラピストの肩の下方にクライアントの固定側の膝関節が位置するように，座る場所を調整する。
- 前述の分回し運動を行う6つの理由を達成するまで，小さい円を描くようにゆっくりと動かす（両方向行う）。

> **注 意**
> FSTのシステムは，セラピストがてこを利用してコントロールできるように，ストラップでクライアントを固定するという考えから開発された。ストラップを使用することでより効果的にストレッチし，深いリラクセーションを得ることが可能となる。ストラップがない場合，セラピストの手で押さえて固定する，アシスタントに協力してもらう，クライアントに動かさないように指示するなどの方法で行う。

牽　引：大腿骨を臼蓋から離開させるように，上方へ牽引する。
てこを利用するために足で床を押し，身体を上方に持ち上げる。手で持ち上げるのではなく，身体全体を使うことを忘れないようにする。

2. 股関節・膝関節屈曲―ハムストリングス，殿筋，腰仙骨部―SBL，FL
（図5.5a，b）

目　標：SBL，FLにある近位ハムストリングス，殿筋，腰仙骨部を対象とする。また，股関節後方の関節包，可動性低下のあるクライアントでは，反対側のDFLにある股関節屈筋群を対象とする。

クライアントのポジション：背臥位で，下肢をリラックスさせセラピストの肩に乗せる。

セラピスト：
- 1の終了ポジションから立ち上がり，外側の足を前方，内側の足を後方にしてランジポジションになる。
- 体幹を治療台の方に傾け，クライアントの下肢の下に潜り込むようにする。
- 左側（内側）の肩をクライアントの膝関節後部に滑り込ませ，締めつけないようにしっかりと上肢で大腿部を包み込む。
- 肩にある骨でトリガーポイントを押さないように注意する（クライアントに確認してもよい）。
- 右手を治療台の端について身体を支える。

ROM：股関節の屈曲角度を増大させる。

牽　引：上方へ牽引する（臼蓋から離開させるように，クライアントの頭側へ牽引する）。上肢だけでなく，下肢や体幹を使い，クライアントの下肢を持ち上げる。牽引

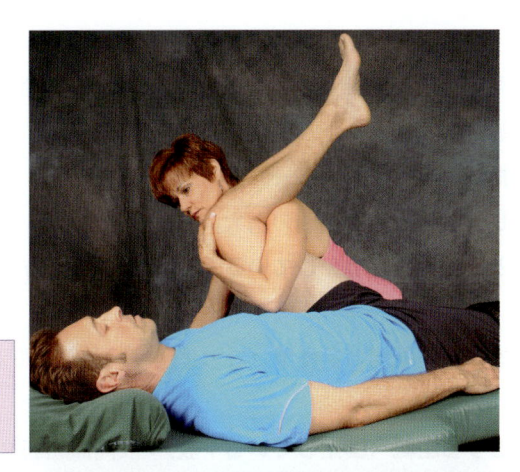

第 5 章　ローワーボディテクニック

図 5.5a
股関節の可動域評価と PNF

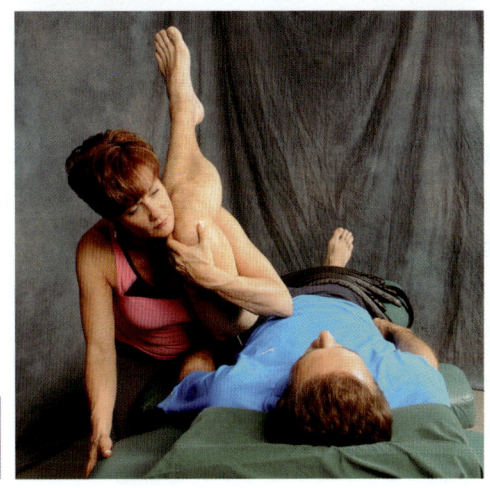

図 5.5b
前方からの様子

を強くするには，自分の下肢を使ってクライアントの大腿部を上方に持ち上げながら，手で治療台を押し下げるようにする。

PNF：

- クライアントとセラピストは，まず一緒に息を吸い，セッション中は一緒に呼吸する。
- セラピストは，PNF を行う合図として，クライアントのハムストリングスを軽く叩く。クライアントは，最大筋力の 5 〜 20％の力で，ハムストリングスと大殿筋の求心性収縮をゆっくりと約 1 秒行う。その時に股関節を 2 〜 3° 伸展させるようにする。収縮のパーセンテージに幅があるのは，クライアントとセラピストの筋力によって変わるためである。また，目的とする部位によっても変化する。例えば，頸部の場合には，下肢よりも収縮を少なくする。
- 次に，セラピストの力に抵抗して等尺性収縮をさらに約 2 秒行ってから，スムースに力を抜いていく。
- 息を吐きながら，セラピストは大腿骨をさらに上方へ牽引し，臼蓋と大腿骨頭間のスペースを広げる。ここでストレッチウェーブの概念を利用する。波が大きく

なり（牽引），岸に打ち寄せる（股関節屈曲）ような動作である。
- 骨盤と大腿骨を上方へ持ち上げながら，股関節をより深く屈曲させることで股関節屈曲の可動域を増加させる。

口頭指示：「脚を私の方に押し返してください」。

ストレッチ：股関節屈曲の増大。

対象とする組織（動かしている下肢）：股関節後方の関節包，ハムストリングス，大殿筋。

2次的対象：両側の鼠径部（この部位に可動性低下がある場合には主要な対象組織になる）。

対象とする組織（固定している下肢）：股関節屈筋群。

反　復：PNFを2回以上繰り返すが，少し外転させることで角度や対象とする線維を変えて行う。

3. 股関節屈曲・外転，膝関節屈曲—ハムストリングス，殿筋，腰仙骨部，股関節内転筋群—SBL，FL，DFL（図5.5c〜f）

目　標：2からさらにストレッチを強めるために，股関節外転と軽度外旋を加える。股関節前内側の関節包とDFLの組織（短い股関節内転筋群と長い股関節内転筋群の近位付着部）も対象にする。

クライアントのポジション：2と同じポジション

セラピスト：
- 2の肢位（ランジポジション）を継続。
- てこを利用するために左手を伸ばして治療台を押さえる。身体を外側に傾けてクライアントの股関節をさらに外転させる。
- 組織の抵抗が最大限になるまで身体を外側に傾け続ける（屈曲してさらに外転を加える）。

ROM：軽度の股関節外旋を伴いながら股関節屈曲・外転を増加させる。

牽　引：大腿骨を臼蓋から離開させるように頭側へ牽引し，さらに股関節を外転（軽度の股関節外旋を伴う）させながら牽引する。ポジションを変える際には，セラピストの肩や身体を使い，また牽引を強めるためのてことして治療台を利用する。上肢ではなく，下肢の動きで牽引する。

PNF：2と同じ。

口頭指示：「脚を私の方に押し返してください」。

ストレッチ：股関節屈曲と股関節外転（軽度の股関節外旋を伴う）を増加させる。外側への動作を終了して下肢を尾側へ伸ばし，下肢を治療台の隅に向かって牽引し，終了する。

対象とする組織：股関節前内側の関節包，ハムストリングス近位部−股関節内転筋群の接合部分，両側の股関節内転筋群。

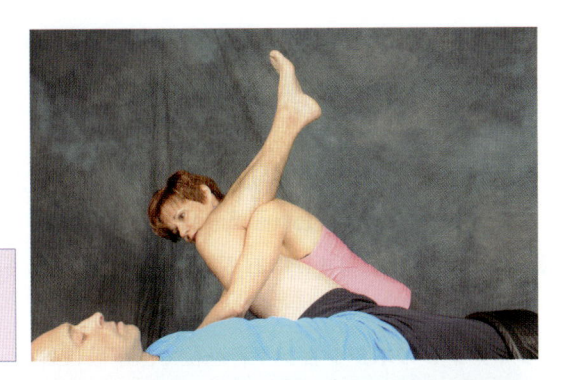

第 5 章　ローワーボディテクニック

図 5.5c
股関節屈曲と外転の増加

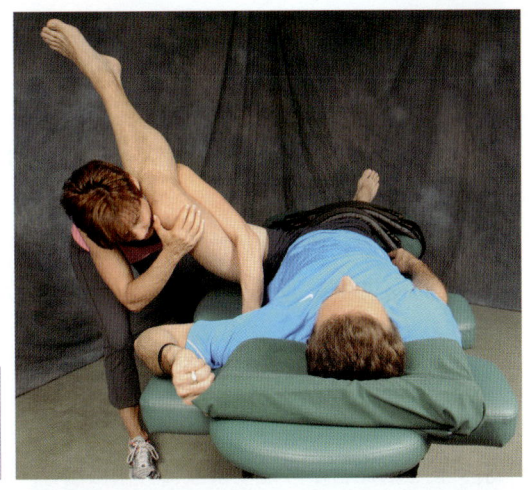

図 5.5d
股関節屈曲と外転をさらに増加

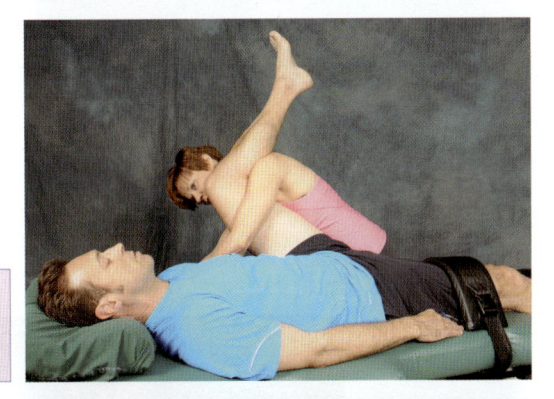

図 5.5e
股関節屈曲と外転の最終肢位

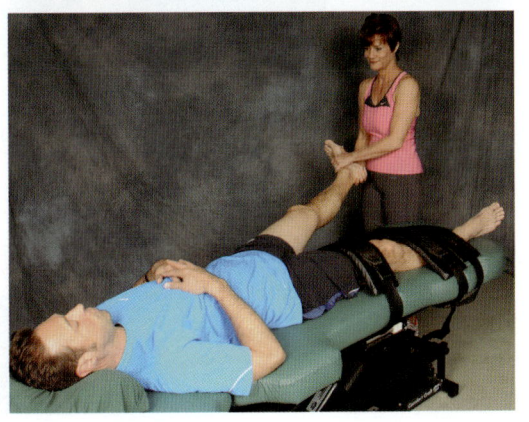

図 5.5f
牽引を行って終了

反　復：PNFを2回以上繰り返すが，少しずつ外転させることで角度や対象とする線維を変えて行う。

4. 股関節屈曲・外転・外旋―内側ハムストリングス，股関節内転筋群 ―SBL，FL，DFL（図5.6a）

目　標：SBL，FL，DFLにある組織（内側ハムストリングス，股関節内転筋群）を対象とする。

クライアントのポジション：背臥位で，下肢は外転・外旋位。

セラピスト：
- 3の終了時に治療台の下方で牽引を行ったポジション。
- クライアントの足をセラピストの股関節に当てる。
- 一方の手でクライアントの足関節を支え，反対側の手をクライアントの膝関節の上に置く。
- 次のポジションに移るために，ゆっくりと前方へランジ動作を行う。
- まず股関節水平外転の角度を90°以下に維持する。
- 内側になる手をクライアントの膝関節に置き，外側の手でクライアントの足関節を支えて自分の股関節に押し当てる。

ROM：股関節屈曲・外転。

牽　引：腰を治療台から離すように外側に傾け，クライアントの大腿骨を牽引する。股関節の角度が変わらないように足部を保持し，下肢全体を動かす。大腿骨を臼蓋から離開させるように外側へ牽引する。外側へ牽引し，それから股関節をより屈曲させるために頭側へストレッチする。

PNF：クライアントは殿筋・ハムストリングスを収縮し，セラピストの股関節の方向へ押す。

口頭指示：「足で私のことを押してください」。

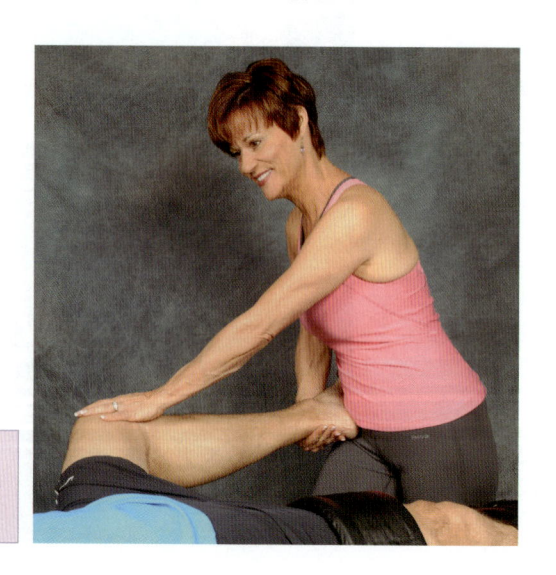

図5.6a
股関節屈曲・外転・外旋

ストレッチ：股関節屈曲を増加させてから，股関節外転を増加させる。
対象とする組織：股関節内側の関節包，内側ハムストリングス，短い股関節内転筋群
反　復：PNFを再度行う。
　ここで，股関節内転筋群にさらに焦点を当てたストレッチを行う。

5. 股関節屈曲・外転・外旋—内側ハムストリングス，短い股関節内転筋群—SBL，FL，DFL

目　標：SBL，FL，DFLにある組織（内側ハムストリングス，短い股関節内転筋群）を対象とする。

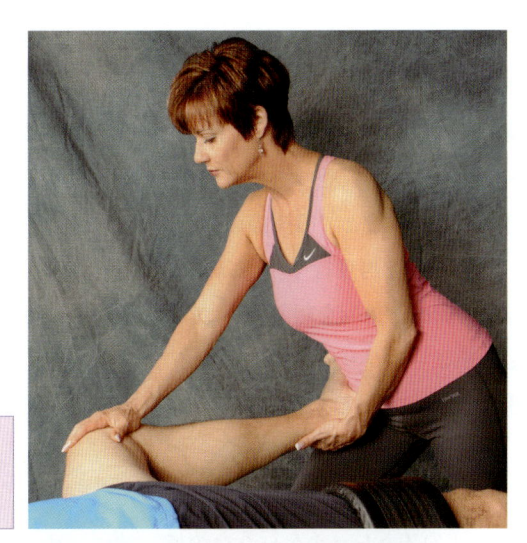

図5.6b
短い股関節内転筋群に焦点を当てる

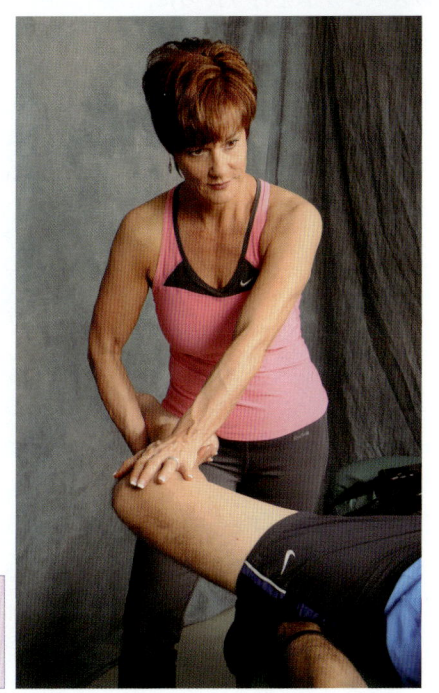

図5.6c
揺らしながら股関節を屈曲・外転させる

クライアントのポジション：背臥位で，下肢は外転・外旋位。
セラピスト：
- 4の終了ポジションからDFL，FL，短い股関節内転筋群に焦点を当てる。
- 同じポジションから内側の手でクライアントの足関節を支え，外側の手を大腿内側部に置く（図5.6b）。
- 身体に対する大腿部の角度が90°になるようにしながら，セラピストの腰を使って外側へ牽引する。
- 重心を下げて股関節外転を増加させる。
- 手だけで押すのではなく，身体を使ってストレッチする。

ROM：股関節外転を増加させてから股関節屈曲を増加させる。
牽　引：大腿骨が臼蓋から離開するように牽引する。
PNF：クライアントに股関節内転筋群を収縮してもらう。
口頭指示：「脚を天井に向けるように私の手を押し上げてください」。
ストレッチ：まず大腿部を床方向に動かすことで股関節外転を増加させ，次に大腿部を頭側に動かすことで股関節屈曲を増加させる。
反　復：PNFを再度行う。

- 股関節屈曲と外転を組み合わせて行う（図5.6c）。
- 組織をさらにリリースできるかどうか確かめる。
- 呼吸をすることと，手だけでなく身体全体を使ってストレッチすることを忘れないようにする。
- 股関節を内転させ，中間位に戻す。

移　行：次のストレッチを行うために，治療台の反対側へ移動して下肢を牽引する（図5.7a）。

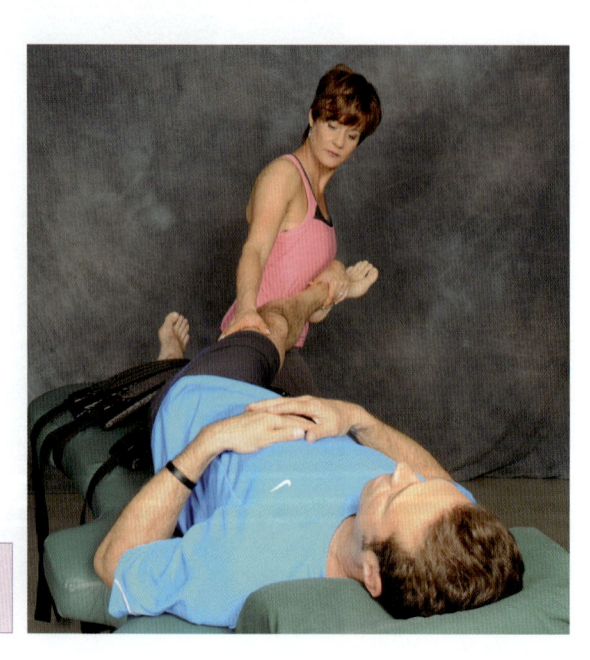

図 5.7a
反対側への牽引

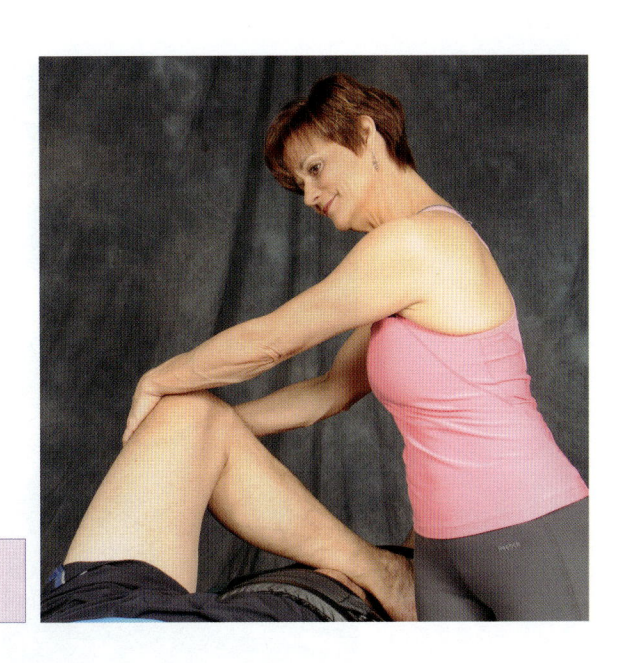

図 5.7b
腰部に対する準備

6. 胸腰部の回旋—胸腰筋膜，大殿筋，中殿筋，股関節の関節包 —SBL，SPL，FL

腰部に対する準備（図 5.7b）

　目　標：SBL，SPL，FL にある組織（胸腰筋膜，大殿筋，中殿筋，股関節の関節包）を対象とする。

　対　象：胸腰筋膜，大殿筋，中殿筋後部線維，股関節後外側の関節包。

　クライアントのポジション：背臥位で，ストレッチする側の下肢を固定している下肢と交差させる。

　セラピスト：

- クライアントの膝関節を屈曲し，足部を固定している下肢の外側に持っていき，可能ならば治療台の上に置く。
- 身体をクライアントに向ける。
- クライアントの膝関節の上下に両手をそれぞれ置く。
- クライアントの下肢を，身体を使って前後に揺らしてモビライゼーションし，組織をストレッチするための準備をする。

　ROM：胸腰部の回旋。

　牽　引：膝関節を天井の方向に向かって持ち上げ，それからセラピストの方向に牽引する。

牽引を伴う腰部の回旋（図 5.7c）

　目　標：クライアントの大腿部と骨盤を上方に動かして回旋させる。単に下肢を床の方向に向けるのではない。

　セラピスト：クライアントの下肢だけを動かすのではなく，自分の身体を使って前後に揺らすことでウォームアップを行う。セラピストは，つま先立ちになってから踵を

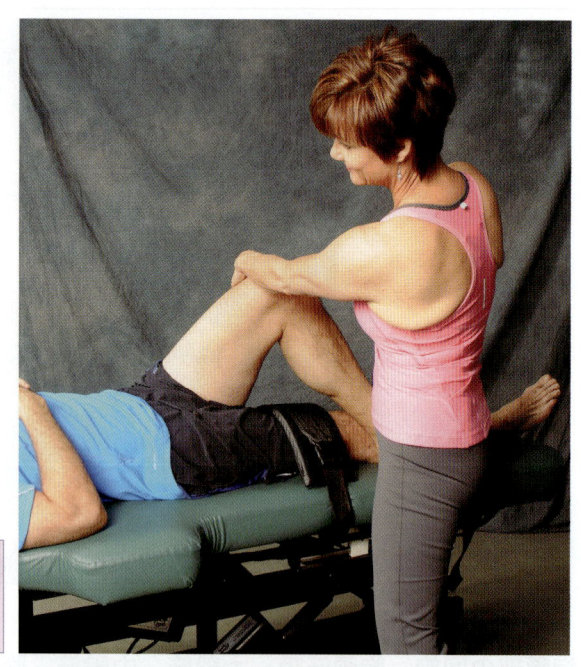

図 5.7c
牽引を伴う腰部の回旋

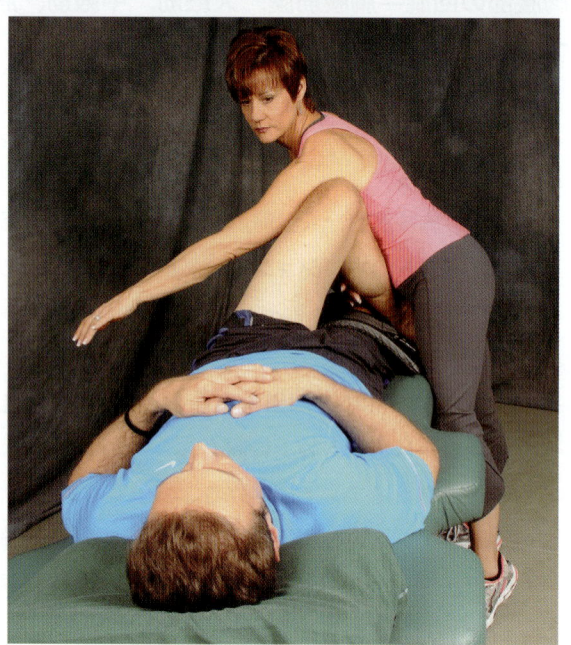

図 5.7d
腰部に対する上肢の位置

床につけ，スクワットを行う（ストレッチウェーブを行う）。

ROM：下肢を前後に揺らしながら股関節の内転・内旋を大きくすることで可動域を増加させる。

牽　引：股関節や下肢を天井の方向へ牽引してから治療台の方に牽引する。

セラピスト：

- 治療台の下方に移動し，クライアントの下肢と交差するように体幹を傾ける（図5.7d）。

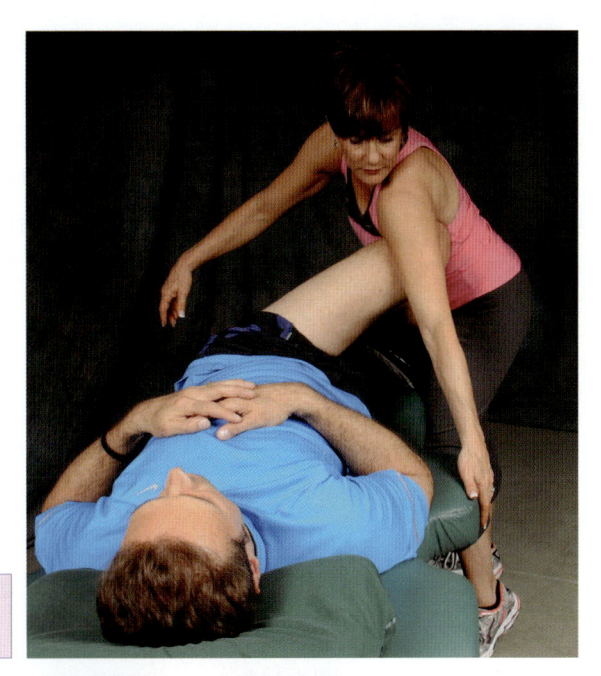

第 5 章　ローワーボディテクニック　103

図 5.7e
腰部回旋

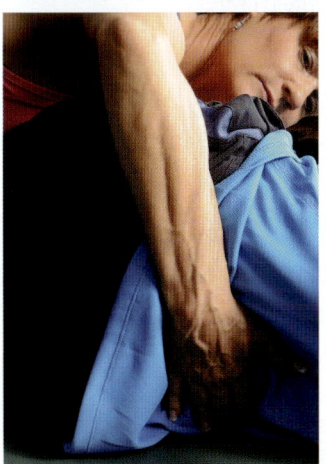

図 5.7f
腰部に対する手の位置

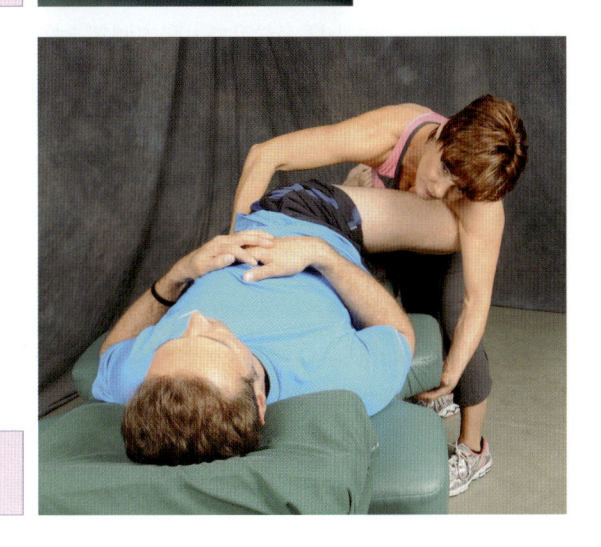

図 5.7g
腰部のストレッチ

- 左上肢をクライアントの膝関節の外側に回す（図5.7e）。
- 伸ばした左手で治療台を押さえる。
- クライアントの下肢を身体で押さえながらランジポジションになる。
- 右手でクライアントの仙骨部を押さえながら前腕を使ってクライアントの腰部を揺らす。てこを利用するために左手で治療台を押す（図5.7f）。
- クライアントの骨盤を上方に持ち上げながら固定している下肢の外側方向へ動かすようにする（図5.7g）。
- 回旋ではなく，持ち上げることに集中する。

ROM：腰部の回旋を増加させる。
牽　引：体幹を使ってクライアントを抱え，上肢でクライアントの骨盤と大腿部を上方かつ外側方向へ牽引する。
PNF：クライアントは回旋した腰部を戻すようにする。
口頭指示：「腰を治療台につけるように戻してください」。
ストレッチ：股関節と腰部の回旋を増加させる。
反　復：PNFを3回以上行う。

7. 反対側への牽引（図5.8a）

次の動作へ移行するために，左下肢を反対側の外側へ牽引する。

8. 腰部回旋，股関節屈曲・内転—胸腰部，股関節後部—SBL，SPL，FL

目　標：SBL，SPL，FLにある組織（胸腰部，股関節後部）を対象とする。
クライアントのポジション：左膝関節を屈曲させて反対側へ軽度回旋する。
セラピスト：
- 外側への牽引を行ったポジションから前方に踏み出し，クライアントの膝関節後部を身体に密着させて下肢を抱える。
- 右手で骨盤を持ち上げ，左手で大腿内側部を抱える（図5.8b）。
- 膝関節を持ち上げて下肢を支えながら身体に密着させるポジションを維持する（図5.8c）。

ROM：胸腰部の回旋と股関節の屈曲。揺らしながら可動域を広げる。
牽　引：骨盤を天井の方向に牽引してから回旋させる。大腿骨を臼蓋から離開させるように（斜め前方へ）牽引する。
PNF：クライアントはハムストリングスを収縮させる。
口頭指示：「脚を戻すようにして私を押してください」。
ストレッチ：胸腰部の回旋と股関節の屈曲を増加させる。大腿部を天井の方向に持ち上げ，それから治療台の頭側の角に向かって動かすイメージで行う。
反　復：角度や線維を変えながらPNFを2回以上行う。

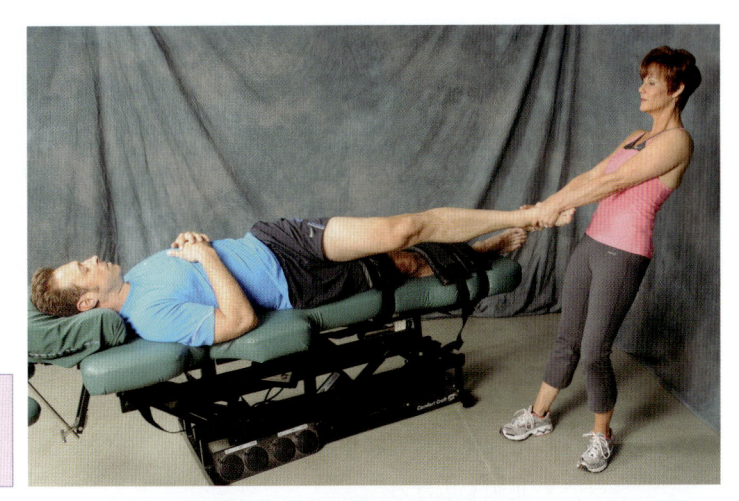

第 5 章　ローワーボディテクニック　　105

図 5.8a
反対側の外側への牽引

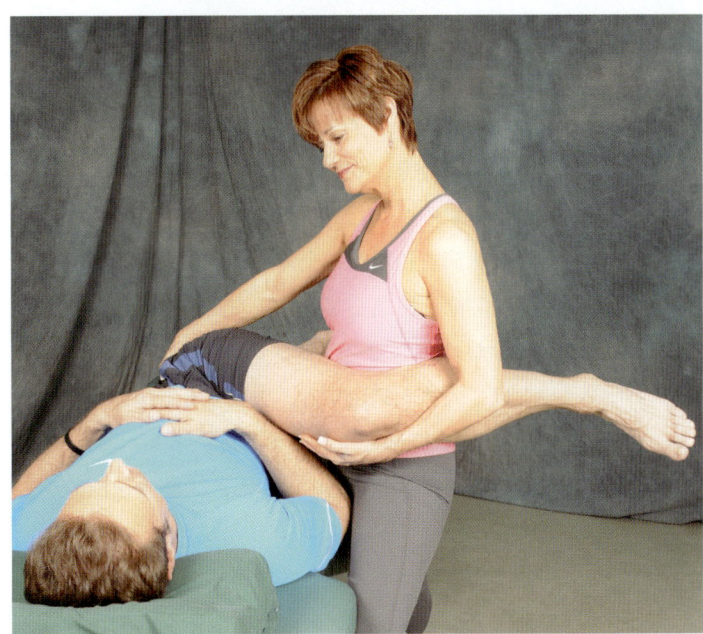

図 5.8b
胸腰部，股関節後部のストレッチ

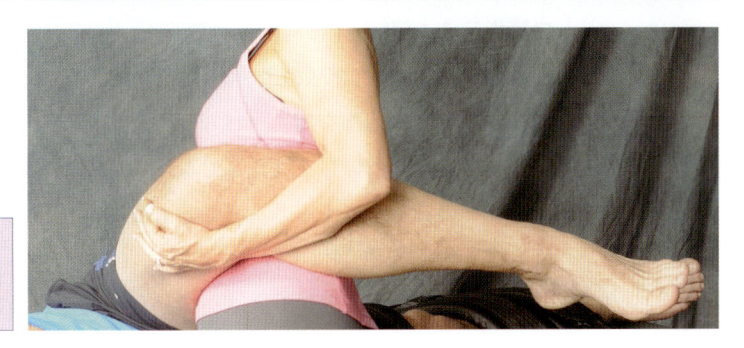

図 5.8c
身体に密着させるポジション

9. 「サックオブバンズ（Sack of Buns）」：
胸腰部回旋，股関節屈曲・外旋，膝関節屈曲—胸腰部，腰方形筋，腰仙骨部，股関節外旋筋群—SFL, SPL, DFL

重要な動作

目　標：SFL, SPL, DFL にある組織（胸腰部，腰方形筋，腰仙骨部，股関節外旋筋群）を対象とする。クライアントの膝関節を高く持ち上げ，全体的にストレッチする。

クライアントのポジション：背臥位で，左下肢を右下肢の上に交差させる。

セラピスト：

- 8の最終ポジションから反対に向きを変えて治療台に座る。
- クライアントの下肢を腰に（あるいはクライアントとセラピスト両方にとって快適な位置に）巻きつける（図5.9a）。
- 足幅を広げる。
- 右手でクライアントの大腿内側部を持ち，身体に密着させることで下肢全体を支える。
- 左手でクライアントの外果周囲を持つ。
- 立ち上がり，自分のハムストリングスを治療台に押しつけることで転倒しないようにする。
- 股関節を屈曲して上体を外側に傾ける（図5.9b）。
- 膝関節を屈曲して身体を左足の方に傾ける（図5.9c）。
- 骨盤の右側でクライアントの下肢を押し上げ，クライアントと反対側へ身体を傾けて大きく側屈する。少なくとも片方の下肢は治療台に押しつけておく（図5.9d）。

ROM：大腿部と下腿部の外旋。

牽　引：天井の方向に牽引し，大腿骨を臼蓋から離開させるようにする。

PNF：

動作1：クライアントは大腿部を内旋させる。

動作2：クライアントは下肢全体を内旋させる。

口頭指示1：「膝を床に向かって押し下げてください」。

口頭指示2：「足首を私の手の方に押し上げてください」。

ストレッチ：大腿部を持ち上げながら外果を押し下げることで外旋を増加させてストレッチする。牽引の量を変化させながら様々な角度で行う。右の腰を持ち上げ，クライアントの脚の下にもぐり込ませる。股関節を屈曲して身体を傾ける。

反　復：PNFを2回以上行う。

移　行：次に行う殿筋シリーズへの移行準備のために，下肢を牽引する。

10. 股関節屈曲・外旋・内転，膝関節屈曲45°—中殿筋，梨状筋—LL, SPL

目　標：LL, SPL にある組織（中殿筋，梨状筋）を対象とする。

クライアントのポジション：背臥位で，左下肢を胸の前で曲げる。可能ならば，膝関節が胸の中心に向くようにする。

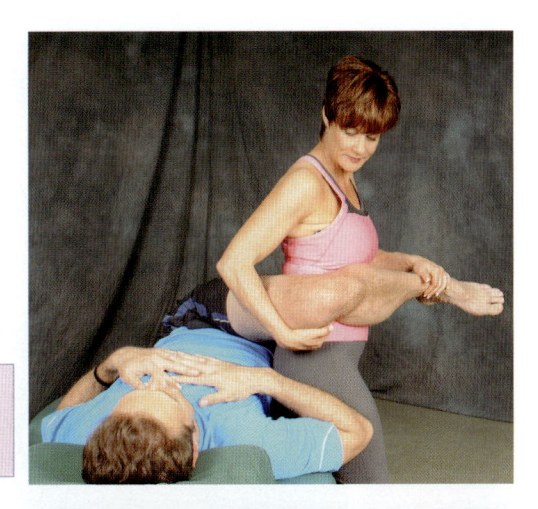

第5章 ローワーボディテクニック 107

図5.9a
「サックオブバンズ」への移行ポジション

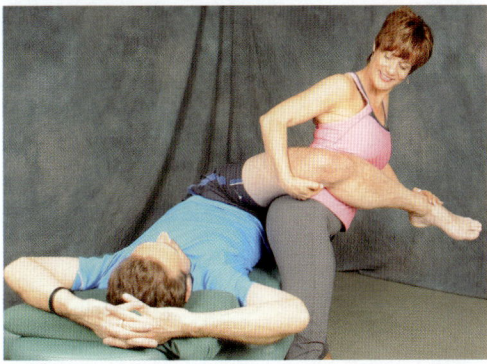

図5.9b
「サックオブバンズ」の開始ポジション

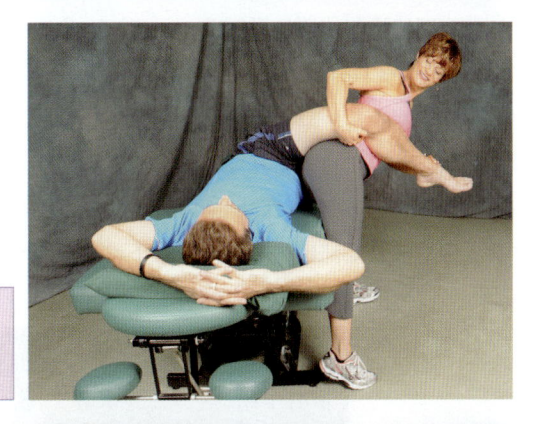

図5.9c
「サックオブバンズ」によるストレッチ

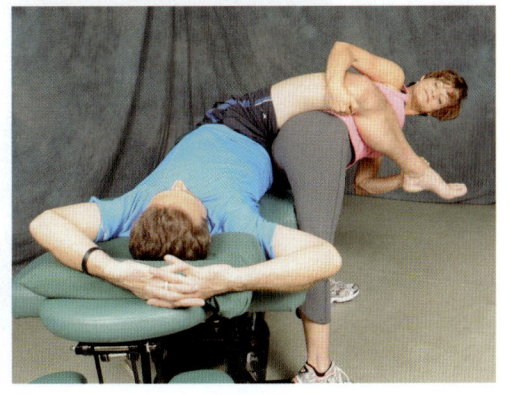

図5.9d
「サックオブバンズ」による最大ストレッチ

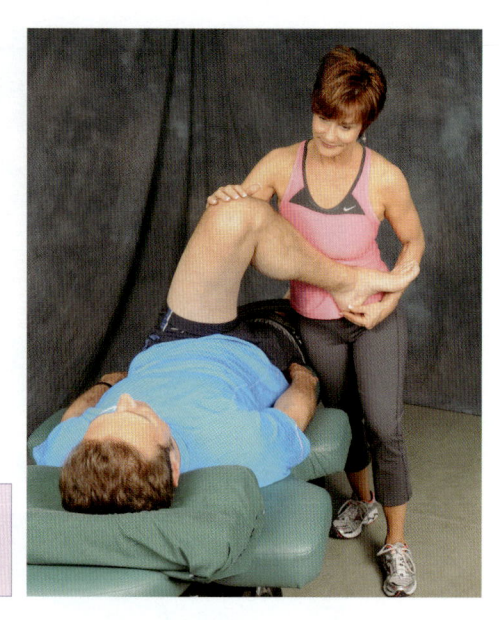

図5.10a 中殿筋のストレッチの開始ポジション

セラピスト:

- 開始ポジション：9の終了時に牽引を行ったポジションから，クライアントの下肢を持ちながら前方に踏み出す。
- クライアントの足部を支えながら膝関節を曲げ上体に近づける（図5.10a）。
- クライアントの足部を股関節の外側付近，あるいはクライアントとセラピスト両方にとって快適な位置に当てる。
- クライアントの足部が膝関節よりも下に位置するようにする（天井ではなく床を向くようにする）。
- 身体を起こしてまっすぐ立つ。
- 右手をクライアントの左膝関節の外側に置き，左手は足関節の外側に置く。
- クライアントの足部は膝関節よりも下になるように股関節に当てておく。

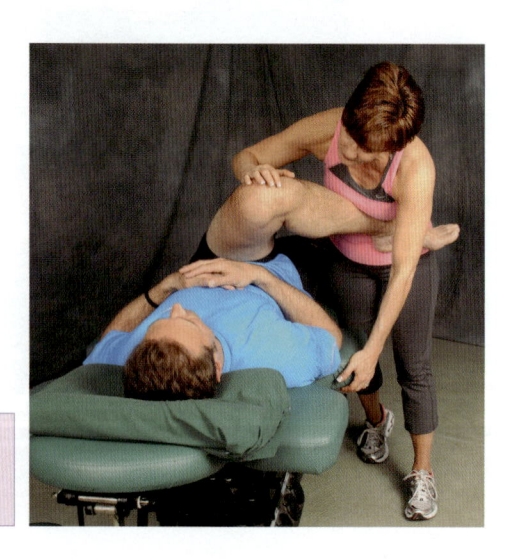

図5.10b 中殿筋のストレッチ（LL，SPL，中殿筋）

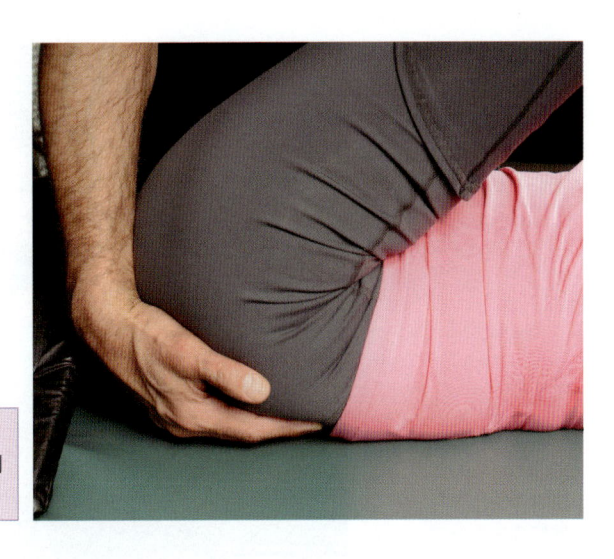

第 5 章　ローワーボディテクニック

図 5.10c
手のポジションの別法（中殿筋）

ヒント　身体と下肢を使って牽引やストレッチを行うようにする—手の力で行うのではない。膝関節ではなく足関節に焦点を当て，床に向かって軽く力を加える。

ROM：股関節屈曲・内転。

牽　引：クライアントの膝関節を胸部の中心の方向に曲げながら股関節を頭側に牽引する。

PNF：クライアントは股関節を伸展させる。

口頭指示：「膝で私の手を押し返してください」。

ストレッチ：股関節屈曲・内転を増加させる。下肢全体を胸部の方向に持っていく。股関節の回旋角度を少しずつ変えながら PNF を行う（図 5.10b）。

反　復：PNF を 2 回以上行う。

セラピスト：クライアントの股関節前部に挟み込みがある場合には，手のポジションの別法を使用する（図 5.10c）。

- 手を骨盤の下に滑り込ませて治療台から骨盤を持ち上げる。
- 足部を押し下げることをさらに強調する。
- 膝関節ではなく，足部に焦点を当てる。
- ストレッチのポジションから，続けて膝関節を反対側の肩の方向に下げる動作（スウープ）を行う（図 5.10d）。
- ストレッチを維持するためにクライアントの下肢に体重をかける。
- 手だけで押すのではなく身体全体を使う。
- クライアントの下肢を下げながら大きな円を描くようにゆっくりと動かす。
- スウープ動作を続ける。
- 下肢に対する力を抜いて後ろに下がりながらクライアントの下肢を伸ばす。
- 治療台の端まで下がる。
- 外側への牽引を行って終了する。

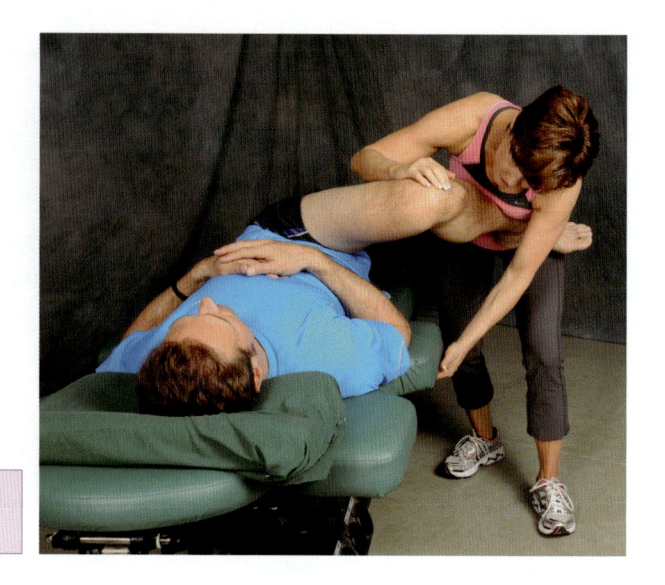

図 5.10d
殿筋のスウープ

11. 股関節屈曲・内転・外旋，膝関節屈曲 90°—股関節伸展筋群，大殿筋—FL

ヒント セラピストは上肢を伸ばし，身体を使って持ち上げながらストレッチする。

目 標：FL にある組織（大殿筋後部線維）を対象とする。大腿骨を胸部の方向に動かすことを第 1 の目標とし，外旋させることを第 2 の目標とする。股関節後部に広がるすべての線維を対象とする。

クライアントのポジション：背臥位で，下肢が身体の前を直角に横切るようにする。

セラピスト：

- 10 の最終ポジション（外側への牽引を行ったポジション）から，ゆっくりと次の開始肢位に移る。
- クライアントの股関節を 90° 屈曲し，可能なら膝関節も 90° 屈曲する。
- 左膝関節を同側の肩に向けてから開始する。
- クライアントの踵をセラピストの左肩（三角筋前部線維と大胸筋との間）に当てる（クライアントとセラピストの身体のサイズによって，より下部に当ててもよい）。
- 右手でクライアントの左膝関節の外側を持ち，左手をクライアントの左足関節に当てて支える（図 5.11a）。
- 手は軽く触れるように意識する。

ROM：股関節屈曲

牽 引：大腿骨を臼蓋から離開させるように，上方に持ち上げる（頭側へのストレッチウェーブ）。さらに上方へ牽引するために，クライアントの足部をセラピストの肩に当てる。手ではなく，身体で下肢を持ち上げて牽引する（図 5.11b）。

PNF：クライアントは屈曲している下肢を伸展させる。

口頭指示：「膝で私の手を押し返してください」。

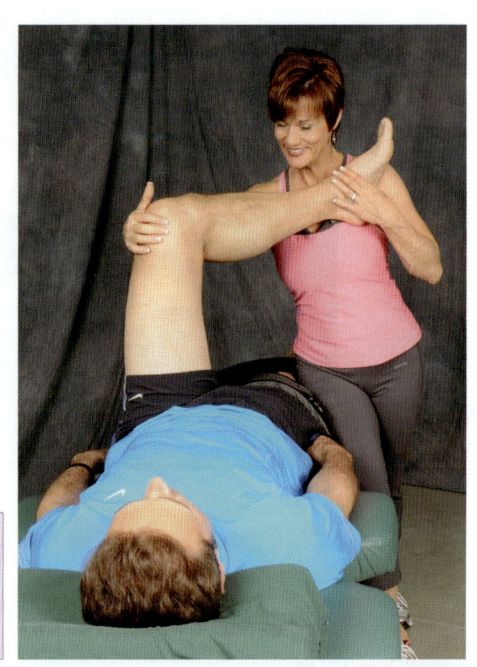

第 5 章　ローワーボディテクニック

図 5.11a
大殿筋に対するストレッチの開始ポジション

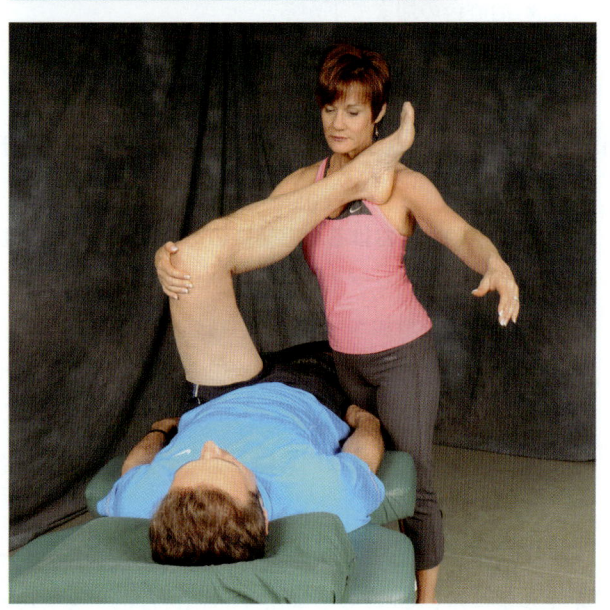

図 5.11b
大殿筋に対するストレッチ

ストレッチ：股関節屈曲の増加。大腿骨を胸部の方向に動かすことを第 1 の目標とし，外旋させることを第 2 の目標とする。股関節後部にあるすべての線維を対象とする。股関節の角度を少しずつ変えながら PNF を行う。

反　復：角度や線維を変えながら，PNF を 2 回以上行う。

- ストレッチに続いて，膝関節を反対側の肩の方向へ押し下げる動作（スウープ）を行う（図 5.11c）。
- セラピストはストレッチを維持しながら，手だけでなく身体の体重をかけてクライアントの下肢を押し下げる。

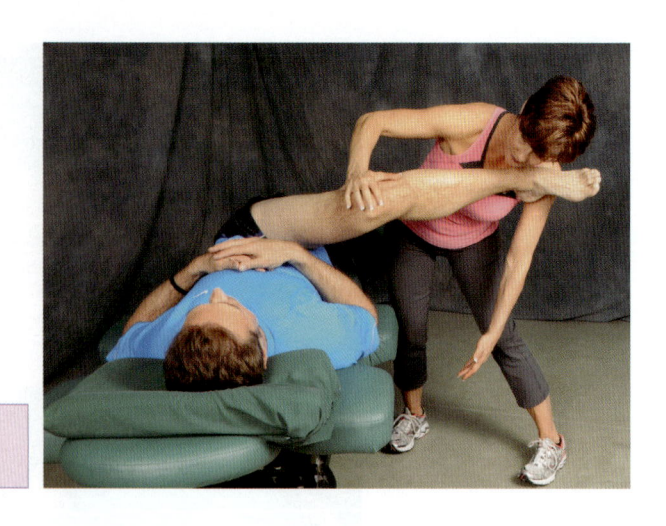

図5.11c
殿筋のスウープ

- ゆっくりと押し下げながら，大きな円を描くように動かす。
- この動きを繰り返す。
- クライアントの下肢の動きを止め，後ろに下がりながら下肢を伸展させる。
- 治療台の端まで下がる。
- 外側への牽引を行い，終了する。

C．可動域評価，ウォームアップ，FST-PNF ストレッチ—下肢伸展位（多関節）

複数の運動面における軟部組織の可動域評価とストレッチのガイドライン

- ウォームアップで動かす範囲はR1までとする。
- 可動域を増加させる時は息を吐く。
- 全体を通じてストレッチウェーブの動作を利用する。
- 3〜5°ずつ角度を変えながら組織を評価する。アナログのストップウォッチのように，スムースな円を描くように動きながら，各範囲の可動域をチェックする。

1．股関節屈曲，膝関節伸展—ハムストリングス—SBL，SPL

ヒント 手を柔らかく使うこと。掴んではいけない。上方へ牽引する際にはクライアントの踵を利用する。

目　標：SBL，SPLにある組織（ハムストリングス）を対象とする。
クライアントのポジション：背臥位で，膝関節伸展位のまま股関節を屈曲する。
セラピスト：

- 外側の足を前方，内側の足を後方にして，ランジポジションをとる。
- 右手をクライアントの左踵に当て，これを牽引したり可動域を増大させる際のアンカーポイントとして利用する。
- 広背筋を働かせてクライアントの下肢を支えたり，力を加えたりする。
- てこを利用するために左手を治療台に置く。

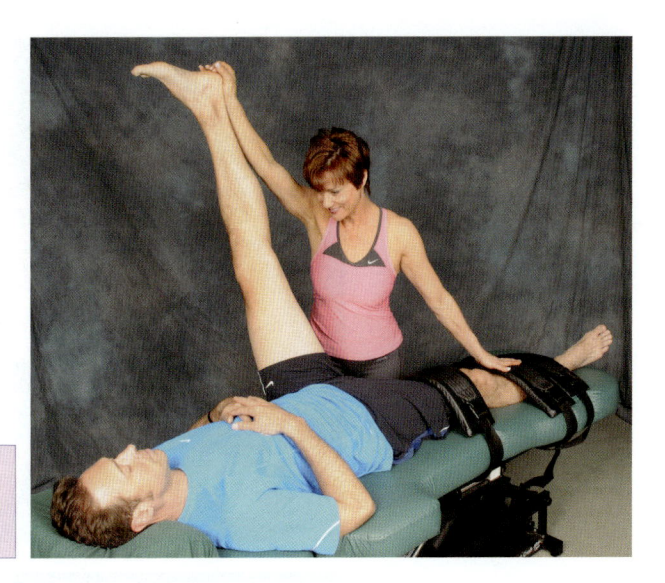

第 5 章　ローワーボディテクニック

図 5.12
股関節屈曲，膝関節伸展—矢状面の動作

- クライアントの下肢の下に潜り込むようにして下肢を持ち上げる（図 5.12）。

ROM：股関節屈曲。

牽　引：大腿骨を臼蓋から離開させるように上方・頭側へ牽引する。

PNF：クライアントはハムストリングスを収縮して股関節を伸展させる。

口頭指示：「脚を私の方に押し返してください」。

ストレッチ：股関節屈曲を増加させる。

反　復：PNF を 2 回以上行う。

2．股関節屈曲・外転，膝関節伸展—内側ハムストリングス—DFL，SBL，FL，SPL

　股関節の屈曲と外転を大きくすることで，可動域とストレッチの強度を大きくする。クライアントの下肢を外側へスムースに動かしてから下げる。

目　標：SBL，FL，SPL，DFL にある組織（ハムストリングス，股関節内転筋群）を対象とする。1 の最終ポジションから下肢を外側へ動かしながら可動域を増大させる。

クライアントのポジション：背臥位で，股関節を屈曲させる。

セラピスト：

- 下肢と右手は，1 と同じポジションに置く。
- 左手をクライアントの膝関節後部に置く。
- 身体を使って牽引しながら股関節を外転させる（図 5.13a）。

ROM：股関節屈曲と外転。

牽　引：大腿骨を臼蓋から離開させるように，上方かつ頭側，外側方向に牽引する。

PNF：クライアントはハムストリングスを収縮させて股関節を伸展させる。また，股関節内転筋群を収縮させて，股関節を軽度内転させる（図 5.13b）。

口頭指示：「脚を私の方に押し返してください」。

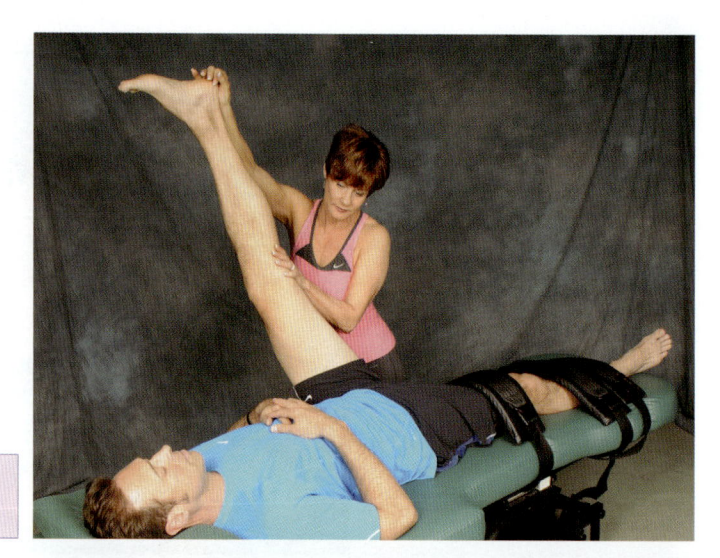

114　第5章　ローワーボディテクニック

図 5.13a
股関節屈曲・外転

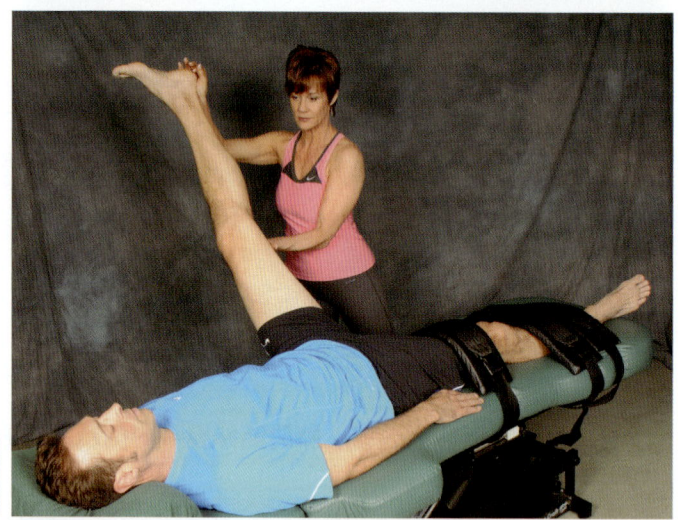

図 5.13b
PNFを繰り返す

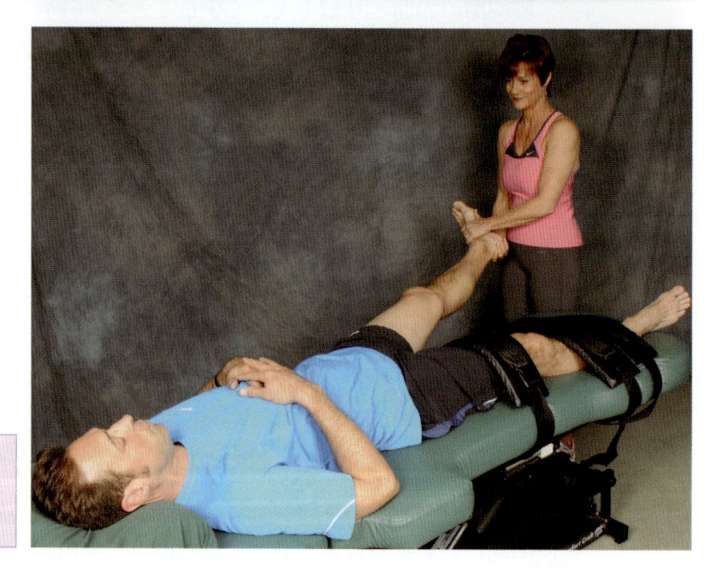

図 5.13c
股関節屈曲・外転・
外旋位での牽引

ストレッチ：股関節屈曲と外転を増加させる。

反　復：PNFを2回以上行う。

股関節を外転させたポジションで牽引して終了する（図5.13c）。

3. 股関節屈曲・外転，膝関節伸展—内側ハムストリングスに焦点を当てる—SBL，SPL，FL，DFL（図5.13d）

目　標：SBL，SPL，FL，DFLにある組織（内側ハムストリングス）を対象とする。股関節屈曲を増加させる。

クライアントのポジション：背臥位で，左股関節は屈曲・外転位とする。

セラピスト：

- 2の終了ポジションから，治療台の側方へ移動する。
- クライアントの下肢を，自分の両股関節の前面に当てる。
- クライアントの踵を外側の腰にひっかけて右手で支える。
- 内側の手でクライアントの膝関節を支える。

ROM：股関節屈曲（下肢を治療台の上方へ動かす）。

牽　引：臼蓋から離開させるように牽引する。治療台から離れるように身体を傾けて牽引する（腰を使う）。外側に踏み出すことで牽引を強める。

PNF：クライアントはハムストリングスと股関節内転筋群を収縮させる。

口頭指示：「脚を私の方に押し返してください」。

ストレッチ：股関節屈曲・外転。

反　復：PNFを2回以上行う。

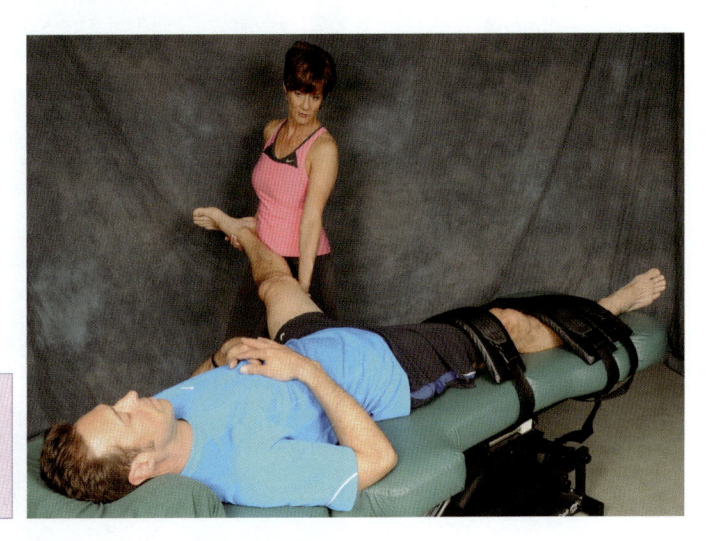

図5.13d　内側ハムストリングスに焦点を当てる方法

4. 股関節屈曲・外転，膝関節伸展—長い股関節内転筋群に焦点を当てる—
  SBL，FL，SPL，DFL（図5.14a）
    目　標：SBL，FL，SPL，DFLにある組織（長い股関節内転筋群）を対象とする。
    クライアントのポジション：背臥位で，股関節屈曲・外転位。
    セラピスト：3の終了ポジション（クライアントの下肢を自分の両股関節部に当てる）

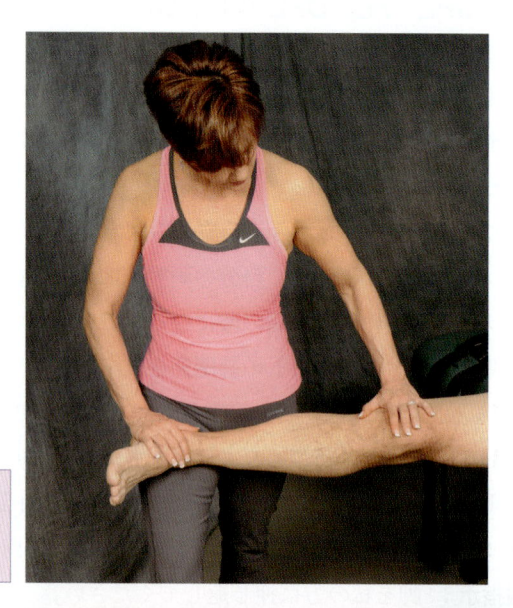

図5.14a
股関節内転筋群に焦点を当てる方法

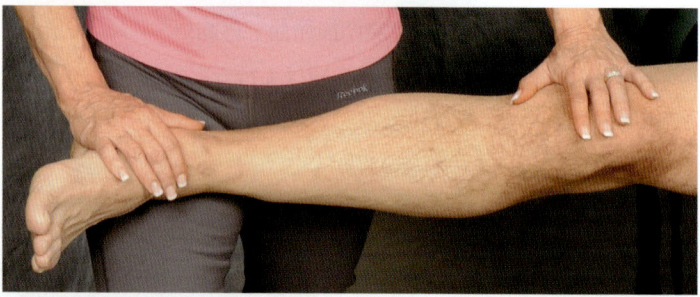

図5.14b
手の位置

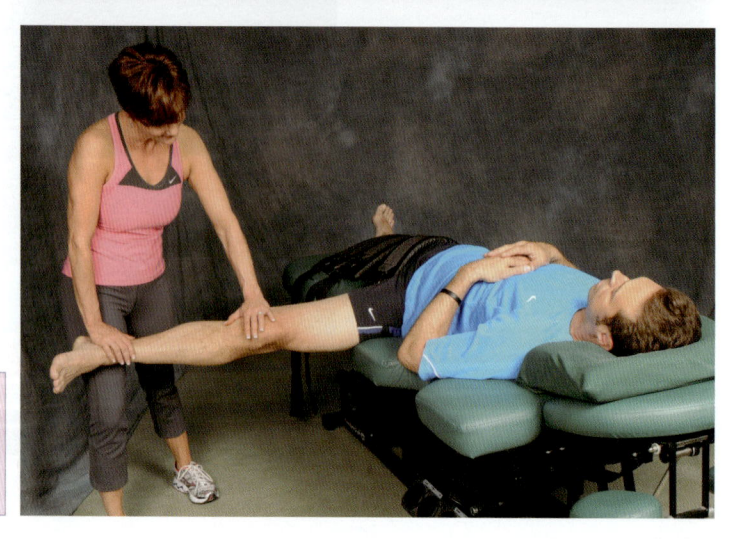

図5.14c
股関節内転筋群に焦点を当てるストレッチ

から，手の位置を，クライアントの膝関節と足関節の内側部に変える（図5.14b）。外側に踏み出し，腰を使って牽引する。クライアントの下肢を，自分の大腿の上で下に滑らせる（図5.14c）。自分の腰を曲げすぎないように注意する。

ROM：股関節屈曲・外転。

牽　引：臼蓋から離開させるように外側かつ床の方向に牽引する。

PNF：クライアントは股関節内転筋群を収縮させる。

口頭指示：「脚全体を天井の方向に持ち上げてください」。

ストレッチ：クライアントの下肢を床の方向に滑らせることで，股関節外転を増加させる。

反　復：PNFを2回以上行う。

　角度や組織の線維を変えながらストレッチする。

5. 股関節屈曲・外転，膝関節伸展—ハムストリングスと長い股関節内転筋群の組み合わせ—SBL，FL，SPL，DFL

目　標：SBL，FL，SPL，DFLにある組織（ハムストリングス，長い股関節内転筋群）を対象とする。

クライアントのポジション：背臥位で，股関節を屈曲・外転位とする。

セラピスト：

- 4の終了ポジションから，ストレッチを緩め少し戻す。
- この状態から，股関節屈曲と外転の組み合わせ動作を始める。
- クライアントの下肢を両股関節部に当てる（図5.15a）。
- 治療台から離れるように腰を使って牽引する。
- 大腿のより内側の部分に手を移動させるが，股関節内転筋群にも少し触れているようにする。
- 股関節部でクライアントの下肢を支えながら，踵を持つ。

ROM：股関節屈曲・外転。

牽　引：臼蓋から離開させるように外側かつ床の方向に牽引し，それから頭側に牽引して股関節を屈曲させる。身体全体を治療台の外側へ傾けることで牽引する。

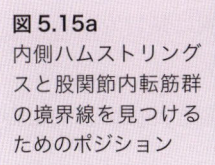

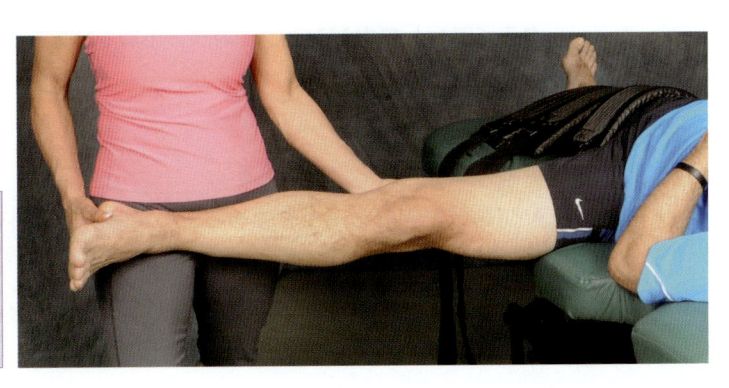

図5.15a
内側ハムストリングスと股関節内転筋群の境界線を見つけるためのポジション

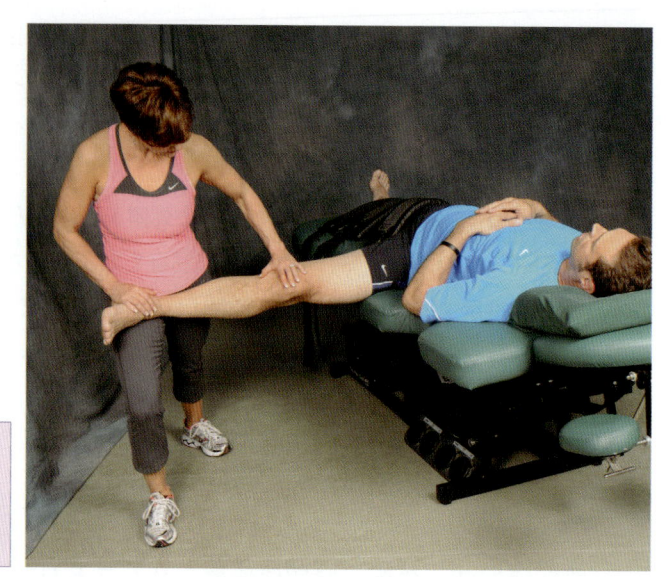

図 5.15b
内側ハムストリング
スと股関節内転筋群
を組み合わせた PNF

PNF：クライアントはハムストリングスと股関節内転筋群を同時に収縮させる（図5.15b）。

口頭指示：「脚を私の方に押し返しながら，天井の方向に持ち上げてください」。

ストレッチ：

- 股関節屈曲・外転を増加させる。
- 大腿部を臼蓋から離開させるように牽引しながら，床の方向に動かし，それから頭側へ動かすことでストレッチする。
- 角度や組織の線維を変えながらストレッチする。

反　復：PNF を 2 回以上行う。

移　行：ハムストリングスの外側にある組織への移行準備のために，下肢を反対側へ牽引する。

6. 腰部回旋を伴う股関節屈曲・内転・内旋—腰部，殿筋，腸脛靭帯，腓骨筋—SBL，LL

目　標：SBL，LL にある組織（腰部，殿筋，腸脛靭帯，腓骨筋）を対象とする。

クライアントのポジション：対象の下肢を固定した側の下肢の上へ内転させた，部分的な側臥位。

セラピスト：

- 必要に応じて治療台に座る。
- 可動域を確認し牽引を強めるために，身体を外側に傾けながら重心を下げる（図5.16a）。
- クライアントの膝関節外側部と足関節部に手を置き，床の方向に押し下げる（図5.16b）。

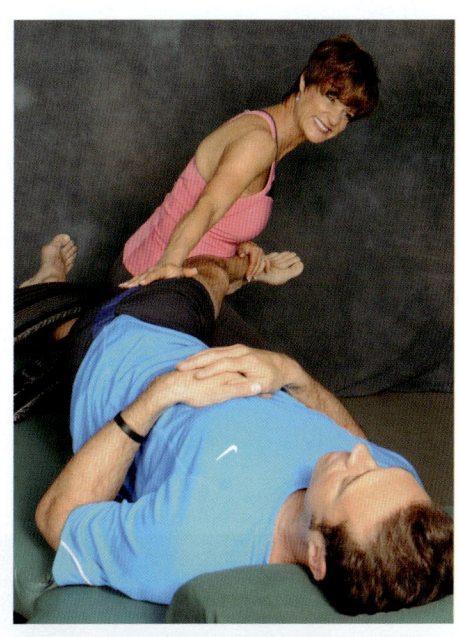

第 5 章　ローワーボディテクニック

図 5.16a
治療台の角の方向かつ床の方向に向かって牽引を行う

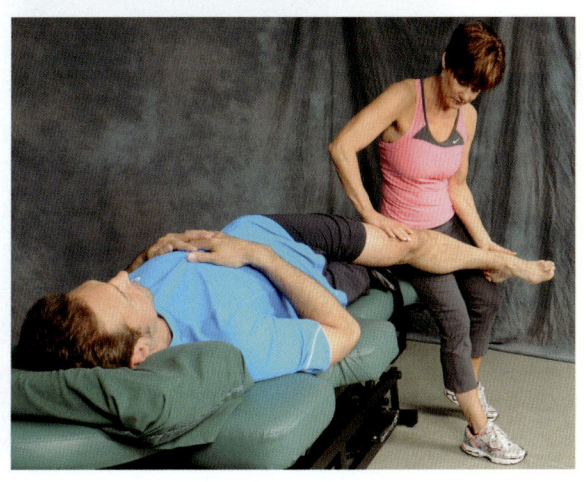

図 5.16b
ラテラルラインとハムストリングスの外側部を対象とした床方向への動き

ROM：腰部回旋を伴う股関節屈曲・内転・内旋。

牽　引：大腿部を臼蓋から離開させるように牽引する。治療台の外側かつ床の方向へと牽引する。

PNF：クライアントは股関節外側部を収縮して下肢を持ち上げ，股関節を外転させる。

口頭指示：「天井に向かって脚全体を持ち上げてください」。

ストレッチ：腰部回旋とともに股関節屈曲・内転・内旋を増加させる。

反　復：PNF を 2 回以上行う。

移　行：治療台に座っていたら，次のストレッチを行う前に立ち上がり，クライアントの下肢を治療台の外側方向（固定側）へ牽引する。

7. 股関節屈曲・内転，膝関節伸展，腰部回旋—腰部，外側ハムストリングス，殿筋，腸脛靭帯，腓骨筋—LL，SPL，SBL

目　標： LL，SPL，SBL にある組織（腰部，殿部，腸脛靭帯，腓骨筋）を対象とする。

クライアントのポジション： 対象の下肢を固定した下肢の上へ内転させた部分的な側臥位。

セラピスト：

- 6のポジションから1歩外側に踏み出す。
- クライアントの踵を股関節部にひっかけて支持しながら，外側へ牽引する（図5.17a）。
- 手をクライアントの踵と膝関節の上部に置いて支える（図5.17b）。

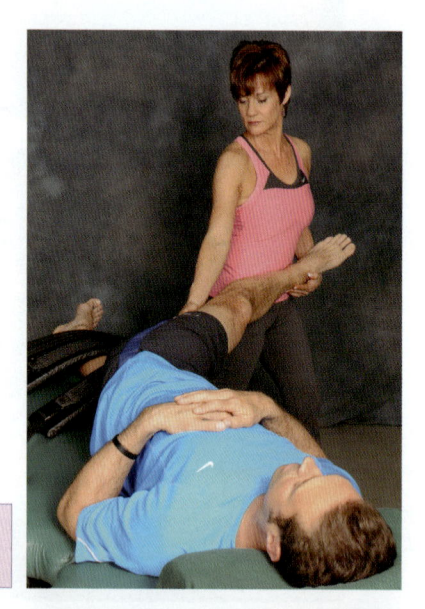

図 5.17a
外側への牽引

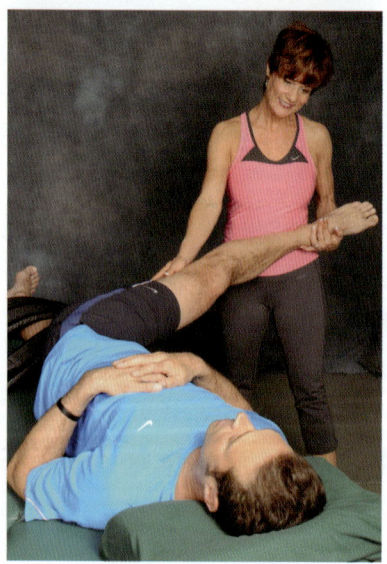

図 5.17b
外側ハムストリングス，SPL，SBL に焦点を当てた低いポジション

ROM：腰部回旋を伴う股関節屈曲・内転。

牽　引：大腿を臼蓋から離開させるように頭側へ牽引する。身体を使ってクライアントの下肢を動かすことで，可動域を増加させたりストレッチしたりする。

PNF：クライアントはハムストリングスを収縮させる。

口頭指示：「脚を私の身体の方に押し返してください」。

反　復：PNFを2回以上行う。

　治療台の頭側の角に向かって股関節を屈曲しながら頭部に近づけるようにして，ストレッチの強度を高める。

8．腰部回旋を伴う股関節屈曲・内転・内旋─腰部，殿部，腸脛靱帯，腓骨筋─外側ハムストリングス，高いポジション─SPL，SBL

目　標：新な角度で，SPL，SBL，外側ハムストリングスにある組織を対象とする（図5.17c）。

クライアントのポジション：背臥位。

セラピスト：7のポジションから，クライアントの下肢を天井に向かって高く持ち上げる。手をクライアントの踵とハムストリングスに置く（図5.17d）。

牽　引：大腿を臼蓋から離開させるように，対側の肩の方向へ牽引する（図5.17e）。

ROM：腰部回旋を伴う股関節屈曲・内転。

牽　引：大腿を臼蓋から離開させるように，頭側へ牽引する。

PNF：クライアントはハムストリングスを収縮させる。

口頭指示：「脚を私の方に押し返してください」。

ストレッチ：腰部回旋とともに股関節屈曲・内転を増加させる。下肢を上方かつ対角線方向にストレッチする。

反　復：PNFを2回以上行う。

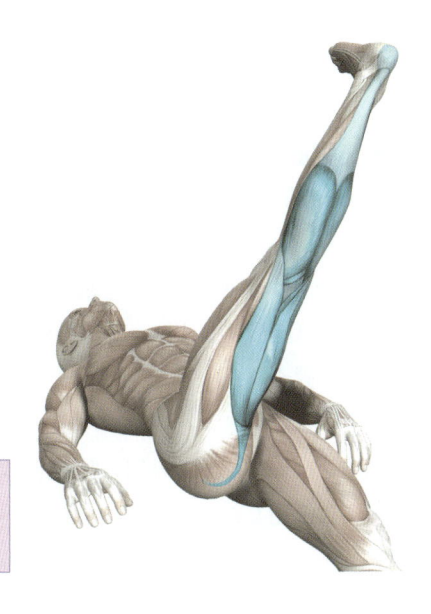

図5.17c
SBLにある組織を対象とする

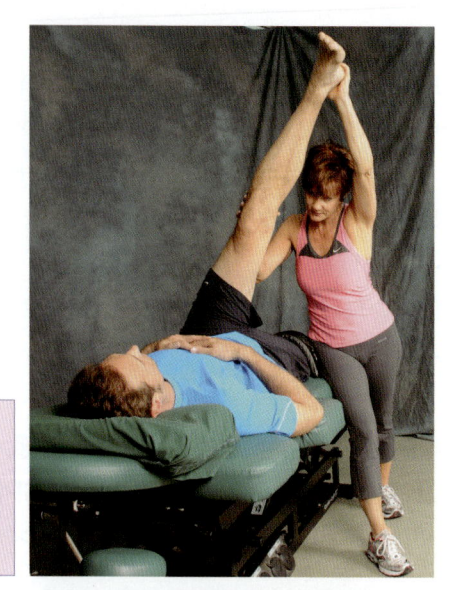

図 5.17d
外側ハムストリングス，SPL，SBL に焦点を当てた高いポジション

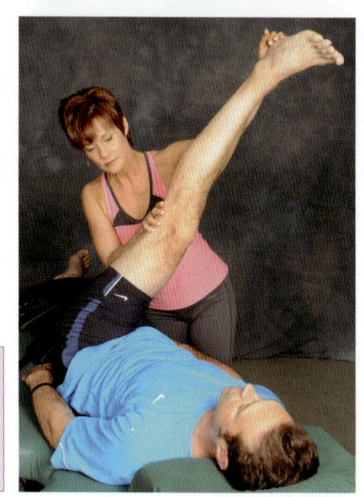

図 5.17e
図 5.17d のポジションからさらに弧を描くように動かす

D. 可動域評価，ウォームアップ，FST–PNF ストレッチ

1. 骨盤外旋—腸骨筋，腰筋—DFL（図 5.18）

目　標：DFL にある組織（腸骨筋の近位，腰筋の遠位）を対象とする。腸骨の外旋を増加させる。

クライアントのポジション：側臥位で，上側の下肢は伸展して股関節を中間位にし，下側の股関節と膝関節は軽度屈曲する。骨盤が前後に傾いていないことを確認し，上肢は楽なポジションに置く。

セラピスト：

- クライアントの方を向いて立つ。外側の股関節部でクライアントの下肢を支える。
- クライアントの方に前屈したポジションをとる。
- 左手をクライアントの ASIS に置き，右手を PSIS に置く。

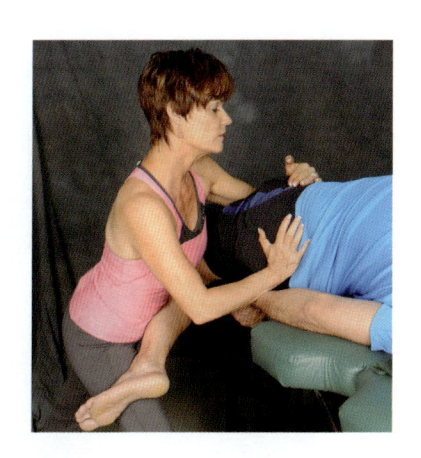

図 5.18
骨盤を揺らして外旋させる

- 両手で骨盤を押さえる。
- 骨盤を軽く小さく揺り動かす。

ROM：股関節伸展を補助するために，骨盤を外旋させる。
牽　引：骨盤の前部を天井の方向に持ち上げる。
PNF：クライアントは，左手の抵抗に対して腸骨筋と腰筋を収縮させる。
口頭指示：「お腹と左の股関節を治療台につけるように腰を回してください」。
ストレッチ：

- 腸骨筋を対象とするため，骨盤の外旋を大きくする。
- 他動的 ROM を再評価する。

反　復：PNF を 2 回以上行う。

> **注　意**
> 以下のストレッチ 2 ～ 4 ではクライアントの膝関節が屈曲 90°以上にならないようにする。屈曲角度が 90°以上になると，大腿四頭筋のストレッチになってしまう。

2. 股関節伸展―股関節屈筋群―SFL，DFL，SPL，LL（図 5.19a）

目　標：SFL，DFL，SPL，LL にある組織（股関節屈筋群の近位付着部）を対象とする（図 5.19b）。股関節伸展を増加させる。

クライアントのポジション：側臥位で，上側の股関節を伸展，膝関節を軽度屈曲する。下側の股関節と膝関節は屈曲させる。股関節と肩関節が前後に傾いていないことを確認し，上肢は楽なポジションに置く。

セラピスト：

- 1 のポジションと同じように，クライアントの方を向いて立つ。
- 外側の足を，治療台から離れるように踏み出す。
- クライアントの足部を外側の股関節部にひっかけ，踵を持つ。
- もう一方の手を大腿部の遠位に置いて支える。

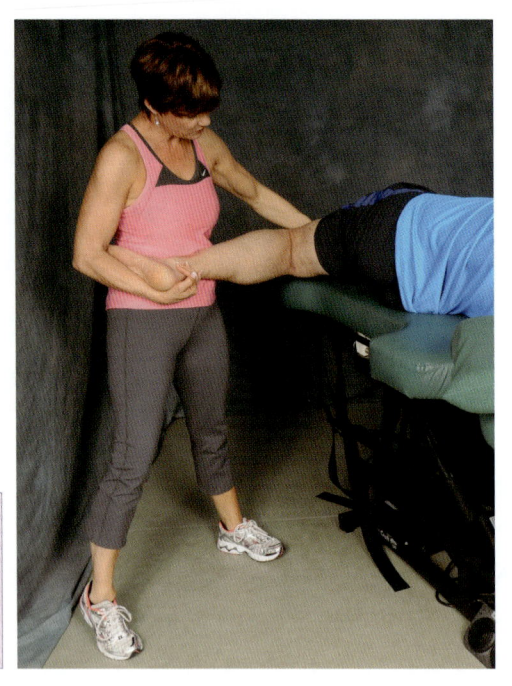

図 5.19a
股関節屈筋群の近位付着部を対象とした股関節伸展ストレッチ

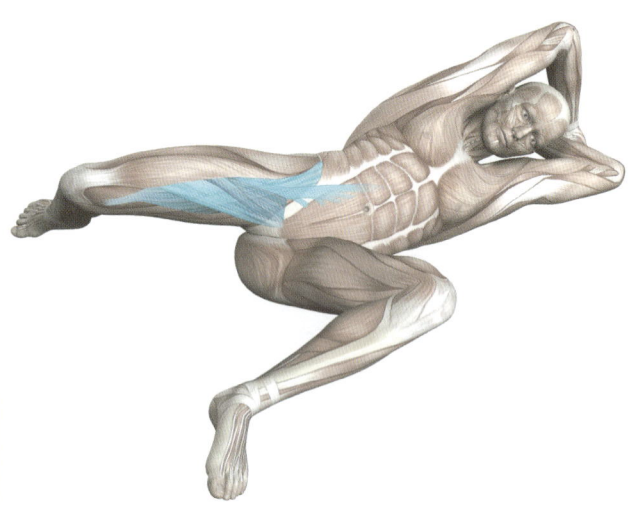

図 5.19b
DFL にある組織を主に対象とする

- クライアントの足部を胸郭のところで抱え，身体を外側に傾けて牽引する．
- 前後に動きながら股関節を伸展させる．
- ストレッチングを行う前に，クライアントとダンスをするように，様々な角度でモビライゼーションを行う．

ROM：股関節伸展
牽　引：身体全体を使ってクライアントの下肢を伸展させながら牽引する．
PNF：クライアントは腰を丸めるようにして股関節屈筋群を収縮させる．
口頭指示：筋の起始部に対する PNF では「お腹と左の股関節を治療台につけるように腰を回してください」と指示し，筋の停止部に対する PNF では「左膝を反対側の脚に向かって引き寄せてください」という．

ストレッチ：股関節伸展を増加させる。

反　復：PNFを2回以上行う。

3. 股関節伸展・内転—股関節屈筋群，股関節外転筋群—SFL，DFL，FL，SPL，LL

目　標：SFL，DFL，FL，SPL，LLにある組織（股関節屈筋群の外側線維，股関節外転筋群）を対象とする。股関節伸展・内転を増加させる。

クライアントのポジション：側臥位で，上側の股関節を伸展，膝関節を軽度屈曲する。下側の股関節と膝関節は屈曲する。股関節と肩関節が前後に傾いていないことを確認し，上肢は楽なポジションに置く。

セラピスト：

- 2の最終ポジションから治療台に近づく。
- クライアントの足部を大腿部に乗せるか，楽なポジションに置く。

セラピストの手の位置：

- クライアントの大腿部を内側の上肢で包み込み，可能ならば治療台の下で大腿部を掴む（図5.20a）。

> **注　意**
> ポジションはクライアントによって多少異なる。ポジションが正しくないと，足関節が引っかかる感じになる。てこをさらによく利用するためにも，重心を下げながら広背筋を使うようにする。

- 身体を前屈し，内側の上肢で抵抗を加えてストレッチを強める。膝関節を屈曲し，下肢を使うようにする（図5.20b）。
- クライアントの下肢に体重をかけることでストレッチを強める。

重要な動作

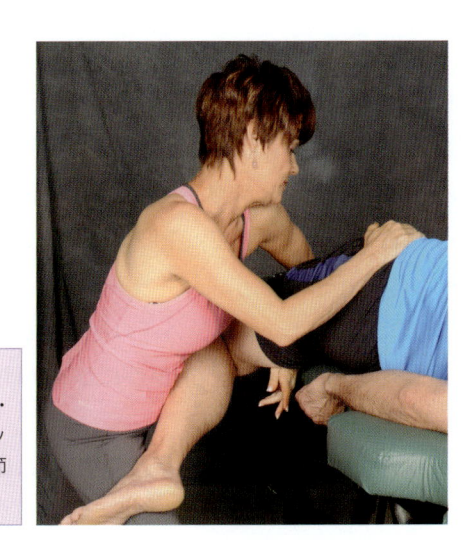

図5.20a 股関節屈筋群の前・外側線維をストレッチするために股関節を伸展する

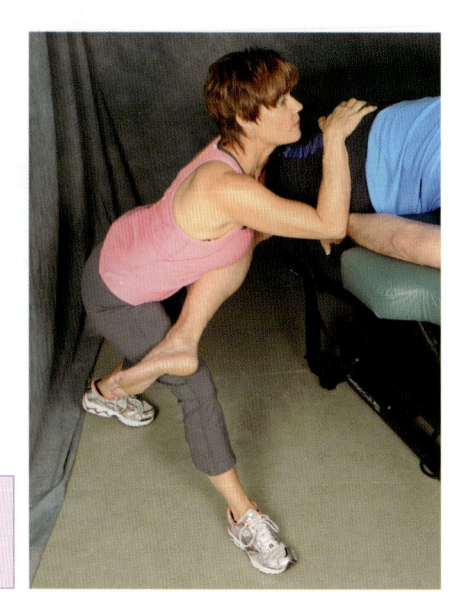

図5.20b
外側線維に焦点を当てた股関節伸展

- クライアントの膝関節内側に負荷がかからないように，大腿部と下腿部が適切なアライメントになっているか注意する。
- クライアントの膝関節が90°以上屈曲しないようにする。膝関節屈曲90°以上になると，大腿四頭筋のストレッチになってしまう。

ROM：股関節伸展・内転。
牽　引：大腿骨を臼蓋から離開するように，股関節を伸展・内転しながら組織全体を牽引する。
PNF：クライアントは上側の下肢と股関節の外側部分を収縮させる。
口頭指示：「私に向かって（天井の方向に）脚を持ち上げてください」。
ストレッチ：股関節伸展・内転を増加させる。
反　復：PNFを2回以上行う。

4．股関節伸展—股関節屈筋群—筋膜要素—SFL，DFL，FL，SPL

目　標：SFL，DFL，FL，SPLにある組織（すべての筋膜要素を伴う股関節屈筋群全体）を対象とする。さらに牽引することで股関節を完全に伸展させる。
クライアントのポジション：側臥位で上側の股関節は伸展，膝関節は軽度屈曲する。下側の股関節と膝関節は屈曲して，上肢は楽なポジションに置く。
セラピスト：

- 3のポジションから立ち上がり，外側の足を治療台から離れるように踏み出す。
- クライアントの足部を外側の股関節部にひっかけ，片手でクライアントの踵を持つ（図5.21a）。
- もう一方の手を，クライアントの大腿部の遠位に置いて支える。
- クライアントの足部を胸郭のところで抱え，身体を外側に傾けて牽引する。

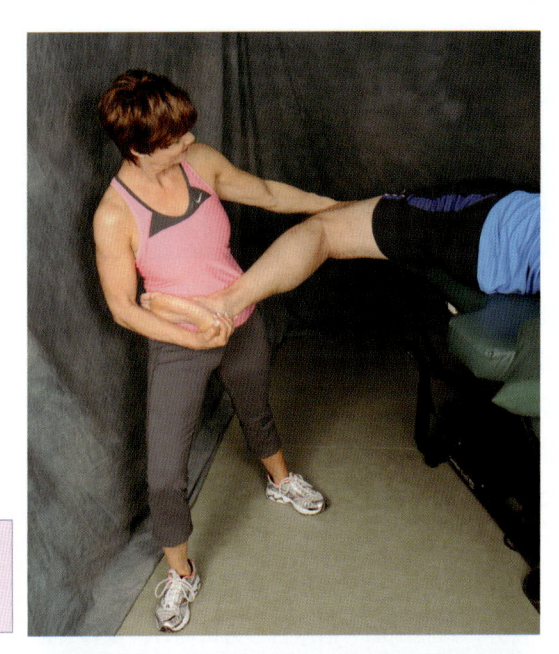

第5章 ローワーボディテクニック

図 5.21a
股関節伸展を増加させる

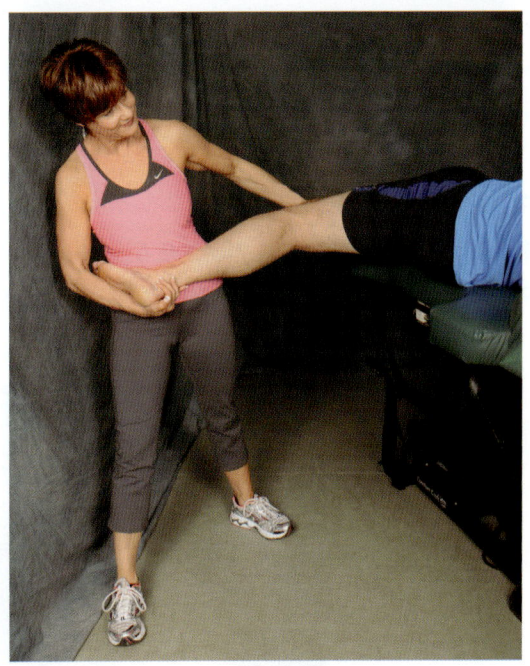

図 5.21b
牽引を強めながら股関節伸展を増加させる

- 身体を傾けてストレッチを強める（図5.21b）。

ROM：股関節伸展。

牽　引：大腿部を伸展させながら外側へ牽引する。身体を大きく傾けて牽引を強める。

PNF：クライアントは股関節屈筋群全体を収縮させる。

口頭指示：「脚全体を自分の身体の方に引っ張ってください」。

ストレッチ：股関節伸展を増加させる。角度を変えて行う。

反　復：PNFを2回以上行う。

5. 股関節伸展，膝関節屈曲—大腿四頭筋に焦点を当てる—SFL，DFL，FL，SPL

> **注 意**
> 膝関節を屈曲させる時には，ゆっくりと愛護的に行うことが重要である。

目 標：SFL，DFL，FL，SPL，股関節屈筋群，大腿四頭筋。股関節伸展と膝関節屈曲を増加させる。

クライアントのポジション：側臥位で，上側の股関節は伸展，膝関節は約90°屈曲する。下側の股関節と膝関節は屈曲して，上肢は楽なポジションに置く。

セラピスト：

- 4の最終ポジションから，クライアントの股関節伸展をわずかに減少させ，膝関節屈曲をゆっくりと増加させる（図5.22a）。
- 自分の両股関節を治療台の方に向け，身体を治療台に近づける（図5.22b）。
- ストレッチを強める（図5.22c）。
- 前後に動いてクライアントの股関節を伸展，膝関節を屈曲させる。
- 股関節を伸展，膝関節を屈曲させることでストレッチを強めるが，優しく行うようにする。

ROM：股関節伸展，膝関節屈曲。

牽 引：臼蓋から大腿骨を離開させる。

PNF：クライアントは膝関節を伸展することで大腿四頭筋を収縮させる。

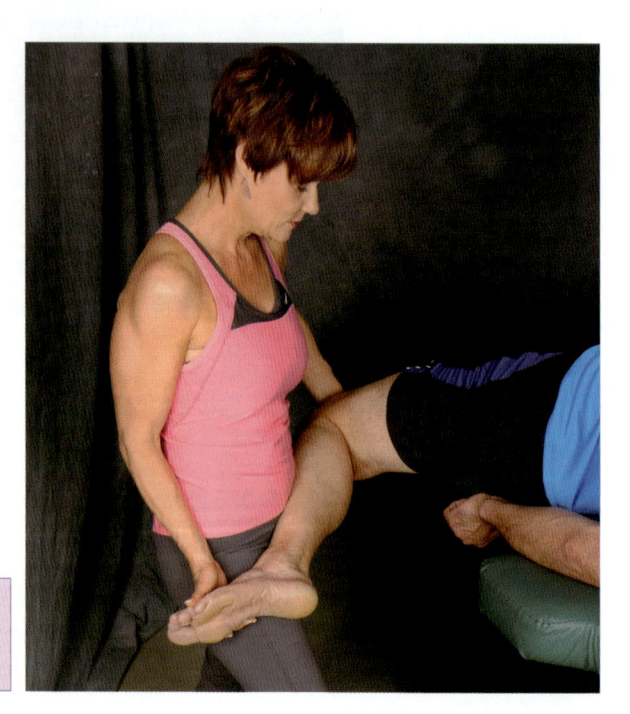

図5.22a 股関節伸展と膝関節屈曲

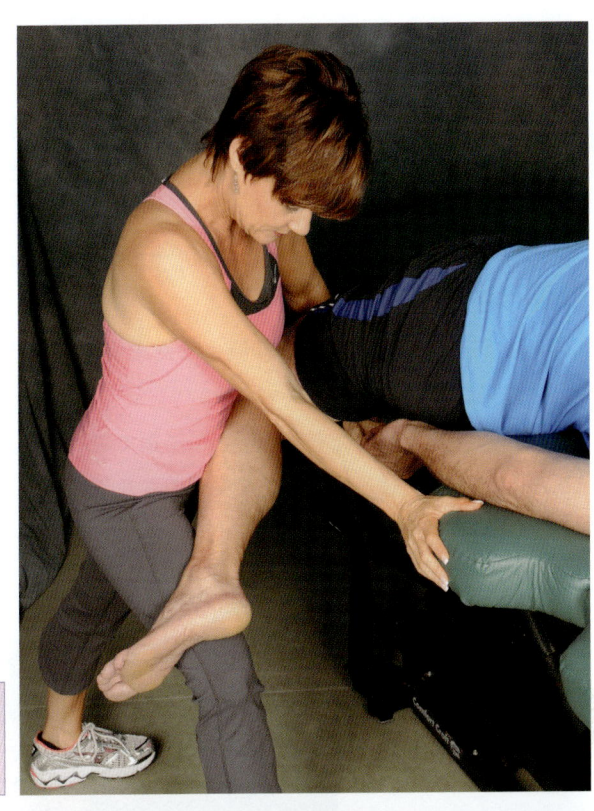

第 5 章　ローワーボディテクニック　129

図 5.22b
てこを利用するために治療台を掴む

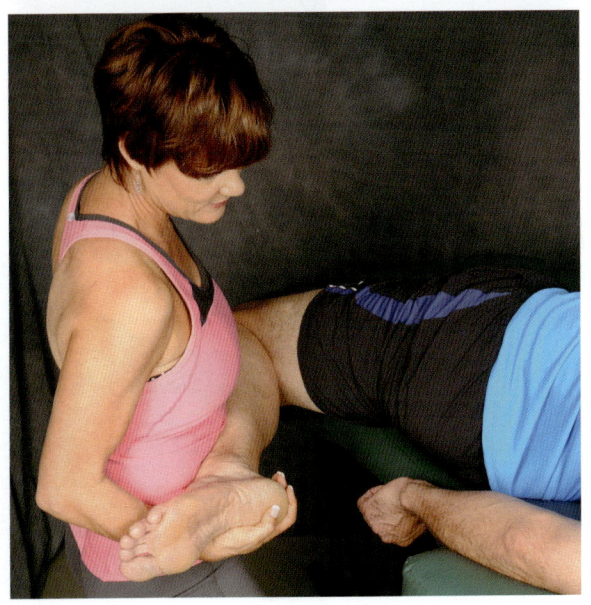

図 5.22c
股関節伸展，膝関節屈曲を増加

口頭指示：「膝を伸ばしてください」というよりも，「私を蹴ってください」といった方がよい。

ストレッチ：股関節伸展，膝関節屈曲。ゆっくりと膝関節の屈曲を増加させて足部を殿部に向かって動かす。

反　復：PNF を 2 回以上行う。角度を変えて行う。

E. ラテラルライン

重要な動作

1. 下肢からの腰部側屈—腓骨筋から腰方形筋までの筋膜—LL，SPL

目　標：LL, SPLにある組織（股関節と体幹の外側部，腓骨筋から腰方形筋までの筋膜）を対象とする（図5.23b）。側屈を増加させる。

クライアントのポジション：背臥位で両上肢を体側に置く。

セラピスト：

- クライアントの下肢を伸展させたまま持ち上げ，股関節が10°〜20°屈曲したところで牽引する。
- クライアントの踵を手掌に当てて指で包み込む。
- コアを働かせ，膝関節を軽度屈曲させる。

ROM：クライアントの動きが止まるR1まで，ゆっくりと左側に移動する（図5.23a）。

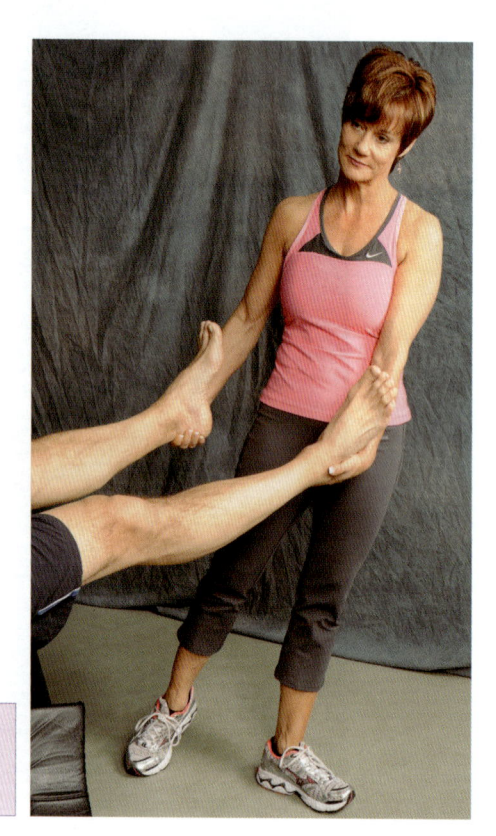

図 5.23a
左側のラテラルライン

図 5.23b
ラテラルラインにある対象とする組織（この図では右側を対象としている）

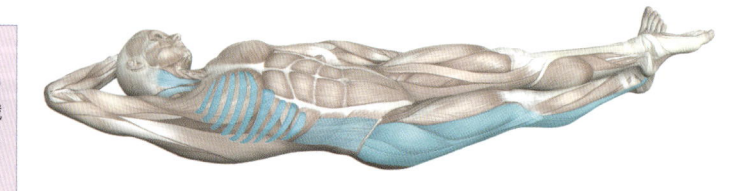

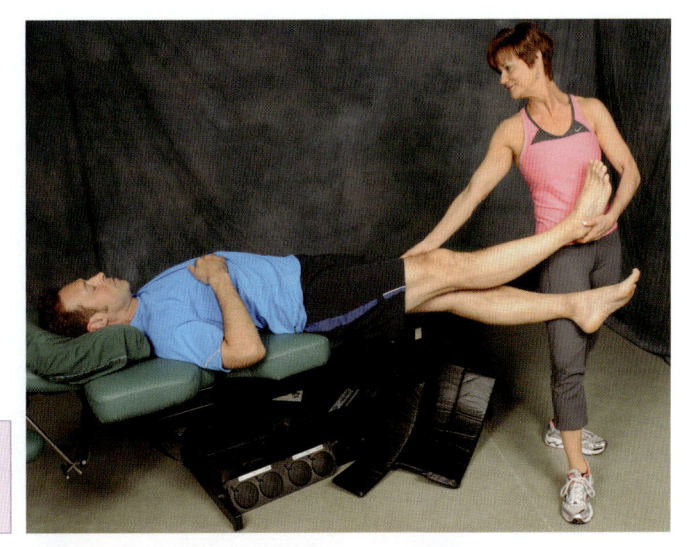

第 5 章 ローワーボディテクニック　131

図 5.23c
ラテラルライン（下肢の交差）

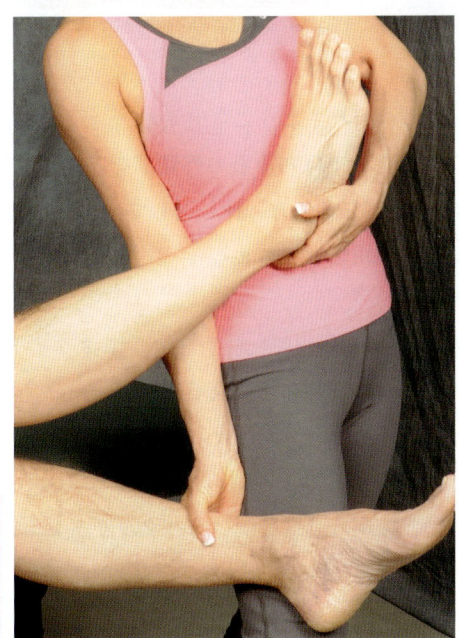

図 5.23d
ラテラルライン—下肢を下方へスライドさせる

牽　引：リラックスしたまま身体を後方に傾ける。

セラピスト：

- 先程のポジションから，クライアントの左下肢（下側になる下肢）を右の股関節か大腿部に当てて左側に移動する。
- クライアントの右踵を左手で持ち，上に持ち上げる。
- PNF の指示として，右手をクライアントの左下肢の外側部に当てる（図 5.23c）。
- 股関節と大腿部を前方に移動させながら，身体を後方に傾けてストレッチを強める。

ROM：側屈を強めることで可動域を増加させる。

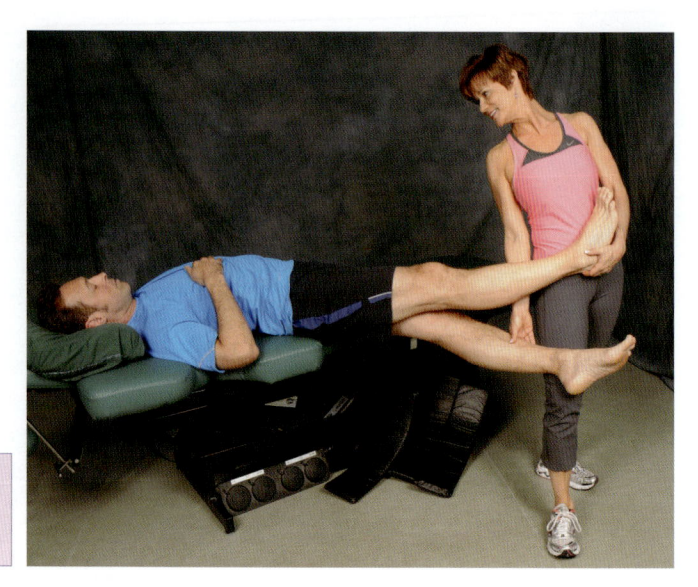

図 5.23e
ラテラルラインの最終ポジション

牽　引：後方へ離れるように牽引する。
PNF：クライアントは左下肢の外側部を収縮させる。
口頭指示：「左脚を私の方に押し返してください」。
ストレッチ：側屈を増加させる。
セラピスト：

- 先程のポジションから，右手を使ってクライアントの左下肢を下方へスライドさせ，ストレッチを強める（図5.23d）。
- クライアントの下肢を下方へスライドさせながらランジポジションを続け，身体を後方に少し傾けてストレッチを強める（図5.23e）。

牽　引：動きながら牽引を続ける。クライアントと一緒に円を描くように治療台から離れてから頭側に移動するようにイメージして牽引する。身体を傾けて治療台から離れながら組織を感じるために，上肢ではなく身体を使うようにする。
PNF：クライアントは左下肢の外側部を収縮させる。
口頭指示：「左脚を私の方に押し返してください」。
ストレッチ：側屈を増加させる（左下肢を床の方向にスライドさせる）。
反　復：PNFを2回以上行う。

F．右下肢でB〜Eを繰り返す

ストレッチごとに対側も行ってもよいし，B〜Eをすべて行ってから対側で同じように繰り返してもよい。右側のラテラルラインに対するストレッチ（E）を行って終了する（図5.24a〜c）。

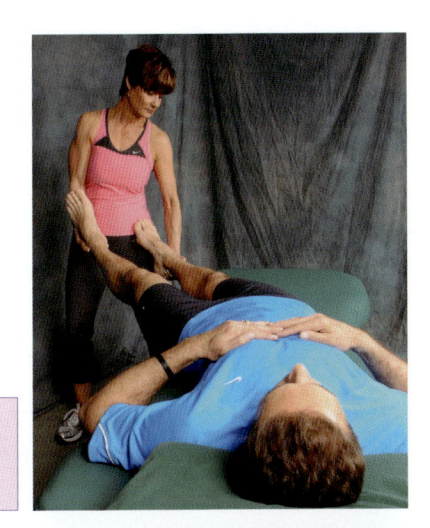

第 5 章　ローワーボディテクニック　133

図 5.24a
右側のラテラルライン

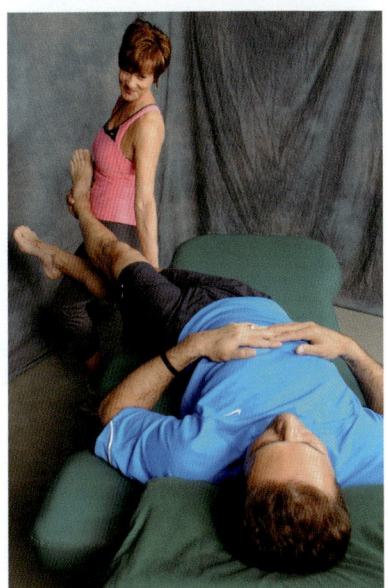

図 5.24b
右下肢を交差させる

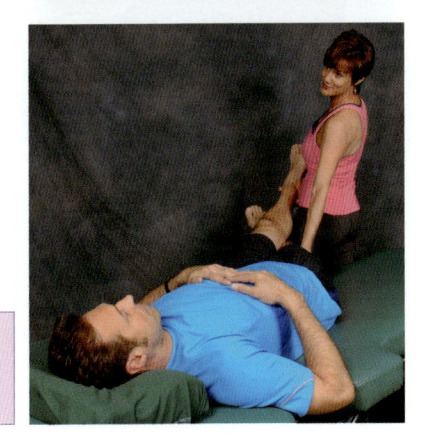

図 5.24c
右下肢を下方へスライドさせる

G. 骨盤安定化と仙骨セット

これは，治療台の上でのストレッチングを終了する際に行う重要な動作である。

1. 股関節外転筋の収縮（図5.25）

目　標：治療台上で行う下半身のストレッチングの後，骨盤を安定させて固有感覚を促通する。

クライアントのポジション：膝関節を屈曲した背臥位。両方の膝関節をつけて，踵と殿部の間は1足分空ける。

セラピスト：治療台の上か床の上で，クライアントの下肢にまたがる。膝関節の外傷や不安定性が疑われる場合には，クライアントの膝関節外側部に手を当ててもよい。

PNF：セラピストの最大限の抵抗に対して，クライアントは股関節を外転させる。3回行う。

口頭指示：「膝を開いてください」。

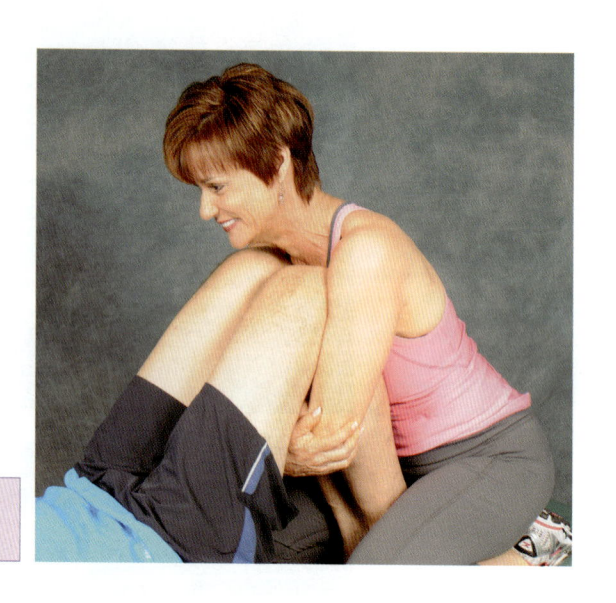

図5.25 骨盤安定化

2. 股関節内転筋の収縮

セラピスト：右上肢をクライアントの左右の下肢の間に入れる。
クライアントのポジション：股関節内転筋を最大収縮させる。
PNF：「両膝で私の手を押しつぶしてください」（図5.26a）。
セラピスト：左上肢をクライアントの下肢の間に入れる。
クライアントのポジション：股関節内転筋を最大収縮させる。
PNF：「両膝で私の手を押しつぶしてください」（図5.26b）。
セラピスト：両上肢をクライアントの下肢の間に入れる。

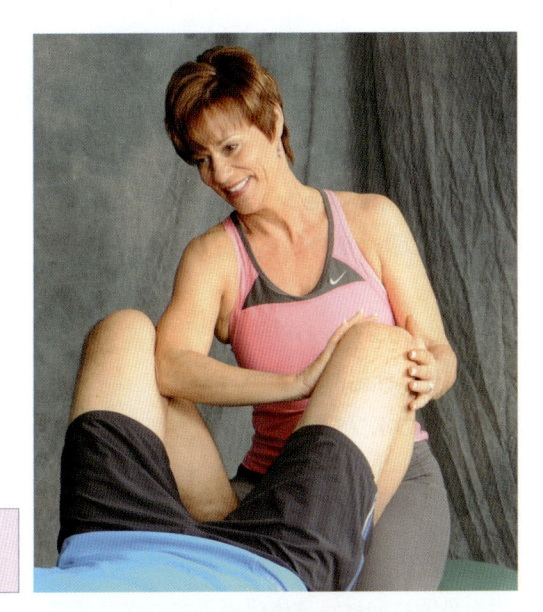

図 5.26a
右上肢を中に入れる

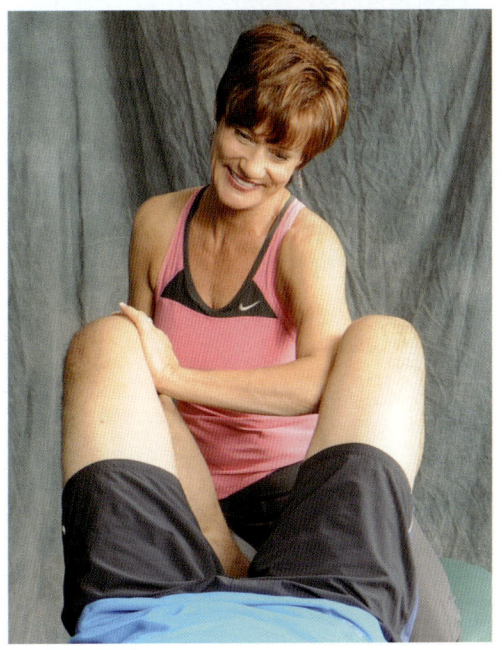

図 5.26b
左上肢を中に入れる

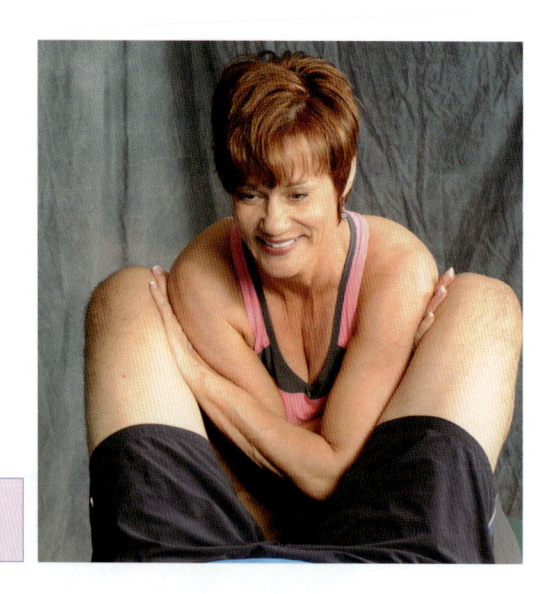

図 5.26c
両上肢を中に入れる

クライアントのポジション：股関節内転筋を最大収縮させる。
PNF：「両方の膝で私の手を押しつぶしてください」（図 5.26c）。

3. 仙骨セット（図 5.27a，b）

目　標：仙骨・仙腸関節を中間位に戻して安定させる。
クライアントのポジション：1，2 と同じポジション。
セラピスト：
- クライアントの大腿部の角度が治療台に対して 45°になるようにし，両膝関節を治療台の方向へまっすぐ下に押すことで，仙骨を中間位にリセットする。
- 手指を外側に向け，身体の真下で，クライアントの膝蓋骨ではなく大腿骨に手を置く。
- 肘をロックした状態でクライアントの大腿骨に全体重をまっすぐかける。
- 肘を自分の体幹に押し込むことでしっかりと支える。
- 両手の圧力が均等にかかっているかクライアントに確認する。
- この状態を 1 分間保持した後，下方へ軽く振動を加える。
- 「リラックスして呼吸するように」とクライアントに指示する。

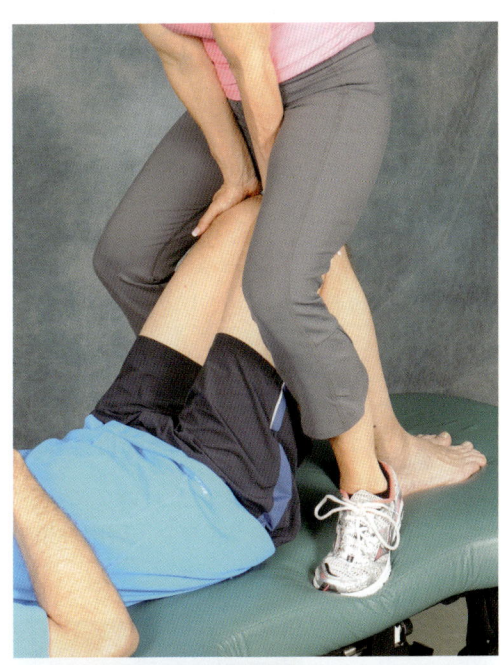

第 5 章　ローワーボディテクニック　137

図 5.27a
仙骨セット

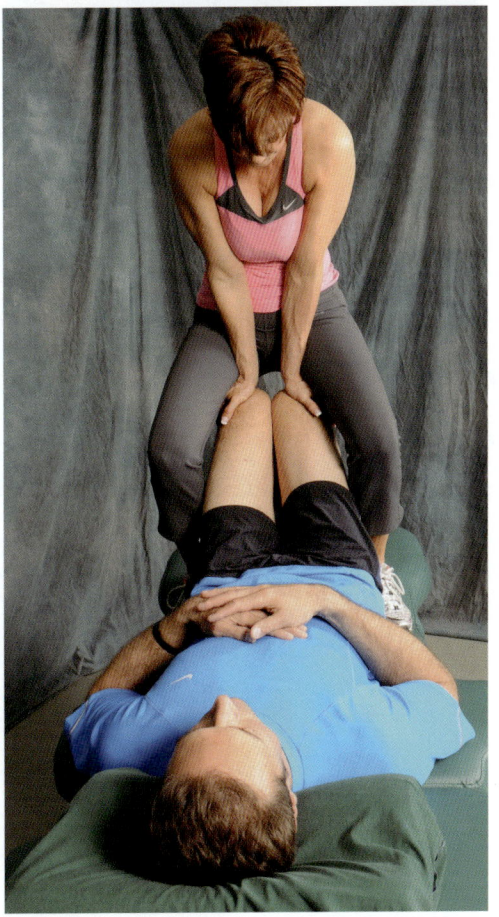

図 5.27b
仙骨セット（前方からの図）

H. ランジ：腰部・股関節・膝関節伸展，足関節背屈―腓腹筋―下腿の SBL

痛みが生じないように行う。

目　標：SBL にある組織（ヒラメ筋，腓腹筋）を対象とする。

クライアントのポジション：壁に向かってランジポジションをとり，両膝関節を曲げ，後足の踵を床につけた状態で保持する（図 5.28a）。セラピストの準備ができたら，クライアントは骨盤をゆっくりと左右，そして前後に動かす。

セラピスト：

- 床に座り，両下肢を交差させてクライアントの後足を囲む。股関節内転筋群を収縮させてクライアントの下肢を保持する。別法として，両下肢を開いたポジションを図 5.28d に示した。
- 両手の指を重ねて，クライアントの内外果の上部を掴む（図 5.28b）。

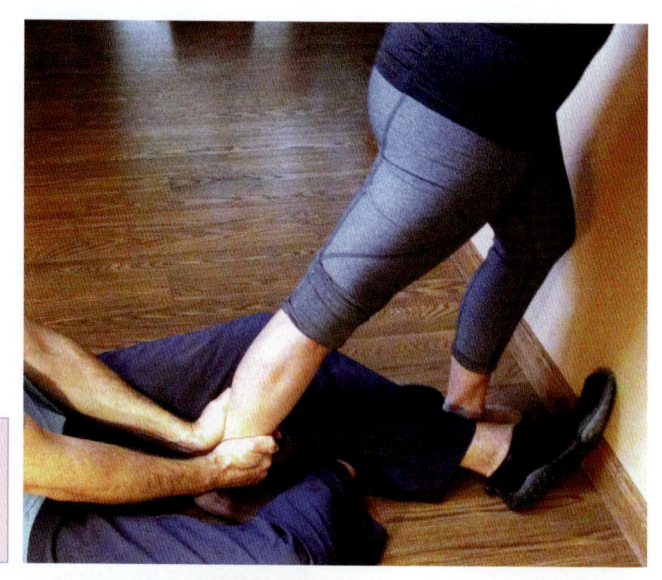

図 5.28a
クライアントは壁に向かってランジポジションをとる

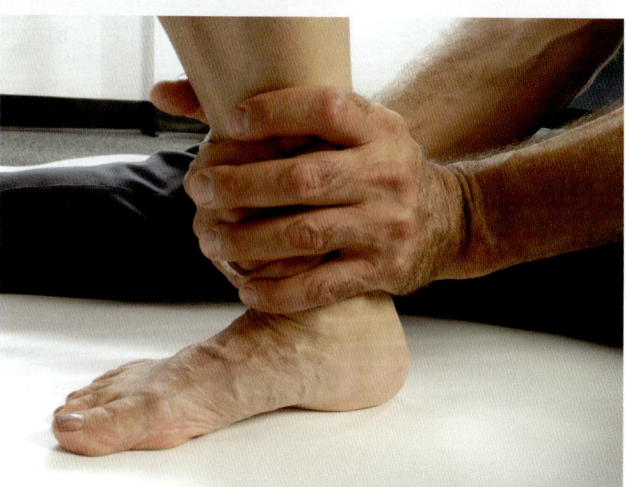

図 5.28b
手の位置（低いポジション）

第5章　ローワーボディテクニック　139

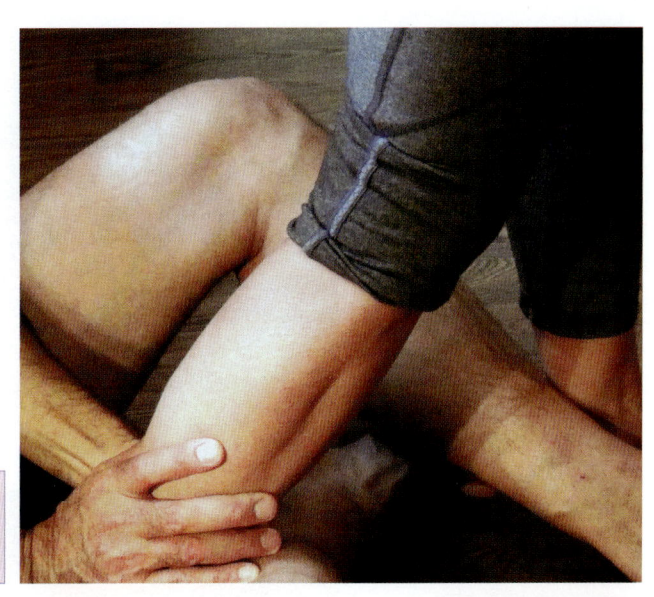

図5.28c
クライアントは膝を曲げる（ヒラメ筋）

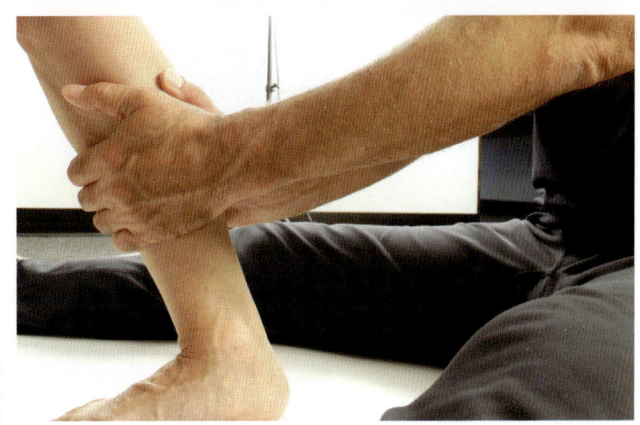

図5.28d
ヒラメ筋に対する手の位置（高いポジション）

- 脛骨を大腿骨の後方に引っ張るようにする。
- クライアントが骨盤を前方へ押し続けている間，セラピストは内外果の上部にあった両手を脛骨前面までゆっくりと動かす（図5.28d）。

ROM：足関節背屈。

牽　引：クライアントが骨盤を壁の方に押している間，セラピストは身体全体を後方に傾ける。

PNF：「腰を壁の方に引っ張ってください」。

「腰を壁の方に動かしながら後ろの膝を曲げてください」（図5.28c）。

「腰を左右に動かしてください」。

「腰を脚のまわりでまわしてください」。

ストレッチ：下腿を後方へ牽引しながら左右へ動かすことで，ストレッチを強める。

反　復：後ろ足の膝関節を伸展して同じ動作を行う（腓腹筋を対象とする）。

反　復：反対側も同様に行う（図5.29a〜c）。

140　第5章　ローワーボディテクニック

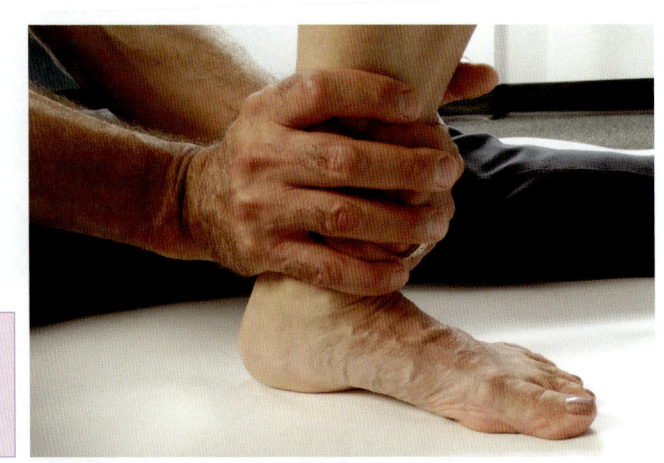

図 5.29a
腓腹筋に対する手の位置（低いポジション）

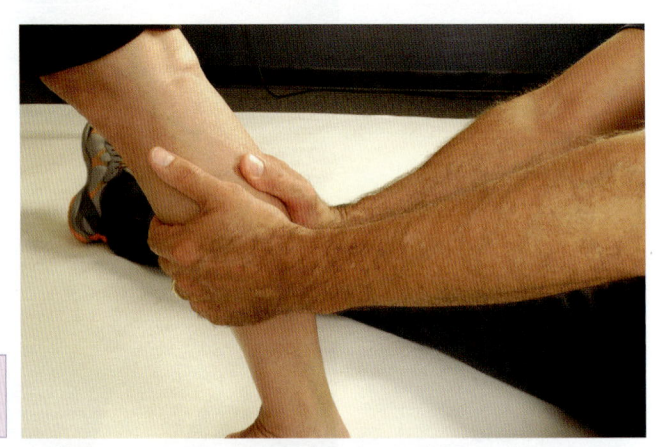

図 5.29b
高いポジション

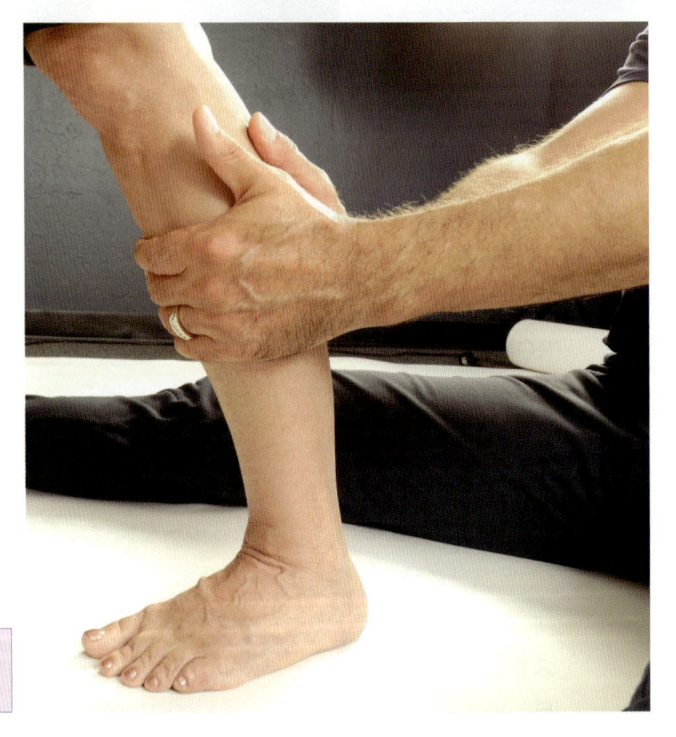

図 5.29c
最も高いポジション

第6章
アッパーボディテクニック

A. 全般的評価

背臥位での観察

テストを行う前にクライアントの上肢長を確認する。クライアントは上肢を伸ばしたまま肩関節を90°屈曲して手掌を合わせる。両手を合わせた状態で肩関節をさらに屈曲し、痛みのない範囲でできるだけ180°に近づける。それから、中間位に戻す。

1. クライアントが治療台上でまっすぐになっているか確認する。
2. 全体的な対称性を確認する。少ししゃがむことで観察しやすくなる。
3. 肩の高さ、対称性を確認する。
4. 頭部、胸郭、骨盤の位置関係を確認する。
5. 骨のランドマークを確認する。
6. 肩が前方突出していないかを確認する。
7. 肩を前方から後方に軽く押して組織の状態を確認する。
8. 上肢長、指先までの長さを確認する。

この評価の時間は、セッションの時間によって変える。例えば、FSTのセッションが15分であれば15秒で行うようにする。

B. 側臥位での肩甲帯のウォームアップと評価，FST–PNF ストレッチ

目　標：肩甲骨の可動域のウォームアップと肩甲帯の動作の評価を行う。

クライアントのポジション：側臥位で，左右の肩関節と膝関節が上下にきちんと並ぶようにする（必要であれば枕を挟む）。頭部が中間位になるよう確認する。

セラピスト：

- クライアントの背側に座る。
- 左右の手を重ねて，クライアントの肩を上方から包み込む。
- クライアントの手首をセラピストの上肢に乗せて楽にしてもらう（図 6.1a，b）。

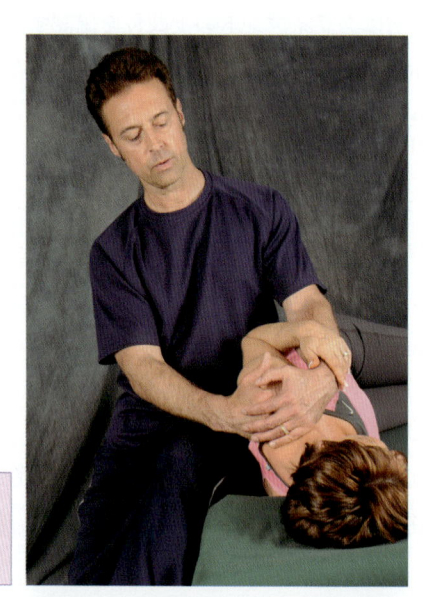

図 6.1a
セラピストのポジション

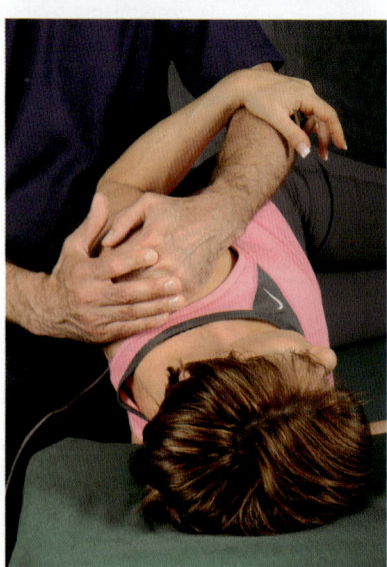

図 6.1b
セラピストの手の位置

第6章　アッパーボディテクニック

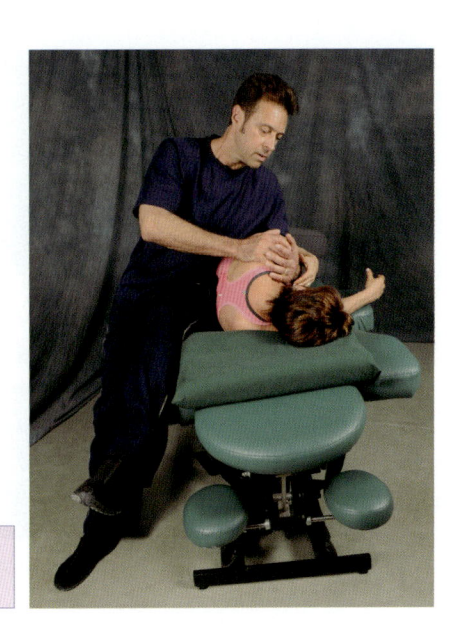

図6.1c
分回し運動

- 身体を前方に傾け，クライアントの肩甲帯をやさしく回して可動域をチェックする。
- 肩の分回し運動を行いながら，肩甲帯を前方に動かし，それから息を吐いてもらいながら後方に動かす（図6.1c）。

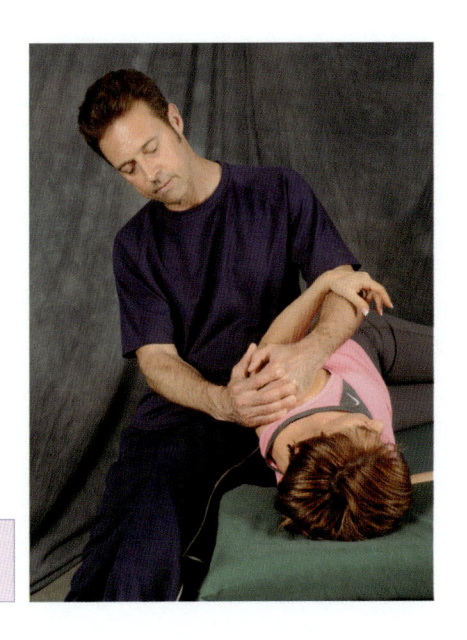

図6.2a
肩甲帯の後退

第6章 アッパーボディテクニック

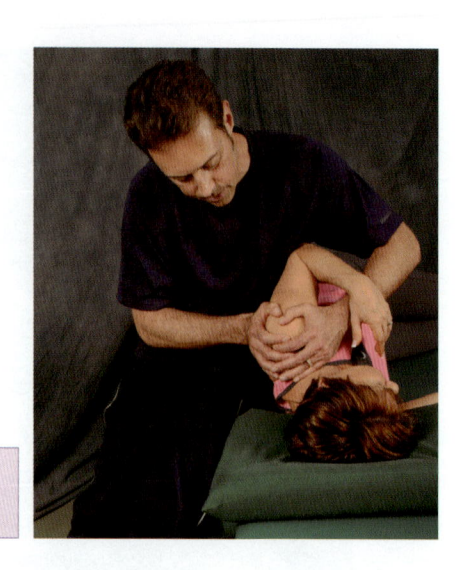

図6.2b
肩甲帯の前方突出

目　標：SFAL，DFAL を対象とする。肩甲帯の後退を増加させる。

クライアントのポジション：側臥位で，左右の肩関節と膝関節が上下にきちんと並ぶようにする。頭部が中間位になるよう確認する。

セラピスト：

- 同じポジションから，円を描くように肩を後方に動かしながら肩甲帯を後退させる（図6.2a）。
- 身体を後方に傾けてストレッチする。

ROM：肩を後方に動かして肩甲帯を後退させる。

牽　引：肩を後方に動かして肩甲帯を後退させながら牽引する。

PNF：クライアントはセラピストの手を肩で前方に押しながら肩甲帯を前方突出させる（図6.2b）。

口頭指示：「肩を私の手の方に前へ引っ張ってください」。

ストレッチ：肩甲帯の後退を増加させる。

反　復：2回以上行う。

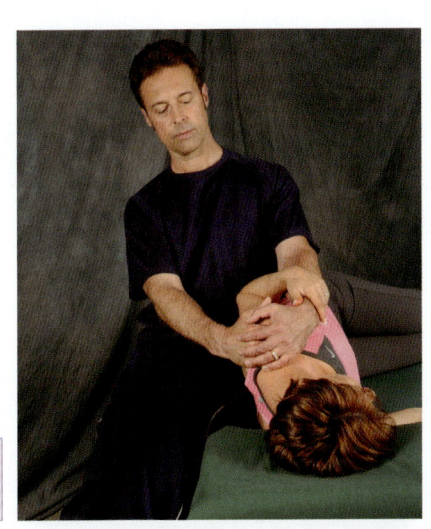

第6章　アッパーボディテクニック　145

図6.2c
肩甲帯の下制

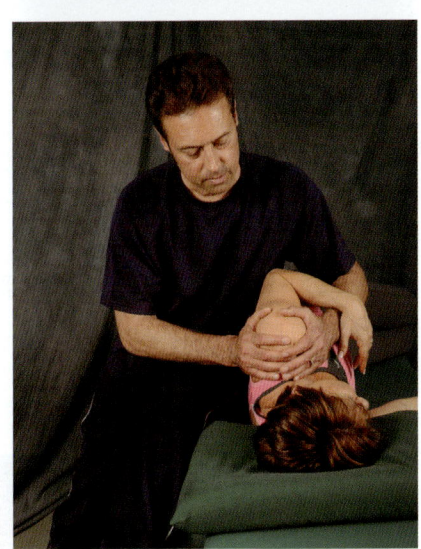

図6.2d
肩甲帯の挙上

目　標：SFAL，DFAL を対象とする。肩甲帯の下制を増加させる。
クライアントのポジション：側臥位で，左右の肩関節と膝関節が上下にきちんと並ぶようにする。
セラピスト：クライアントの肩を下方へ牽引してストレッチする（図6.2c）。
ROM：肩甲帯の下制。
牽　引：肩甲帯を上側の股関節に向かって下制して牽引する。
PNF：クライアントは肩甲帯を挙上するように収縮させる（図6.2d）。
口頭指示：「私の手に向かって肩をすくめてください」。
ストレッチ：肩甲帯の下制を増加させる。
反　復：2回以上行う。
　分回し運動を再度行い，改善の有無を確認する。

C. 可動域評価，ウォームアップ，FST-PNF ストレッチ—肩関節・上肢

肩関節と上肢に対する TOC（牽引−振幅運動−分回し運動）は，クライアントがリラックスし，神経系が副交感神経優位になるように，このシーケンス（動作の連続）の中のどの時点でも行うとよい。

PNF ストレッチを行っている間は必ず牽引を行うようにする。

1. 上肢の牽引（図 6.3）

目　標：DBAL にある組織（肩関節の後部）を対象とする。肩関節の腹側・背側への滑りと制限を確認する。

クライアントのポジション：背臥位。

セラピスト：

- クライアントの前腕を持ち，肘を伸展位に保持しながら，上方に牽引する。両手でクライアントの手関節遠位を把持する。
- 肩関節 90° 屈曲位で牽引する。
- クライアントにできるだけ近づいて立ち，てこをうまく利用するために身体をクライアントの方に少し傾ける。
- 上肢を上方に軽く持ち上げることで，肩関節後部の滑りと制限を確認する。

牽　引：肩関節 90° 屈曲位で牽引する。

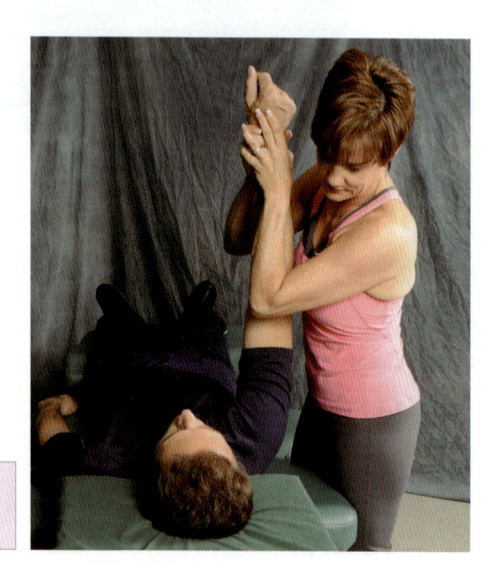

図 6.3
上肢の牽引（TOC）

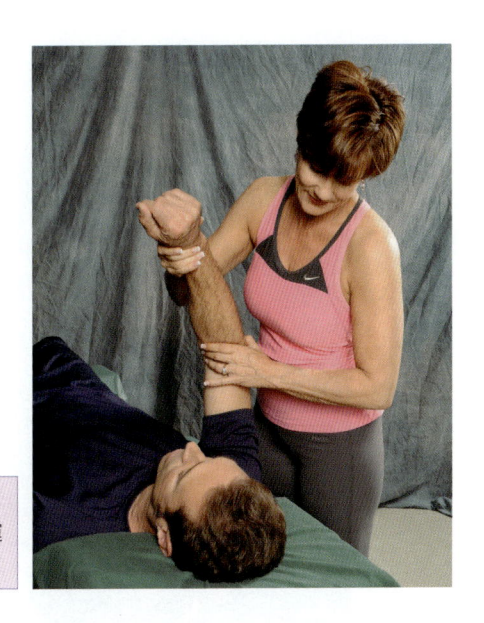

図 6.4
振幅運動・分回し運動（TOC）

2. 振幅運動・分回し運動（図6.4）

目　標：神経系をリラックスさせ，肩の全般的な動きと神経系の状態を把握する。

クライアントのポジション：背臥位。

セラピスト：

- 1のポジションから，一方の手をクライアントの肘内側部に当てる。もう一方の手は手関節内側部を把持したままにする。
- 肩関節の牽引と振幅運動，分回し運動（時計回り，反時計回り）を2～3分繰り返し行う。

牽　引：肩関節90°屈曲位で牽引する。

3. 肩関節の牽引（肩甲上腕関節の中間位・緩みの位置）—僧帽筋，斜角筋，関節包—SBAL，DBAL

A. **目　標**：SBAL，DBALにある組織（僧帽筋上部，斜角筋，肩甲上腕関節の関節包）を対象とする。

クライアントのポジション：背臥位で，上肢を伸展し，セラピストの手首を掴む。

セラピスト：一方の手をクライアントの肘関節より上に当てる。セラピストとクライアントは互いの手首を掴む。一方の足を後方に踏み出し，身体を後方に傾けながら息を吐いて牽引する。

牽　引：肩を下げるように牽引する（図6.5a）。

B. **目　標**：SBAL，DBALにある組織（僧帽筋上部，斜角筋，肩甲上腕関節の関節包）を対象とする。

クライアントのポジション：背臥位で，上肢を伸展し，セラピストの手首を掴む。

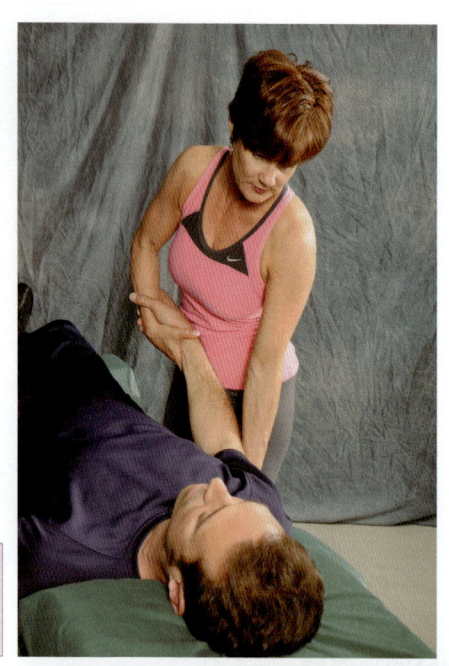

第6章　アッパーボディテクニック

図 6.5a
上肢を治療台の尾側方向へ牽引する

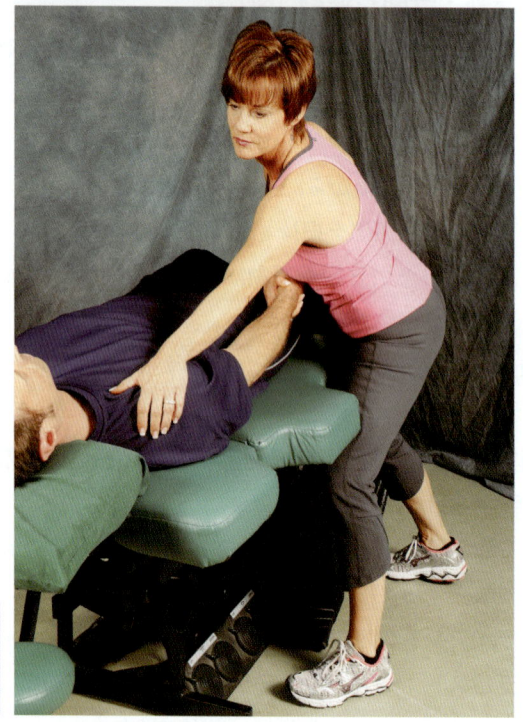

図 6.5b
PNFによる僧帽筋のストレッチ

セラピスト：

- Aのポジションから，外側の上肢を伸ばし，手をクライアントの肩に当てる。
- Aのポジションと同様に，セラピストとクライアントは互いの手首をしっかりと掴む。
- クライアントと一緒に息を吸い，PNFの収縮を行う。

- 一方の足を後方に踏み出し，身体を後方に傾けながら息を吐いて牽引する。

ROM：肩甲帯の下制。

牽　引：肩をさらに下げるように牽引する。

PNF：クライアントは，セラピストの手を自分の耳の方に持ち上げるように肩をすくめ，肩甲帯を挙上する（図6.5b）。

口頭指示：「私の手を耳に近づけるように肩をすくめてください」。

ストレッチ：肩甲帯の下制を増加させる。

反　復：PNFを2回以上行う。

4. **肩関節の牽引（軽度屈曲・外転位）—僧帽筋，菱形筋，関節包—SBAL，DBAL**（図6.6）

   目　標：SBAL，DBALにある組織（僧帽筋上部，小菱形筋，肩甲上腕関節の関節包）を対象とする。

   クライアントのポジション：背臥位。

   セラピスト：

   - クライアントの肩関節を外転させ，上肢を腹部に当てる。手はセラピストの身体の方に向ける。
   - クライアントの手を骨盤にひっかけてしっかりと保持する。
   - 一方の手でクライアントの肘部を持ち，もう一方の手で手関節を持つ。

   ROM：肩甲帯の下制と肩関節外転。

   牽　引：上肢を治療台の尾側・外側方向に牽引する。

   PNF：クライアントは肩を耳に近づけるようにすくめ，肩甲帯を挙上する。

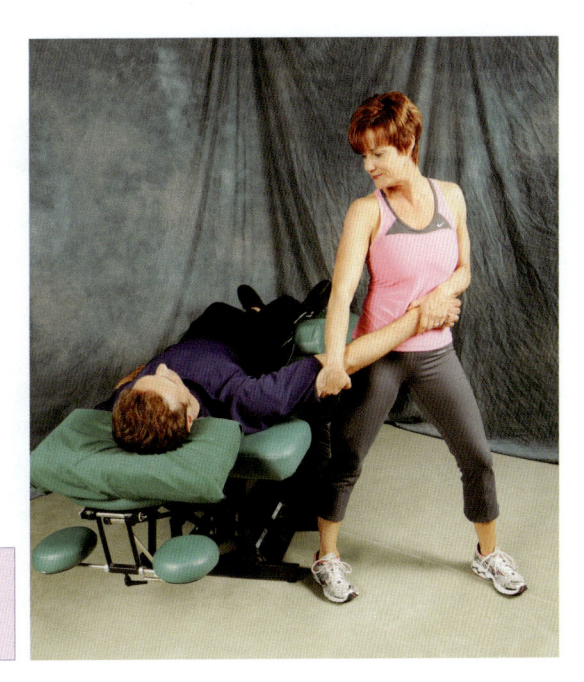

図6.6
上肢の牽引（軽度外転位）

口頭指示：「肩を耳に近づけるようにすくめてください」。

ストレッチ：肩甲帯の下制と肩関節外転を増加させる。

反　復：PNFを2回以上行う。

5. **肩関節の牽引（90°外転位）―僧帽筋，菱形筋，関節包―SFAL, SBAL, DBAL, DFAL, FL**（図6.7）

    目　標：SFAL, SBAL, DBAL, DFAL, FL にある組織（僧帽筋，菱形筋，関節包）を対象とする。肩甲帯の下制と肩関節の外転を増加させる。

    クライアントのポジション：背臥位で肩関節外転位。

    セラピスト：
    - 4のポジションから，クライアントの肩関節を90°外転させ，上肢を腹部に当てる。クライアントの手はセラピストの身体の方に向ける。
    - 一方の手でクライアントの肘部を持ち，もう一方の手で手関節を持つ。
    - 治療台から離れるように身体を傾け，可動域を広げ，牽引する。

    ROM：肩甲帯の下制と肩関節外転。

    牽　引：クライアントの上肢を身体から離すように，外側へゆっくりと牽引を強める。

    PNF：クライアントは肩を耳に近づけるようにすくめ，肩甲帯を挙上する。

    口頭指示：「耳に近づけるように肩をすくめてください」。

    ストレッチ：肩甲帯の下制と肩関節外転を増加させる。

    反　復：PNFを2回以上行う。

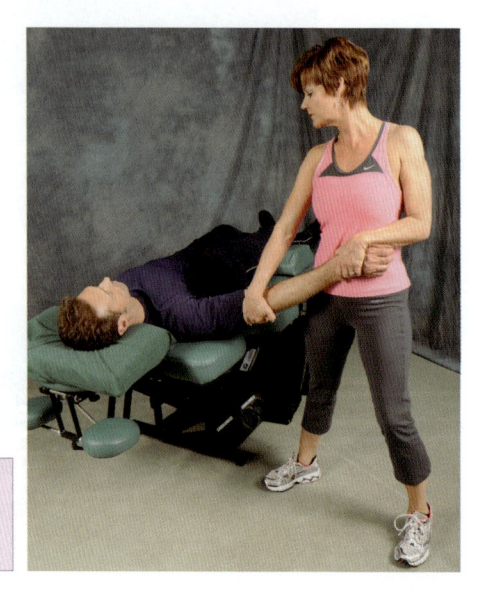

図6.7
上肢の牽引（90°外転位）

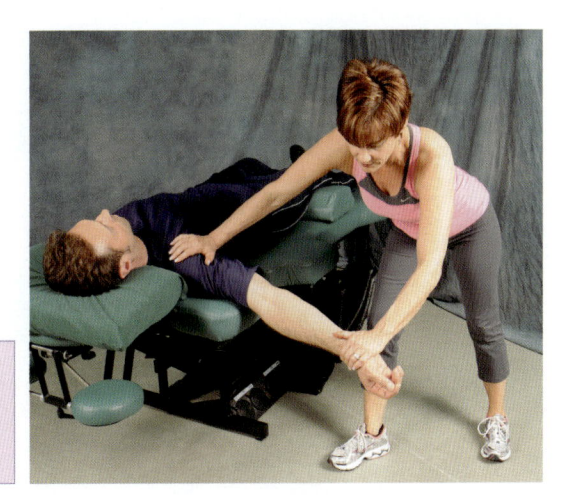

第 6 章　アッパーボディテクニック

図 6.8
胸部前方のストレッチ—床の方向に上肢を下げる

6. **肩関節の牽引（90°外転位からの水平外転）—大胸筋，小胸筋，上腕二頭筋，烏口腕筋—SFAL，DFAL，FL**（図 6.8）

    目　標：SFAL，DFAL，FL にある組織〔大胸筋・小胸筋（上部〜下部線維），上腕二頭筋，烏口腕筋，回旋筋腱板，関節包〕を対象とする。

    クライアントのポジション：背臥位で肩関節外転位。

    クライアントの上肢ポジション：肩関節 45 〜 160°外転位。

    セラピスト：片手をクライアントの肩（三角筋〜大胸筋）に置き，もう一方の手を手関節に置く。

    - 5 のポジションから，クライアントの手掌を天井に向ける。
    - クライアントの肩に片手を置き，もう一方の手は手関節に置く。
    - 上体を倒すことでストレッチを強める（上肢だけでなく，身体全体を使って組織を感じるようにする）。

    ROM：肩関節水平外転。

    牽　引：息を吐きながら，上肢を外側かつ床の方向に牽引する。

    PNF：クライアントは上肢全体を天井の方向に押し上げる。

    口頭指示：「腕全体を天井の方向に押し上げてください」。

    ストレッチ：肩関節水平外転を増加させる。

    反　復：PNF を 2 回以上行う。

7. **肩関節の牽引（上肢挙上位，対角線方向）—大胸筋，小胸筋，烏口腕筋，菱形筋，広背筋—FL，SFAL，DFAL，DBAL，SBAL**（図 6.9）

    目　標：FL，SFAL，DFAL，DBAL，SBAL にある組織（大胸筋・小胸筋，烏口腕筋，菱形筋，広背筋，回旋筋腱板）を対象とする。肩関節屈曲・外転を増加させる。

    クライアントのポジション：背臥位で，上肢を伸展し，セラピストの腹部に当て，肩関節を外転させる。

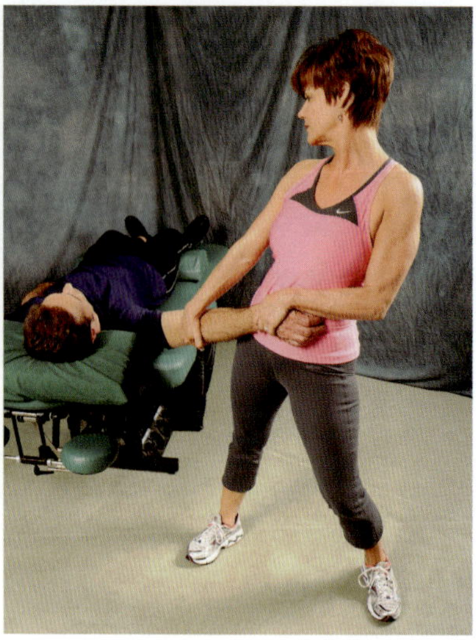

図6.9 上肢を対角線の方向に挙上する

セラピスト：
- 片手でクライアントの手関節を持ち，もう一方の手で肘部を支える．
- 外側へ1歩踏み出し，身体を治療台から離すように傾けることでストレッチを強める．

ROM：肩関節軽度屈曲位で肩関節外転80～175°．
牽　引：上肢を治療台の斜め上方に150°挙上して牽引する．
PNF：クライアントは肩甲骨を反対側の骨盤の方向へ引き下げる．
口頭指示：「肩甲骨を反対側の骨盤の方に引き下げてください」．
ストレッチ：肩関節外転を増加させる（80～175°）．
反　復：PNFを2回以上行う．
移　行：次のポジション（頭上への上肢挙上）に移る前に肩関節のスペースを確保するため，肩関節90°屈曲位で上肢を天井の方向に牽引する（図6.3参照）．肩関節にインピンジメントがないか確認する．インピンジメントがあれば，頭上への屈曲角度を小さくし，斜めの方向に行う．

8. **頭上への肩関節屈曲―大胸筋，小胸筋，広背筋，上腕三頭筋―FL，SFAL，DFAL，DBAL，SBAL**（図6.10）

目　標：FL，SFAL，DFAL，DBAL，SBALにある組織（大胸筋・小胸筋，広背筋，上腕三頭筋）を対象とする．頭上への上肢挙上を増加させる．

クライアントのポジション：背臥位で，肩関節を屈曲し上肢を頭上に挙上する．楽に感じる程度に肩関節を内転させる．

セラピスト：
- しゃがみ，姿勢を低くする．
- 片手をクライアントの肘部に置き，もう一方の手で手関節を持つ．

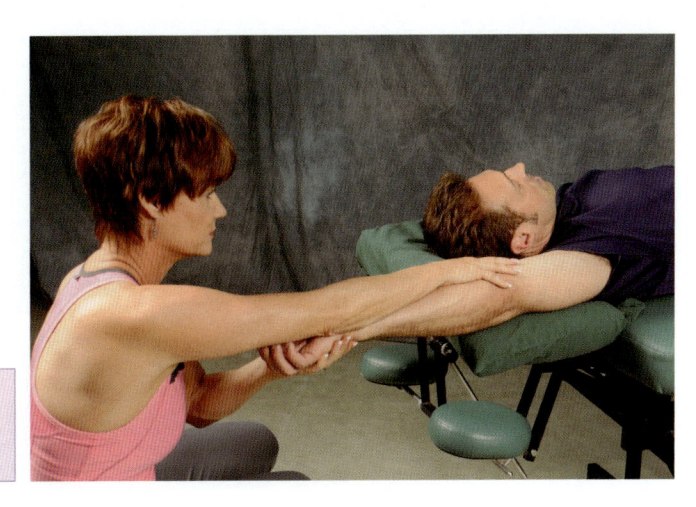

図6.10
上肢を頭上へ挙上する

- 身体全体を使ってストレッチを強める。

ROM：頭上への上肢挙上。

牽　引：上肢を頭上へ牽引し，各PNFの後に牽引を強めていく。

PNF：
- クライアントは肩甲骨を足部の方向へ引き下げる。
- クライアントは上肢を天井の方向に押し上げる。

口頭指示：
- 「肩甲骨を同じ側の腰に向かって下げてください」。
- 「腕を天井に向かって持ち上げてください」。

ストレッチ：
- 頭上への牽引を増加させる。
- さらに深く屈曲させるために，上肢を床に向かって動かす。

反　復：それぞれ1〜2回以上繰り返す。

9. **水平内転を伴う頭上への肩関節屈曲—菱形筋，広背筋，上腕三頭筋—FL，DBAL，SBAL**（図6.11）

　移　行：クライアントの上肢を反対側へ移動して次のポジションへ移る。（ストレッチングを行う前に，クライアントの上肢を上方かつ反対側へ動かすストレッチウェーブによるモビライゼーションを繰り返し行う）。

　目　標：FL，DBAL，SBALにある組織（菱形筋，広背筋，上腕三頭筋）を対象とする。頭上への上肢挙上と肩関節水平内転を増加させる。広背筋，菱形筋，ファンクショナルライン，バックアームラインをストレッチする。

　クライアントのポジション：側臥位で，上肢を頭上へ挙上する。

　セラピスト：
- 治療台の角に立ち，一方の手をクライアントの背部に置く。

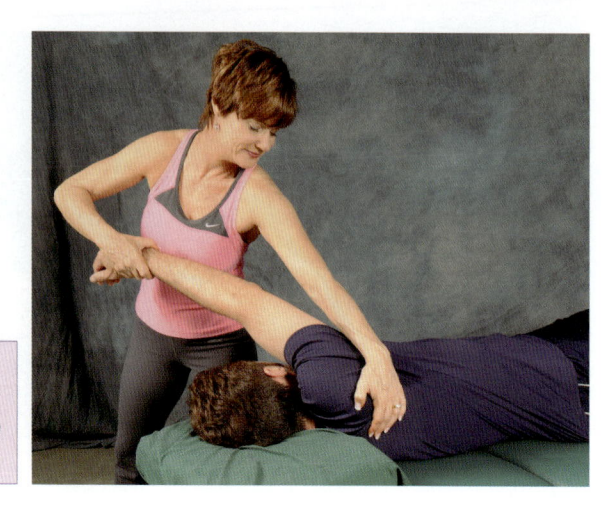

図6.11
広背筋のストレッチ—治療台の上方の角に立つ

- その手を肩甲骨に当て，もう一方の手で手関節を持つ。
- クライアントの上肢がセラピストの身体の前を横切るようにする。
- 外側に1歩踏み出し，身体を治療台から離すように傾けることで，ストレッチを強める。

ROM：頭上への上肢挙上と肩関節水平内転。
牽　引：肩関節を屈曲して上肢を頭上へ牽引する。
PNF：クライアントは，背中を治療台につけるように身体を回旋させながら，肩甲骨を骨盤の方向に引き下げる。
口頭指示：「肩甲骨を腰の方に引き下げながら，背中を治療台につけるようにしてください」。
ストレッチ：頭上への上肢挙上と肩関節水平内転を増加させる。
反　復：PNFを2回以上行う。
移　行：次のストレッチングを行うために，クライアントの上肢を下げ，治療台の足部側の角に向かって移動する。

10. 肩関節水平内転—僧帽筋，三角筋，肩関節後部—SBAL（図6.12）

目　標：SBALにある組織（僧帽筋，三角筋後部，肩関節の上後部）を対象とする。肩甲帯の下制と肩関節内転を増加させる。

クライアントのポジション：側臥位から背臥位に戻る。片側の上肢を身体の前を横切るように置く。

セラピスト：
- 9のポジションから，クライアントの手関節を持ったまま治療台の下方へ移動する。
- 反対側の手をクライアントの肩に置き，上肢を身体の前を横切る方向に牽引する。
- 身体を外側に傾けてストレッチを強める。

ROM：肩関節内転。

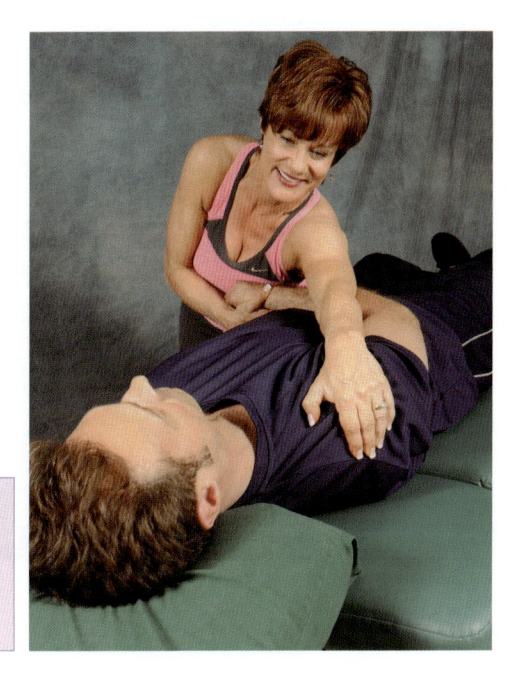

第6章　アッパーボディテクニック　155

図6.12
僧帽筋のストレッチ―上肢を身体の前を横切る方向に牽引する

牽　引：身体に対して45°の角度で上肢を牽引する。
PNF：クライアントは上肢と肩をセラピストから引き戻すように肩をすくめる。
口頭指示：「肩をすくめて私の手を引っ張ってください」。
ストレッチ：肩を治療台の方へ円を描くように動かしてから，牽引を強める。
反　復：2回以上行う。

次に，SFALの最後として手部のストレッチを行う。手は酷使されているにもかかわらず，その価値が過小評価されている。

重要な動作 11.「手根骨のダンス」：手部・手関節のモビライゼーション―手根関節の滑り・関節包と手根管のストレッチ―SFAL，SBAL（図6.13）

目　標：手根骨のダンスによって，手部（手根骨，中手骨，指骨）の関節と筋膜組織をゆっくりと軽く離開・リリースする。最後に各手指を牽引して終了する。これを我々は「フィンガーラブ（finger love）」と呼んでいる。
クライアントのポジション：背臥位で，片側の上肢を身体の前を横切るように置く。
セラピスト：

- 10のポジションから身体を起こして立ち，身体を外側に傾けてクライアントの手部を牽引する。
- 手関節から始めて各指節間関節まで行う。
- 両手を使って手掌の中央部から外側まで離開させる。手指は一方の手で固定し，もう一方の手で牽引する。

牽　引：手根骨や中手骨，指骨の各関節，手関節や手指にある組織のすべてを離開する。

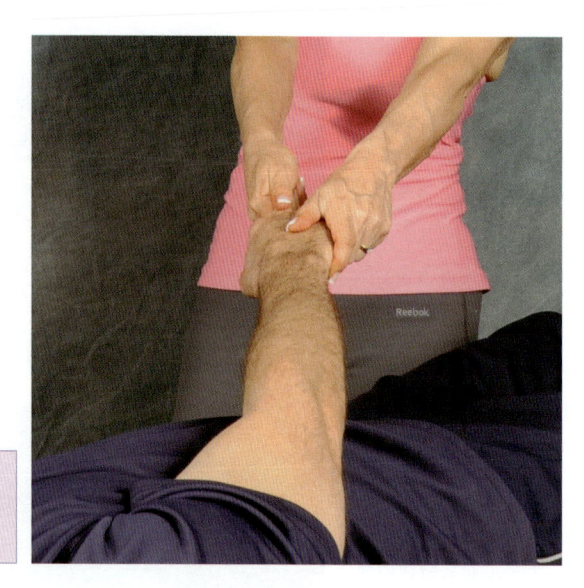

図6.13
手根骨のダンス―手部の牽引

PNF：なし。

口頭指示：なし。

ストレッチ：母指を含めた各手指をゆっくりと牽引し，振幅運動を行う。

反　復：必要に応じて行う。

重要な動作 **12a.「ディッシュラグ（布巾絞り）」：肩甲帯の前方突出，体幹回旋―肩関節後部，上背部―SPL，SBAL，DBAL**（図6.14a）

これは時間をかけて行う価値のある重要なストレッチである。

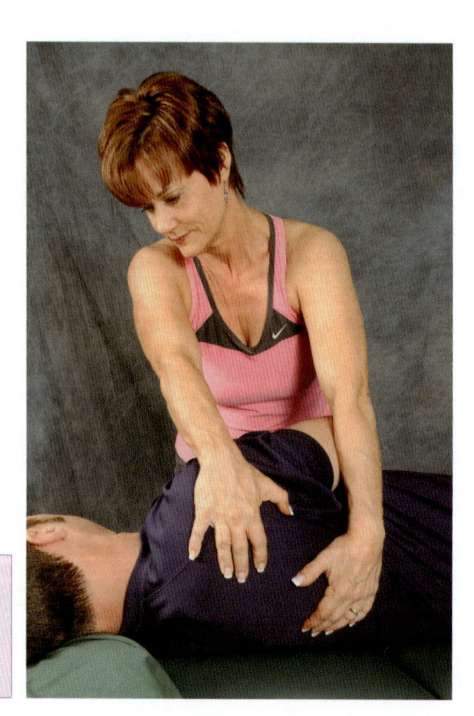

図6.14a
ディッシュラグ―肩甲帯と上背部のストレッチ

第6章　アッパーボディテクニック

目　標：SBAL，DBALにある組織（肩後部，上背部）を対象とする。上背部の脊柱回旋を増加させる。

クライアントのポジション：背臥位で，片側の上肢を身体の前を横切るように置く。

セラピスト：

- 一方の手をクライアントの肩後部に置き，もう一方の手を胸郭後部に置く。
- 身体をクライアントの方に傾け，身体を密着させる。

ROM：脊柱回旋。

牽　引：肩甲帯と胸郭を天井の方向に持ち上げるようにイメージして牽引し，回旋を増加させる。

PNF：クライアントは治療台に肩後部をつけるように体幹を回旋させる。

口頭指示：「肩を治療台につけるように身体を回旋させてください」。

ストレッチ：脊柱の回旋を増加させる。

反　復：2回以上行う。

12b.「ディッシュラグ」：最終域までの脊柱回旋—脊柱起立筋，腰方形筋，菱形筋—SPL，FL（図6.14b）

目　標：SPL，FLにある組織〔肩後部，背部（脊柱起立筋，腰方形筋，菱形筋）〕を対象とする。脊柱回旋を増加させる。

クライアントのポジション：背臥位で，片側の上肢を身体の前を横切るように置く。

セラピスト：

- 一方の手をクライアントの肩後部に置き，もう一方の手を同側の股関節部に置く。
- クライアントの肩後部を持ち上げながら，股関節を治療台の方向に押し下げて，体幹を回旋させる。
- PNFを繰り返しながら，クライアントの骨盤が治療台に近づくように，股関節を

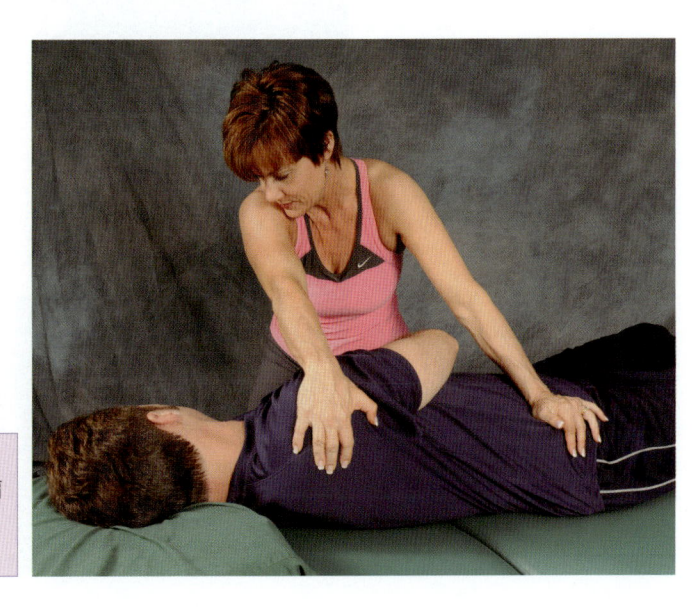

図6.14b
ディッシュラグ—肩甲帯と腰背部のストレッチ

押し下げ続ける。
- 最後に，クライアントに息を吐いてもらいながら，組織を絞るように回旋（ディッシュラグ）させる。

ROM：脊柱回旋

牽　引：上方の手でクライアントの肩甲帯と胸郭を天井の方向に持ち上げるようにイメージしながら回旋を増加させ，下方にある手で骨盤を押し下げて治療台に押しつける。

PNF：クライアントは身体全体を治療台に戻すように回旋させる。

口頭指示：「背中を治療台に戻すように身体を回旋させてください」。

ストレッチ：上半身と下半身で反対の方向に脊柱の回旋を増加させる。

反　復：2回以上行う。

移　行：治療台の反対側の上方へゆっくりと歩いて移動する。次のストレッチのためにクライアントに治療台の端に移動してもらう。

13. 肩関節外旋―内旋筋群―SFAL，DFAL（図6.15a～f）

ヒント　このシーケンスでは以下の言葉を思い浮かべながら行うようにする。牽引する（外側へ），下げる（姿勢を低くする），持ち上げる（腰を高くする）。この中でも特に牽引が重要である。

目　標：SFAL，DFALにある組織（回旋筋腱板の内旋筋群）を対象とする。外旋を増加させる。

クライアントのポジション：背臥位で肩関節を90°外転位にする。肩関節が治療台の

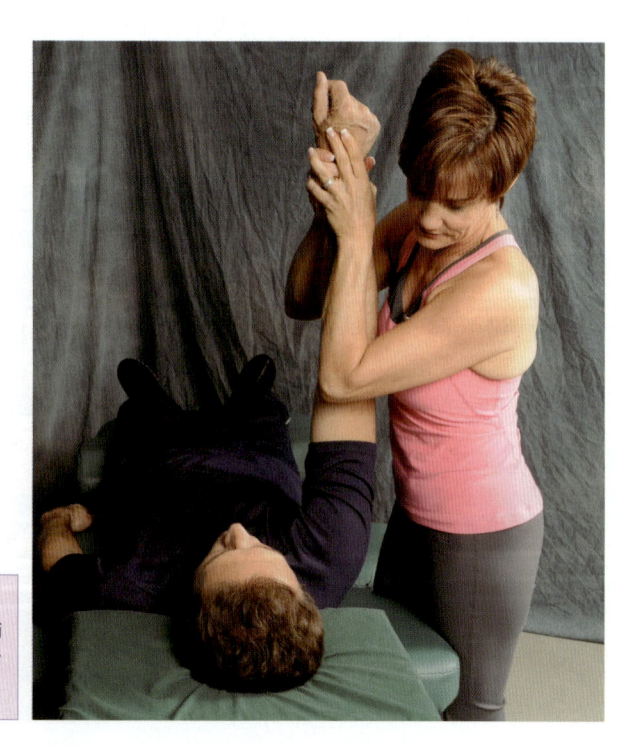

図6.15a
準備として肩関節90°屈曲位で牽引する

第6章　アッパーボディテクニック

端に位置するように身体を移動する。このように位置することで肩甲骨が治療台上で安定し，肩甲上腕関節が床の方向へ水平外転できるようになる。

セラピスト：

- 12のポジションから治療台の反対側へ移動し身体の向きを変え，治療台の上方に向かって立つ。
- 屈曲したクライアントの肘に内側の上肢をひっかけ，自分の反対側の上腕を持って安定させる。

重要な動作

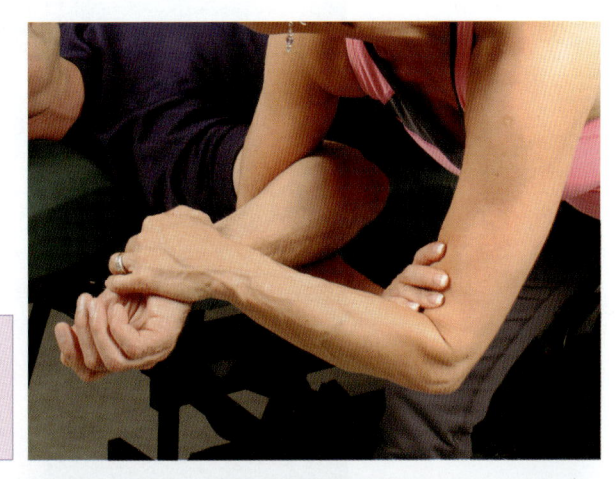

図 6.15b
回旋筋腱板—肩関節を外旋させて内旋筋群をストレッチする

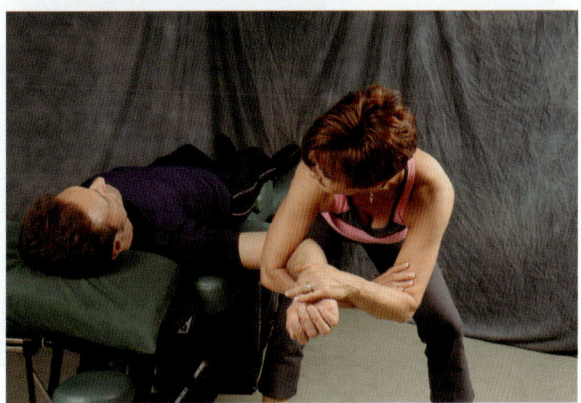

図 6.15c
外側への牽引

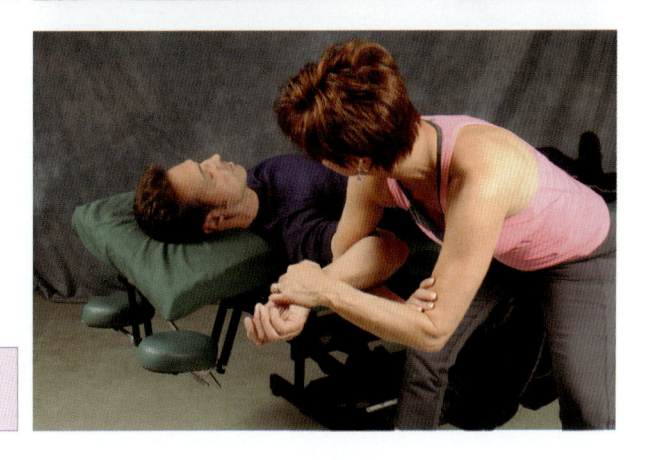

図 6.15d
PNF

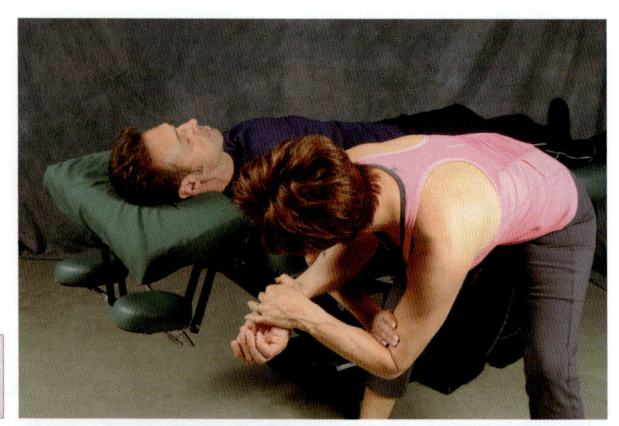

図 6.15e
ストレッチ

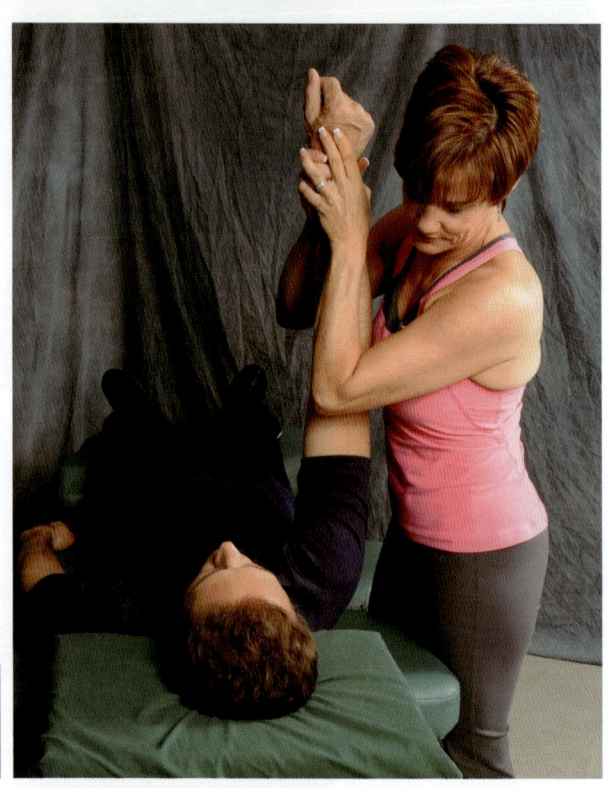

図 6.15f
肩関節 90°屈曲位での牽引

- 反対側の手をクライアントの手関節内側部に軽く当てる。軽く接触させるだけで，力を加えないように注意する。
- 治療台から離れるように外側の足を踏み出して両足を平行にし，治療台に対して身体が直角になるようにする。
- 腰を外側に傾けて牽引する。
- クライアントの肩関節を外転させるために，股関節を屈曲して身体を前に傾ける。
- 自分の殿部を上に持ち上げるようにして，クライアントの肩関節を大きく外旋させる。手でクライアントの上肢を押し下げないようにする。

PNFを行う際にこのシーケンスを繰り返す：牽引する（外側へ），下げる（姿勢を低

くする），持ち上げる（腰を高くする）．

ROM：肩関節外旋．

牽　引：

- 最初に肩関節90°屈曲位で牽引する．
- 肩関節90°外転位，肘関節90°屈曲位で外側へ牽引する．
- クライアントの肘を上方に持ち上げることで肩関節外旋を大きくする．

PNF：クライアントに肩関節を内旋してもらう．肩関節を外旋方向へ軽くストレッチしながら牽引する．

口頭指示：「腕を私の方に押し上げてください」．

ストレッチ：肩関節外旋を増加させる．

反　復：2回以上行う．

14. 肩関節内旋—外旋筋群—DBAL

目　標：DBALにある組織（回旋筋腱板の外旋筋群）を対象とする．肩関節内旋を増大させる．

クライアントのポジション：背臥位で肩関節を70°外転位にする．肩関節が治療台の端に位置するようにする．このように位置することで，肩甲骨が治療台上で安定する．

セラピスト：

- 13のポジションから，治療台の尾側方向に身体を向ける．
- クライアントの肩関節を70°外転位にする．
- 屈曲したクライアントの肘に内側の上肢をひっかけ，自分の反対側の上腕を持って安定させる．
- 反対側の手をクライアントの手関節外側部に軽く当てる．軽く接触させるだけで力を加えないように注意する．
- 治療台から離れるように外側の足を踏み出して両足を平行にし，治療台に対して身体が直角になるようにする．
- 腰を外側に傾けて牽引する．
- クライアントの肩関節を外転させるために，股関節を屈曲して身体を前に傾ける．
- 自分の殿部を上に持ち上げるようにして，クライアントの肩関節を大きく内旋させる（図6.16a，b）．手でクライアントの上肢を押し下げないようにする．

PNFを行う際にこのシーケンスを繰り返す：牽引する（外側へ），下げる（姿勢を低くする），持ち上げる（腰を高くする）．

ROM：肩関節内旋．

牽　引：肩関節70°外転位で外側へ牽引する．クライアントの肘を上方に持ち上げることで肩関節内旋を大きくする（図6.16c）．

PNF：クライアントに肩関節を外旋してもらう．肩関節を内旋方向へ軽くストレッチしながら牽引する（図6.16d）．

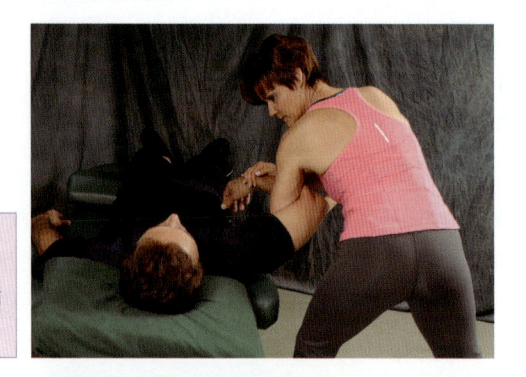

162　第6章　アッパーボディテクニック

図6.16a
外旋筋群をストレッチするために肩関節を内旋する

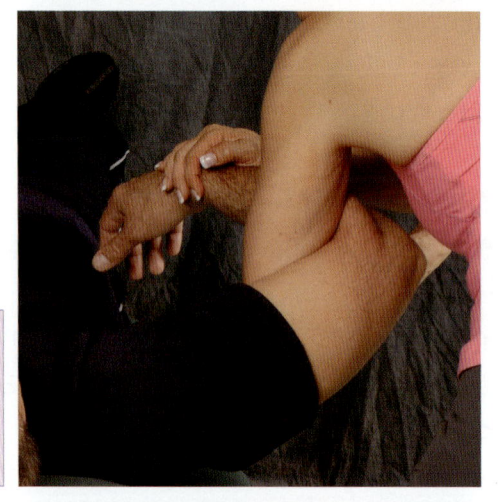

図6.16b
回旋筋腱板の内旋—外旋筋群に対するストレッチを行う上肢の位置

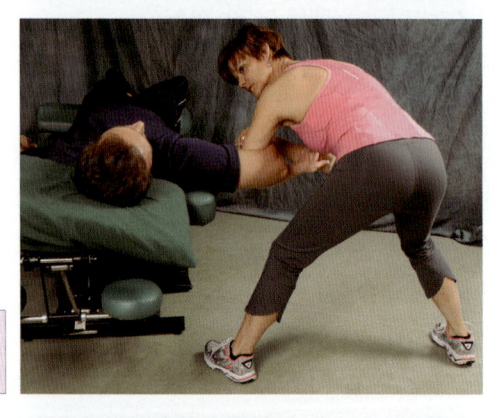

図6.16c
牽引

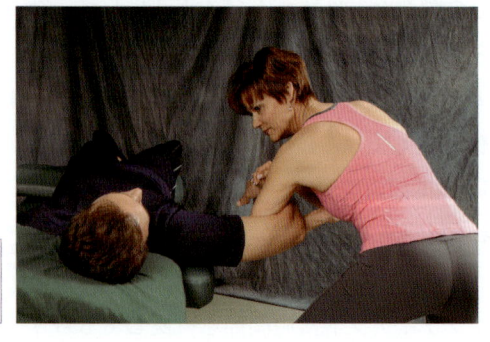

図6.16d
PNF

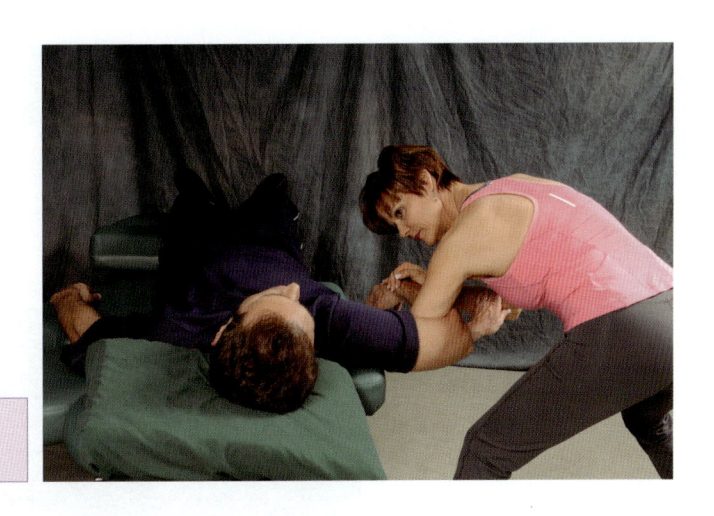

図 6.16e
ストレッチ

口頭指示：「腕を私の方に押し上げてください」。

ストレッチ：肩関節内旋を増加させる（図 6.16e）。

反　復：2回以上行う。

PNFを行う際にこのシーケンスを繰り返す：牽引する（外側へ），下げる（姿勢を低くする），持ち上げる（腰を高くする）。

移　行：治療台の方を向き，クライアントの肩関節を90°屈曲位にして，天井の方向に再度牽引する。次のストレッチを行うために，治療台の上方へ身体を向ける。

15. 肩関節水平外転・外旋（90°外転位）—大胸筋—SFAL，FL

目　標：SFAL，FLにある組織（大胸筋）を対象とする。肩関節外転・外旋，肘関節伸展を増加させる。

クライアントのポジション：
- 背臥位で，肘と前腕を治療台の外側に出し，肩関節が治療台の端に位置するようにする。このように位置することで肩甲骨が治療台上で安定する。
- 肩関節90°外転位，肘関節90°屈曲位で肩関節を外旋させる。
- 肘関節を最終域までゆっくりと伸展させる。

セラピスト：
- 14のポジションから，治療台の上方に身体を向け，内側の手をクライアントの大胸筋外側部に置き，外側の手を伸ばしてクライアントの手関節内側部に置く（図6.17a，b）。
- 内側の足を前に踏み出し，クライアントの上肢を大腿部に乗せる。
- 身体を前方に傾けることでストレッチを強める。

移行時の手の位置：
- 内側の手をクライアントの肘関節内側部に移動させる（図6.17c）。
- クライアントの肘関節を最終域まで伸展させる（図6.17d）。

ROM：肩関節外転・外旋，肘関節伸展。

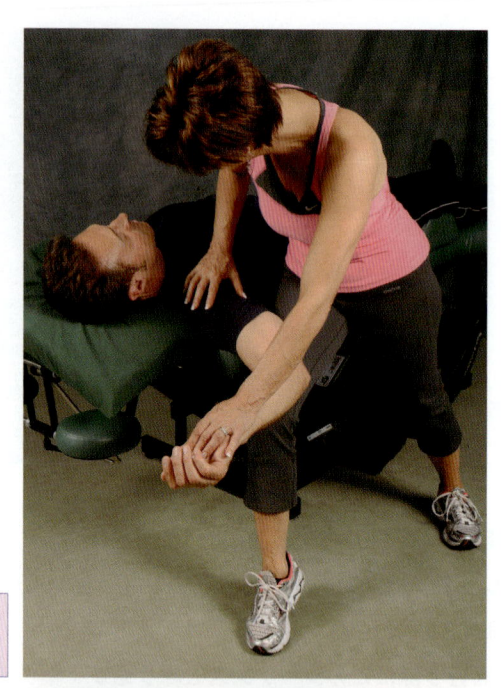

図6.17a
大胸筋のストレッチ

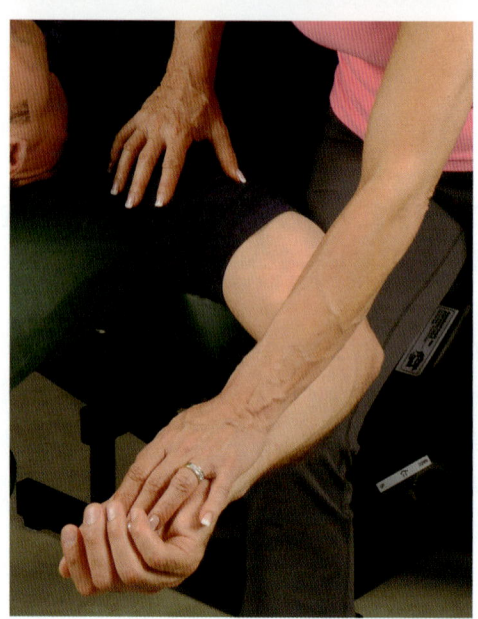

図6.17b
大胸筋のストレッチ
を行う手の位置

　牽　引：肩関節外転・外旋位，肘関節伸展位で外側へ牽引する。
PNF：
- クライアントは胸筋を収縮させ，上肢全体を自分の胸に向かって持ち上げる（肩関節90°外転位を維持）。
- クライアントは肩関節を内旋させる。
- クライアントは胸筋と回旋筋腱板を収縮させ，上記の2つの動作を組み合わせて行う。

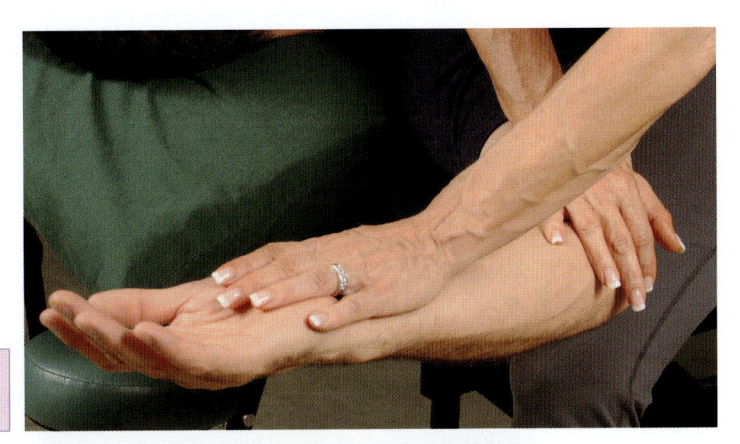

図 6.17c
移行時の手の位置

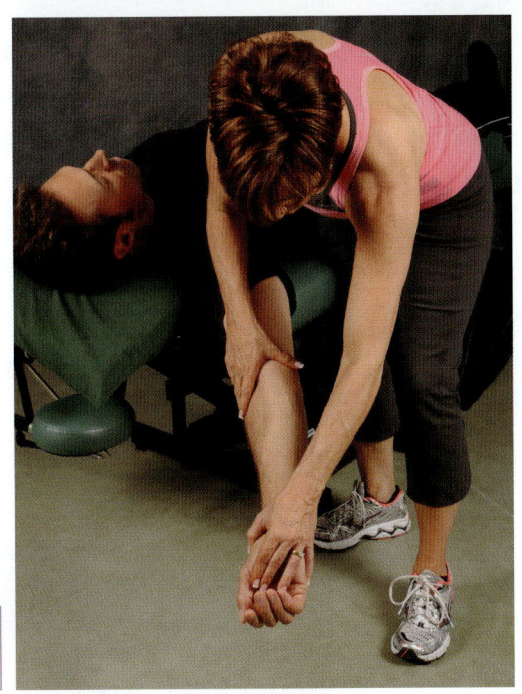

図 6.17d
肘関節伸展

- クライアントは上肢全体を天井の方向に持ち上げる。

口頭指示：

- 「腕全体で私の手を押し上げてください」。「胸板を動かしてください」。
- 「腕を内側に捻ってください」。
- 「両方の動きを同時に行ってください」。
- 「腕全体で私の手を押し上げてください」。

ストレッチ：肩関節外転・外旋，肘関節伸展を増加させる。

反　復：2回以上行う。

　肘関節を伸展させて上肢全体をまっすぐにし，上肢を床の方向に下げることですべての線維を様々な角度でストレッチして終了する。セラピストは上肢だけではなく，身体全体を使うようにする。

16. 肩関節伸展・内旋，肘関節伸展—上腕二頭筋—DFAL

目　標：DFALにある組織（上腕二頭筋）を対象とする。

クライアントのポジション：背臥位。クライアントは治療台の端に移動して上肢を治療台の外に垂らす。

セラピスト：
- 15のポジションから，床に片膝立ちになる。
- クライアントの上肢の内側部を片手で包み込み，もう一方の手でクライアントの手関節を持つ（図6.18a，b）。
- 身体を使ってクライアントの上肢を下方に牽引する。上肢だけで引っ張らないようにする。
- クライアントの上肢を治療台の上方に向かって動かし，肩関節を伸展させる。
- 肩関節を内旋させる。身体全体を使ってクライアントの上肢を内旋させる。
- クライアントの手をゆっくりと軽く回内させ，筋膜ライン全体をストレッチする。

ROM：肩関節伸展・内旋，前腕回内。

牽　引：上肢を外側および床の方向へ牽引する。牽引することで内旋を強める。身体を床の方向に下げ，体重をかけることで牽引する。

PNF：
- クライアントは上肢全体を収縮させて肩関節を屈曲する。
- クライアントは肘関節屈曲，前腕回外させてカール動作を行う（図6.18c）。

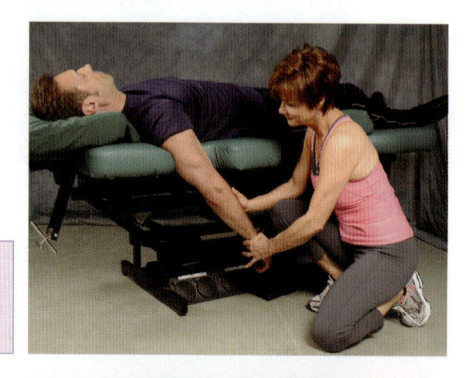

図6.18a
上腕二頭筋のストレッチ

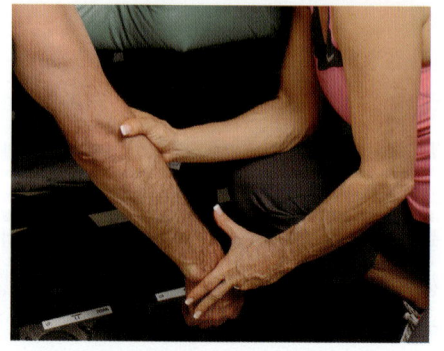

図6.18b
手の位置

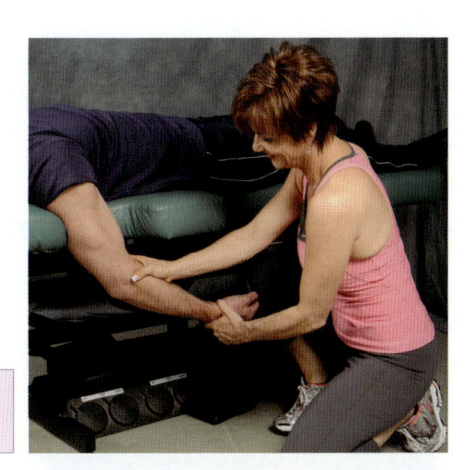

図 6.18c
PNF

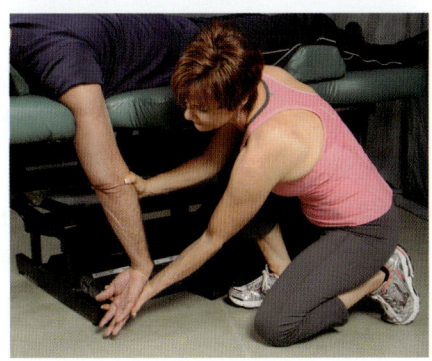

図 6.18d
ストレッチ

口頭指示：
- 「腕を私の方に押し上げてください」。
- 「バイセプスカールを行ってください」。

ストレッチ：上肢を治療台の上方へ動かすことで肩関節伸展・内旋，前腕回内を増加させる。角度を変えて行うことで上腕二頭筋の短頭と長頭の両方をストレッチする（図6.18d）。

反　復：2回以上行う。

1〜16のシリーズを，反対側でも同じように行う。

17. 肩甲帯セット

　　肩甲帯も，仙骨と同様に，ストレッチ後に安定させることが重要である。
- 肩関節90°屈曲位で牽引する。
- 肩関節中間位で治療台の下端の方向へ牽引する。
- 肩と手関節を一緒に治療台に押しつける。
- 一方の手をクライアントの肩に置き，もう一方の手は手掌を下に向け治療台につけた手関節の上に置く。
- クライアントの指先を治療台の下端の方向に軽く引っ張り，手掌が治療台につく

ようにすることで上肢全体を伸張させる。
- クライアントの肩関節と手関節を持ち，上肢を軽く挙上・下制する。動きが少ないポイントで少し止めながら行う。クライアントと一緒に呼吸する。

D. 可動域評価，ウォームアップ，FST–PNF ストレッチ—頸部

頸部に対するストレッチの重要事項

1. 頸部は神経など敏感な組織が密集している非常に感受性が高い部位なので，他の部位よりも格段に高いレベルの注意が必要である。
2. 頸部を触られたくない人も多いので，ハンドリングには細心の注意を払うようにする。
3. ストレッチをする場合に最も信頼関係が求められる部位である。
4. セラピストが自信を持っていることをクライアントが感じる必要がある。
5. ゆっくりと愛護的に動かすことが重要である。
6. 可能ならば椅子に座って行い，セラピストの身体の緊張を最小限にする。
7. ストレッチを行う際に動かした軌道とは別の軌道を通って中間位に戻す。
8. 特に頸部については，少ない方がよいということが当てはまる。

1. 肩甲帯の下制—両側の僧帽筋—SBAL（図6.19）

目　標：SBALにある組織（僧帽筋）を対象とする。肩甲帯を下制させ，副交感神経優位の状態にする。

クライアントのポジション：背臥位でリラックスする。

セラピスト：
- クライアントの両肩の上部に指を浮かせた状態で手掌を当てる。
- 肩甲帯を尾側に押し下げる。
- 左右交互に肩甲帯を押し下げる。

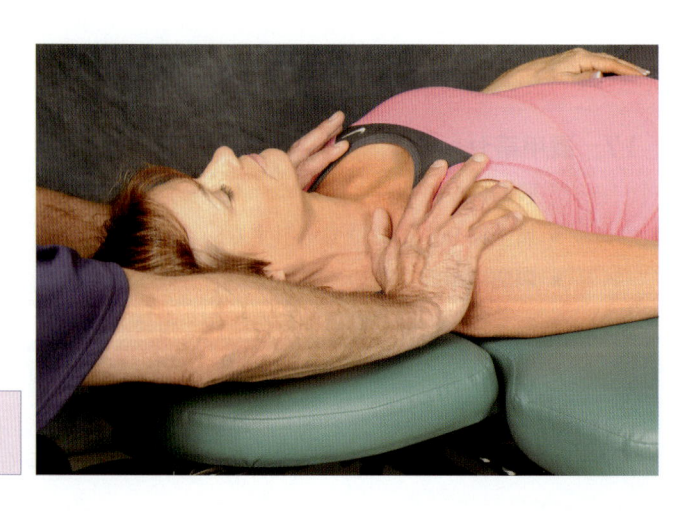

図6.19
肩甲帯の下制

ROM：肩甲帯の下制。

牽　引：なし。

PNF：クライアントは肩をすくめる。

口頭指示：「肩をすくめて私の手を押し上げてください」。

ストレッチ：肩甲帯の下制を増加させる。

反　復：PNF を 2 回以上行う。

2. 頸部の牽引—頭蓋・上部頸椎の関節包と組織—SBAL，DBAL，SBL，DFL（図 6.20）

目　標：SBAL，DBAL，SBL，DFL にある組織（後頭下筋群）を対象とする。上位頸椎関節の離開。副交感神経を活性化してリラックスさせる。

クライアントのポジション：背臥位でリラックスする。

セラピスト：座位で行う方がよい（座位で行うには様々な方法がある）。

- クライアントの頸部後方に手を置き，指先は肩の方に向ける。
- 組織に沿ってゆっくりと外後頭隆起の下部まで手を滑らせる。
- 乳様突起の周囲を手で包み込むように保持して牽引する。
- 椅子の上で身体を後方に傾けてストレッチを強める（手だけで行わないようにする）。

ROM：頭蓋・上位頸椎の離開

牽　引：乳様突起に手をかけて身体を後方に傾けることで牽引しながら，頸部中央を軽く圧迫する。

PNF：なし。

口頭指示：なし。

ストレッチ：環椎後頭関節などの上位頸椎間のスペースを広げながら，可能な限り頸

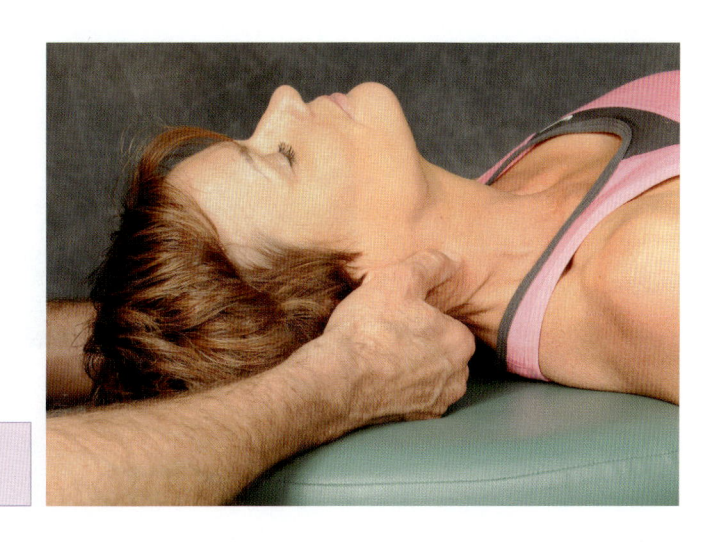

図 6.20
頸部の牽引

部全体の組織をストレッチする。

反　復：2回以上行う。

3. 後頭下の牽引，可動域—後頭下関節の関節包と組織—SBL，SBAL，DBAL（図6.21）

目　標：SBL，SBAL，DBALにある組織を対象とする。環椎後頭関節や上位頸椎関節の離開，頸椎の関節包や頸椎の組織全体のストレッチ。副交感神経を刺激してリラックスさせる。

クライアントのポジション：背臥位でリラックスする。

セラピスト：2の最終ポジションから始める。

- 組織に沿って外後頭隆起の下までゆっくりと手を滑らせる。
- 指先で軽く触診しながらSBLを伸張する。
- 指をカールして，外後頭隆起のまわりに指腹を当てる。
- クライアントに力を抜いてもらい，頭部全体の重さを手で支える。
- 小さなストレッチウエーブの動作を行う。

ROM：上位頸椎の牽引，屈曲。

牽　引：身体を後方に傾けて牽引を強め，手だけでなく身体を使って上位頸椎の関節をストレッチする。

PNF：なし。

口頭指示：なし。

ストレッチ：上位頸椎の屈曲を増加させる。上位頸椎の関節を離開する。

反　復：2回以上行う。

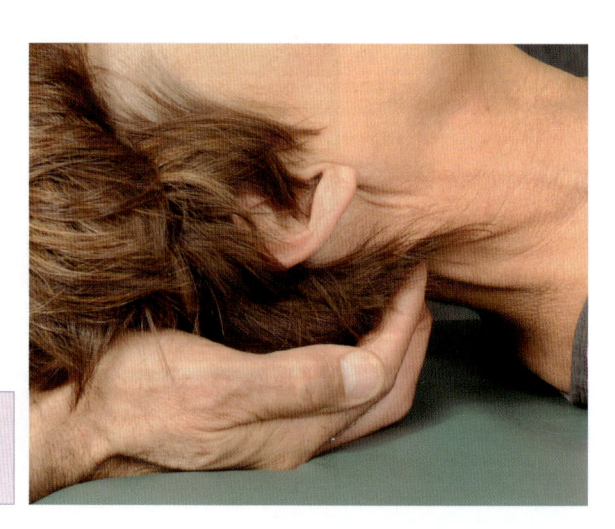

図6.21
後頭下での頸椎牽引，ROM

4. 牽引，上位頸椎屈曲—頸椎・上位胸椎の伸筋群—SBL，SBAL，DBAL（図 6.22a～f）

目　標：SBLにある組織（頸部と上背部の伸筋群）を対象とする。

クライアントのポジション：背臥位でリラックスする。

セラピスト：

- 両手をクライアントの外後頭隆起に当てて頭部を包み込むようにする。
- 指先を少し移動させて天井の方向に向ける。
- 手掌の近位部を後頭下にしっかりと当てる。
- クライアントの頭部を牽引しながら天井の方向に持ち上げる。
- クライアントの顎が胸の方を向くように，頸部を愛護的に屈曲しながら牽引することでストレッチを強める。
- 気道をふさがないように注意する。

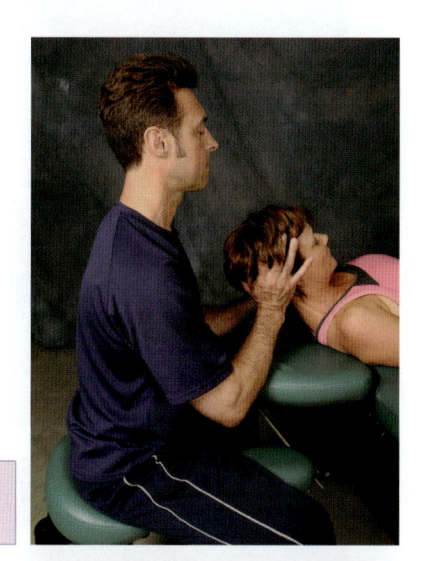

図 6.22a
屈曲位での牽引

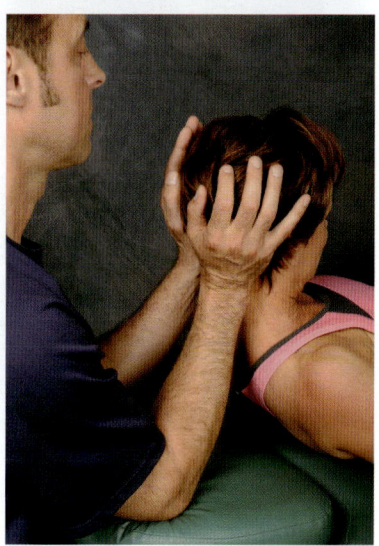

図 6.22b
PNF

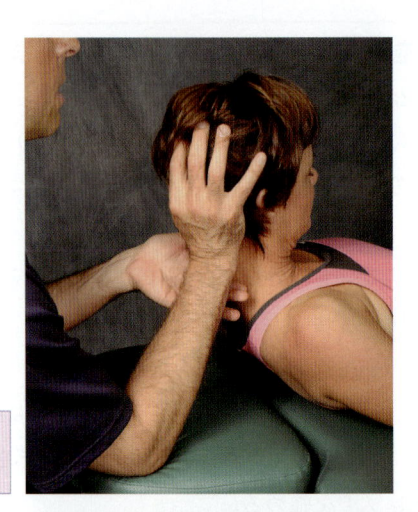

172　第6章　アッパーボディテクニック

図 6.22c
リリース

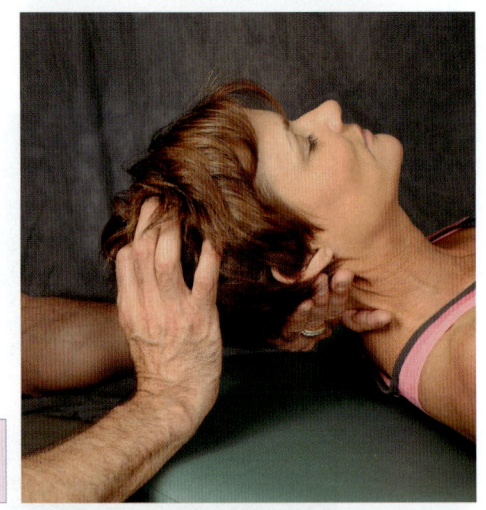

図 6.22d
頭部を浮かせた状態

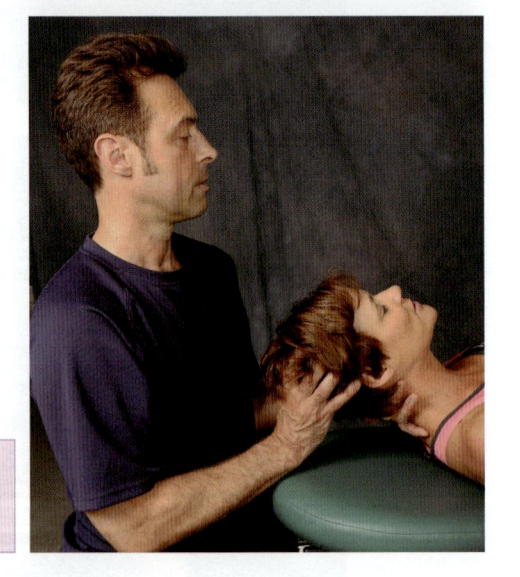

図 6.22e
頭部を浮かせた状態
で保持

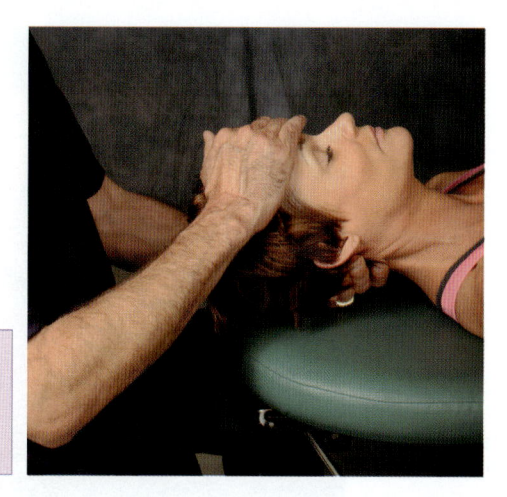

第6章　アッパーボディテクニック

図6.22f
中間位での牽引（手の位置は別の方法で行っている）

- クライアントの頭部をしっかりと支えながら，ゆっくりとストレッチを緩め，開始肢位に戻る。
- クライアントの頭部を浮かせた状態で，頸椎の前彎を維持しながら開始肢位に戻す。
- 上記の動作を繰り返す。

ROM：頸部屈曲。

牽　引：頸部を屈曲して，頭部を天井の方向に持ち上げながら軽く牽引する。

PNF：クライアントは頭部でセラピストの手を軽く押し返すようにして頸部を伸展する。

口頭指示：「私の手を頭で軽く押し返してください」。

ストレッチ：頸部屈曲を増加させる。

反　復：PNFを2回以上行う。角度を変えて硬い線維をすべてストレッチする。中間位で牽引して終了する。

5. 頸部右回旋—左の頸部回旋筋群—LL，SPL，FL

目　標：LL，SPL，FLにある組織〔頸部回旋筋群（この場合は左側）〕を対象とする。頸部右回旋を増加させる。

クライアントのポジション：背臥位で無理のない範囲で頭部を右回旋させる。頸部が屈曲したり側屈したりせずに回旋していることを確認する。

セラピスト：

- 一方の手をクライアントの後頭部に置き，もう一方の手は耳をふさがないようにして側頭部に当てる。
- クライアントの頭部を右に回旋させる（図6.23a）。
- PNFでリリースする際にはゆっくりと可動域を増加させる（図6.23b）。
- ゆっくりと頭部が円を描くように動かしながら頸部を屈曲し，顔を天井に向けて頸部を中間位に戻し，終了する（図6.23c）。

ROM：頸部回旋。

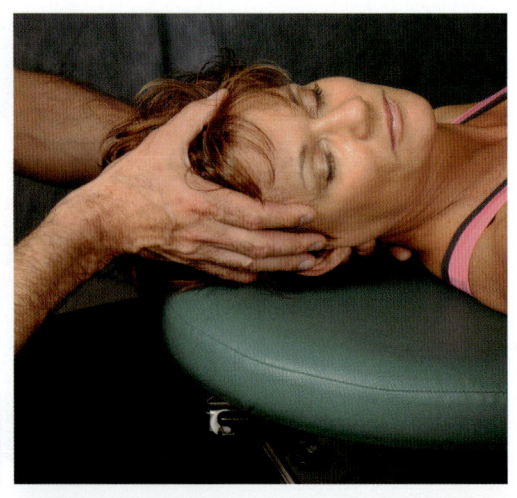

174　第6章　アッパーボディテクニック

図 6.23a
頸部右回旋

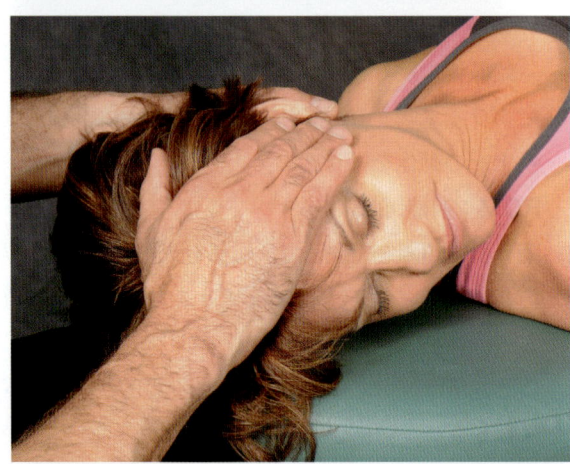

図 6.23b
頸部をさらに右回旋させる（PNF）

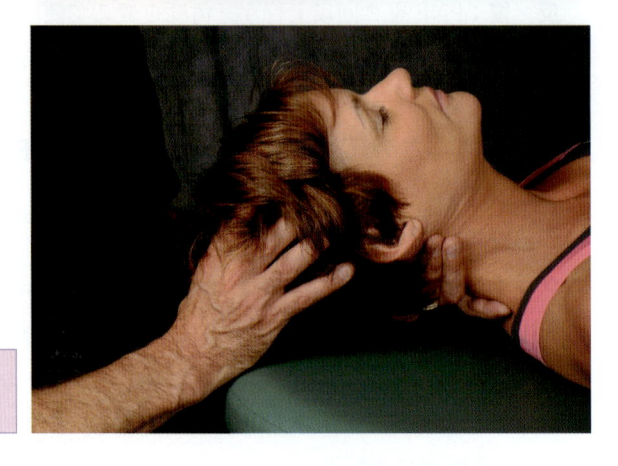

図 6.23c
中間位に戻す

牽　引：肩と頸部の間のスペースを広げるように牽引する。
PNF：クライアントは目と頭部を反対側に向ける。
口頭指示：「目と頭を天井に向けてください」。
ストレッチ：頸部右回旋を増加させる。
反　復：PNFを2回以上行う。角度を変えて硬い線維をすべてストレッチする。

6. 頸部右側屈—左の頸部側屈筋群—LL，SPL，SBL，SBAL，DBAL，DFL

目　標：LL，SPL，SBL，SBAL，DBAL，DFL にある組織〔頸部外側の線維（この場合は左側）〕を対象とする。頸部側屈を増加させる。

クライアントのポジション：背臥位で頸部を側屈させる。

セラピスト：

- クライアントの後頭部が治療台に接した状態で，耳を肩に近づけるように頸部を側屈させる（図6.24a）。

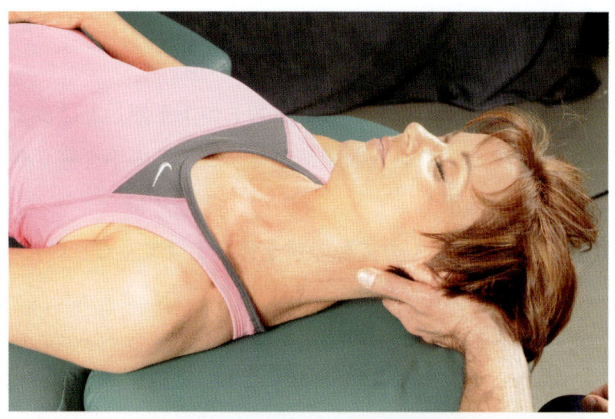

図6.24a
側屈

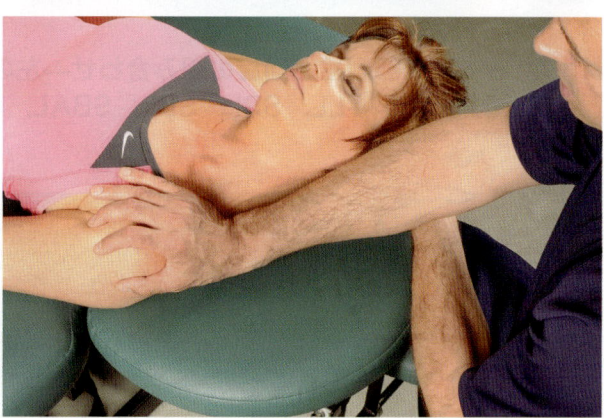

図6.24b
PNF

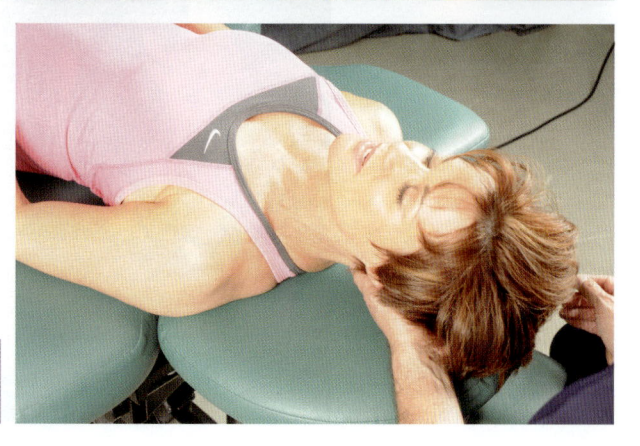

図6.24c
中間位に戻す

- 一方の手をクライアントの肩上部に置き，もう一方の手は側頭部に当てる。図6.24b で示すように手を交差させてもよい。
- 頸部を側屈しながら牽引し，反対側の肩を軽く押し下げる。
- 頭部が後傾しないように注意し，鼻が天井を向くようにする。
- 牽引により側屈を増加させながら，軽く肩を押し下げ，可動域を広げる。
- PNFでリリースする際には，ゆっくりと軽く肩を押し下げながら側屈を増加させる。
- 頭部が円を描くようにゆっくりと動かしながら頸部を屈曲し，顔を天井に向けて頸部を中間位に戻し，終了する（図6.24c）。

ROM：頸部側屈。

牽　引：肩と頸部の間のスペースを広げるように牽引する。

PNF：
- クライアントはセラピストの手を押し上げるように左肩をすくめる。
- クライアントは頭部でセラピストの手を軽く押し戻す。

口頭指示：
- 「肩をすくめて私の手を押し上げてください」。
- 「頭を私の手の方に押し戻してください」。

ストレッチ：頸部側屈を増加させる。

反　復：PNFを2回以上行う。角度を変えて硬い線維をすべてストレッチする。

重要な動作　7. 右への頸部側屈と回旋の組み合わせ—左の頸部側屈筋群・回旋筋群，頸部伸筋群—LL，SPL，SBL，SBAL，DBAL，DFL

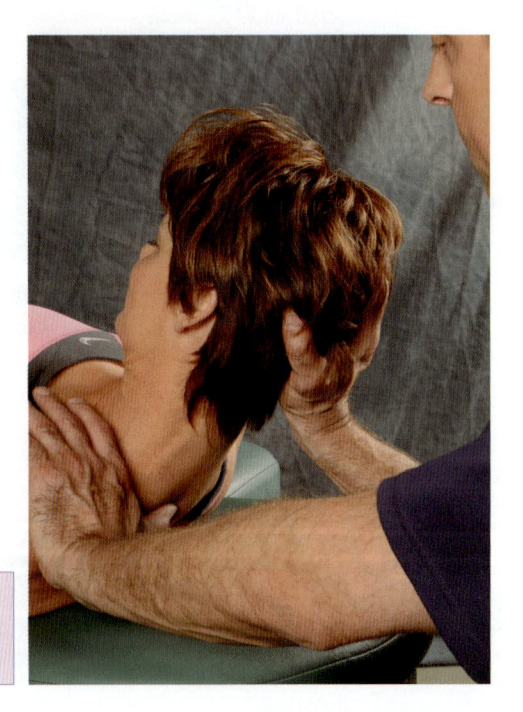

図6.25a
側屈と回旋の組み合わせ

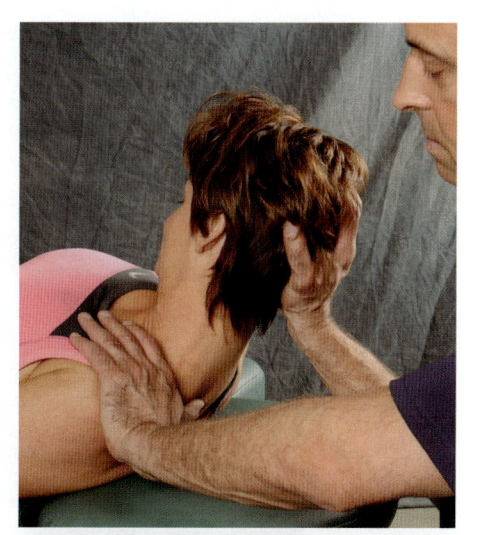

第6章 アッパーボディテクニック

図 6.25b
一側への回旋

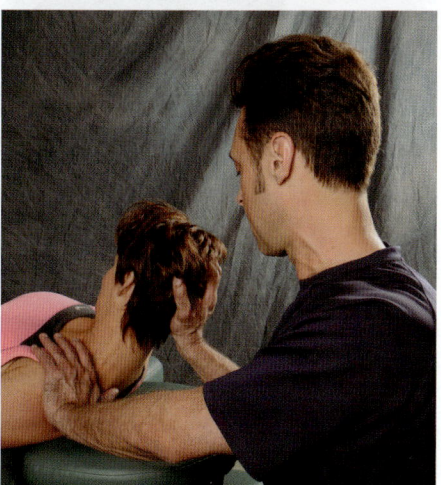

図 6.25c
R1 を見つける

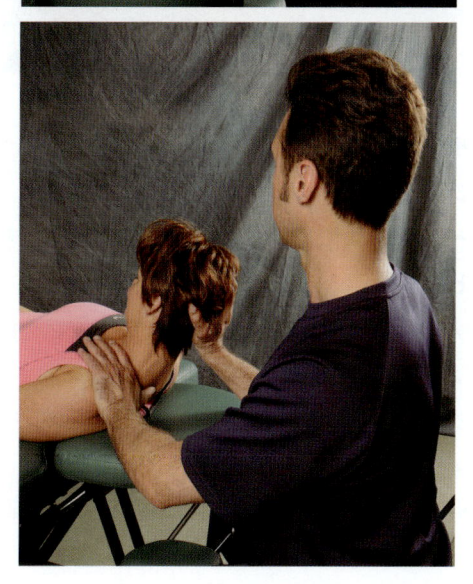

図 6.25d
PNF

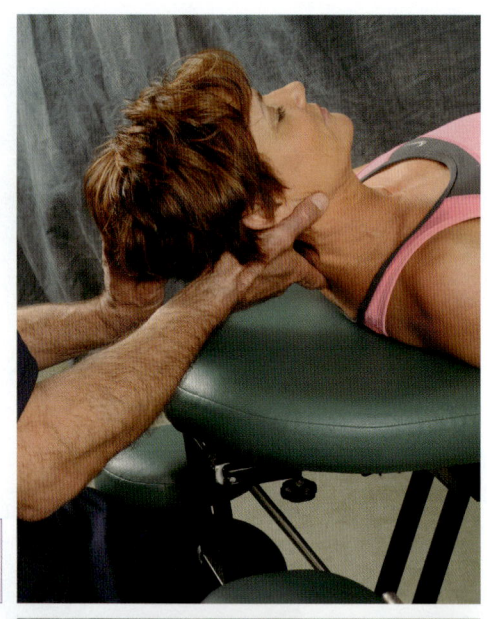

第6章 アッパーボディテクニック

図 6.25e
中間位に戻す

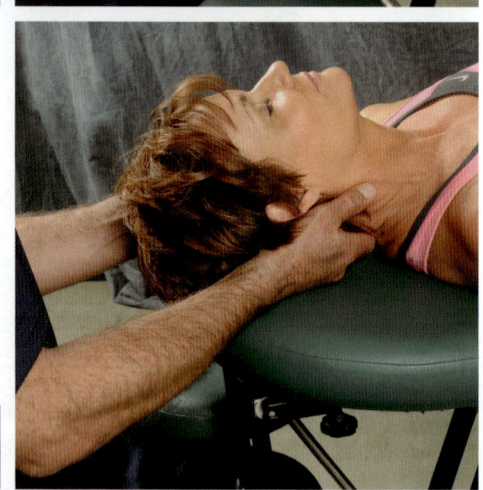

図 6.25f
牽引

目　標：LL, SPL, SBL, SBAL, DBAL, DFL にある組織（左の頸部側屈筋群・回旋筋群、伸筋群）を対象とする。側屈と回旋を増加させる。

クライアントのポジション：背臥位で、頭部を持ち上げて頸部を屈曲し、顎を引く。

セラピスト：

- 一方の手をクライアントの後頭部に当て、もう一方の手は肩上部に置く。クライアントの頭部を持ち上げて頸部を前に屈曲させ、顎を胸部に近づける。
- 肩を押し下げながら頭部を持ち上げて回旋させることで R1 を見つける（図 6.25a 〜 c）。
- PNF でリリースする際に肩甲帯の下制と頸部屈曲の可動域を増加させる。
- 肩甲帯と頭部の PNF をそれぞれ行い、それから両方を同時に行う（図 6.25d）。
- 頸部を伸展させて中間位に戻す（図 6.25e）。
- 牽引して終了する（図 6.25f）。

ROM：側屈と回旋を増加させる。

牽　引：肩と頸部の間のスペースを広げるように牽引する。

PNF：

- クライアントはセラピストの手を押し上げるように肩甲帯を挙上する。
- クライアントは頭部でセラピストの手を後方へ押し戻すようにする。
- クライアントは肩甲帯の挙上と頭部で押す動作を同時に行う。

口頭指示：

- 「私の手を肩で持ち上げてください」。
- 「私の手を頭で押し戻してください」。
- 「肩と頭を一緒に動かしてください」。

ストレッチ：側屈と回旋を増加させる。

反　復：必要に応じて各 PNF を 2 回以上行う。硬い部分を集中して行う。角度を変えて硬い線維をすべてストレッチする。

5～7のストレッチを反対側でも同じように行う。

8. 頸部前方の牽引—頸部前方，舌骨上筋，舌骨下筋—DFL

この方法を行う際には，時間をかけ非常にゆっくりと愛護的に行う。

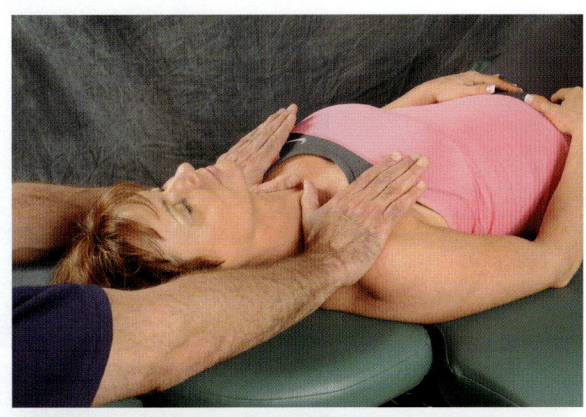

図 6.26a
頸部前方の牽引

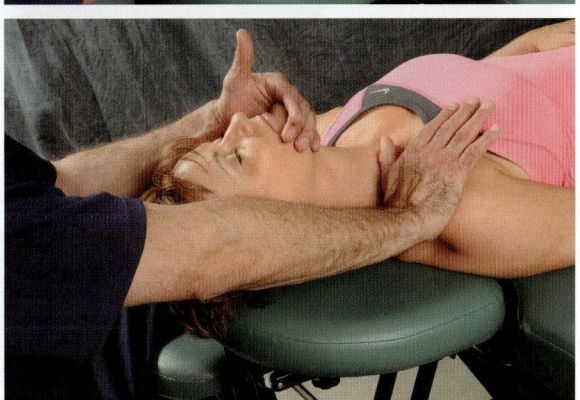

図 6.26b
伸展

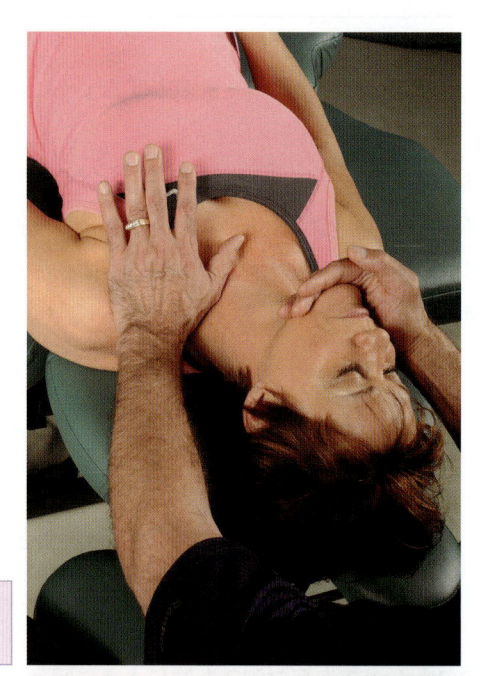

180　第6章　アッパーボディテクニック

図 6.26c
回旋

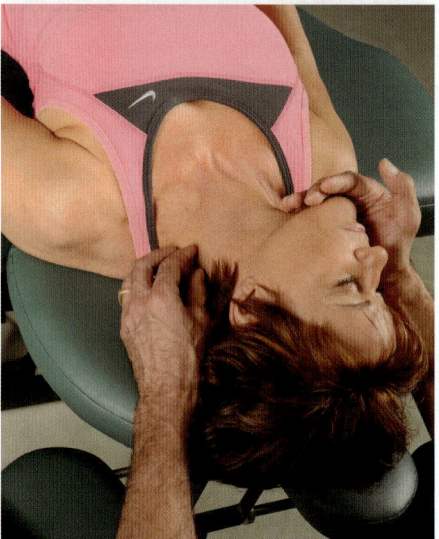

図 6.26d
ストレッチを強める

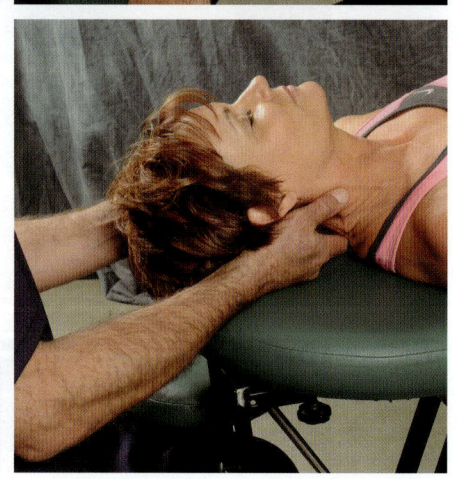

図 6.26e
中間位に戻して牽引する

目　標：DFLと頸部前方にある組織（頸部前方，舌骨上筋，舌骨下筋）を対象とする。頸部伸展と回旋を増加させる。

クライアントのポジション：背臥位で頸部を伸展・回旋させる。

セラピスト：

- 両手の指を浮かせ，手掌をクライアントの鎖骨に当てる。
- 手首を下げて母指球をクライアントの鎖骨にひっかける。
- クライアントの鎖骨を左右の手で交互に軽く尾側へ押し下げる（図6.26a）。
- クライアントに深呼吸をしてもらう。呼気時に鎖骨を尾側へ揺らしながら組織をゆっくりとストレッチし，クライアントは顎を天井の方向に少し持ち上げる。
- 片手をクライアントの顎に当てる。
- 一側の鎖骨を押し下げながら，円の一部を描くように顎を動かすことで頭部を後方へ伸展させる（図6.26b）。
- 頭頸部を回旋させ（図6.26c），円の一部を描くように顎を動かすことでストレッチを強める（図6.26d）。

ROM：頸部伸展・回旋。

牽　引：鎖骨と顎の間のスペースを広げるように牽引する。

PNF：なし。

ストレッチ：頸部伸展と回旋を増加させる。角度を変えて硬い線維をすべてストレッチする。

反　復：対側でも同様に繰り返す。

終了動作：頸部を中間位に戻し，牽引して終了する（図6.26e）。頸部のシリーズを終了する際に牽引を行うが，最初に後頭下のわずかな牽引を行い，その後に頸部全体の牽引を行う。仙骨や肩のセッティングを行ったが，頸部でも頸部筋群を安定化させ固有感覚をリセットするために頭蓋のセッティングを行って終了する。

9. 後頭下の牽引―後頭下関節の関節包と組織―SBL，SBAL，DBAL（図6.27）

目　標：SBL，SBAL，DBALにある組織（頭頸部の関節の関節包と組織）を対象とする。

クライアントのポジション：背臥位でリラックスする。

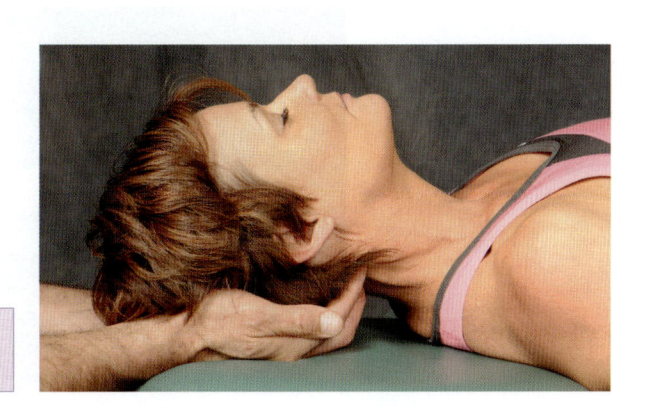

図6.27
後頭下の牽引

セラピスト：
- 組織に沿って外後頭隆起の下までゆっくりと手を滑らせる。
- 指先で軽く触診しながら SBL を伸張する。
- 指をカールして，外後頭隆起のまわりに指腹を当てる。
- クライアントに力を抜いてもらい，頭部全体の重さを手で支える。
- 小さなストレッチウエーブの動作を行う。

ROM：上位頸椎の屈曲。

牽　引：身体を後方に傾けて牽引しながら，手だけでなく身体を使ってストレッチする。

PNF：なし。

口頭指示：なし。

ストレッチ：上位頸椎の屈曲を増加させる。

反　復：2回以上行う。

10. **頸部全体の牽引―頭蓋と頸椎の関節包と組織全体―SBL，SBAL，DBAL**（図 6.28）

　目　標：SBL, SBAL, DBAL にある組織を対象とする。頸部全体の ROM を増加させる。頭蓋から頸椎の関節の離開とストレッチを行い，リラックスさせる。

クライアントのポジション：背臥位でリラックスする。

セラピスト：座位で行う方がよい。
- 片手をクライアントの外後頭隆起にひっかけ，もう一方の手を逆の向きに前頭部に置く。

ROM：牽引，離開。

牽　引：
- 両手で軽く圧迫しながら身体を後方に傾ける。
- 軽い牽引から始め，無理のない範囲で牽引を強めていく。
- 身体を後方に傾けながら，手だけでなく身体を使ってストレッチを強める。

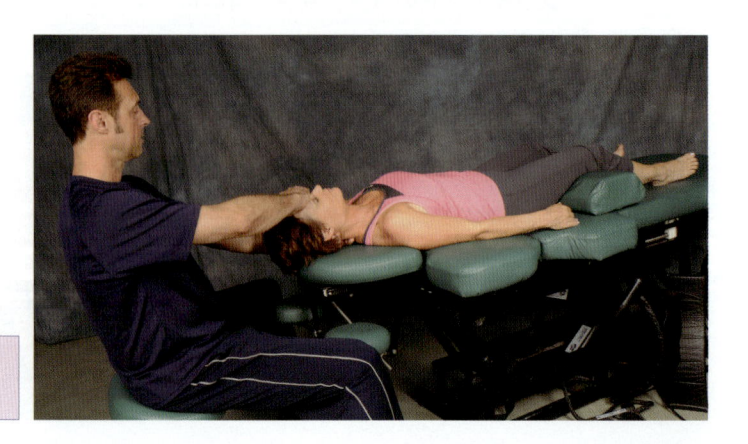

図 6.28
牽引

PNF：なし。

口頭指示：なし。

ストレッチ：頸椎の関節のスペースを広げて組織を伸張する。

反　復：2回以上行う。

11. **「頭蓋セット」：後頭下屈曲—頭頸部伸筋群—DFL**（図6.29a）

    目　標：頸部筋群を安定させ，固有感覚をリセットする。

    クライアントのポジション：背臥位。

    セラピスト：立位。

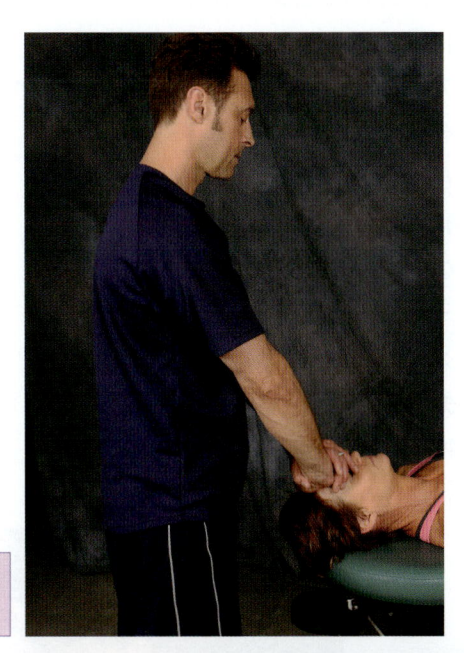

図6.29a
頭蓋セット

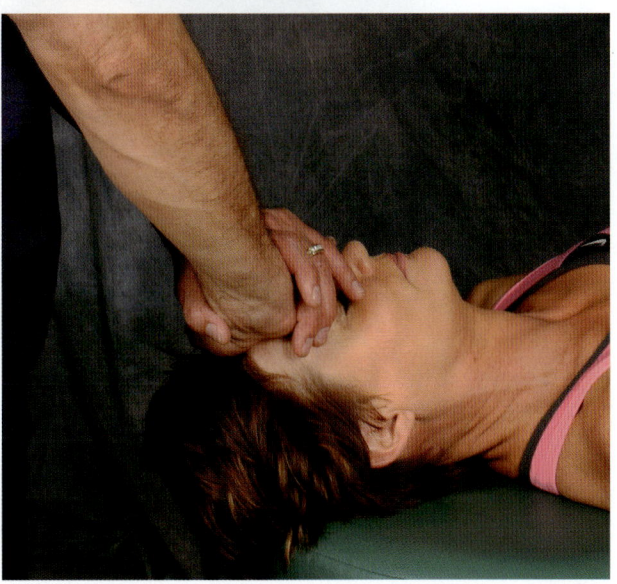

図6.29b
手の位置

- クライアントは後頭部を治療台につけ，セラピストは手をクライアントの前頭部に置く（図6.29b）。
- クライアントに軽く顎を引いてもらい，頸部後方を伸張する。
- 呼吸をしながらリラックスしてもらい，このポジションを数秒間保持する。
- 一緒に呼吸しながら安定する位置を探す。

12. **肩甲帯の下制—両側の僧帽筋—SBAL—再度行い終了する**（図6.30）

    目　標：SBALにある組織（僧帽筋）を対象とする。肩甲帯を下制させ，組織が変化したかチェックする。

    クライアントのポジション：背臥位でリラックスする。

    セラピスト：
    - クライアントの両肩の上部に指を浮かせた状態で手掌を当てる。
    - 肩甲帯を尾側に押し下げる。
    - 左右交互に肩甲帯を押し下げる。

    ROM：肩甲帯の下制。

    牽　引：なし。

    PNF：クライアントは肩をすくめる。

    口頭指示：「肩をすくめて私の手を押し上げてください」。

    ストレッチ：肩甲帯の下制を増加させる。

    反　復：PNFを2回以上行う。

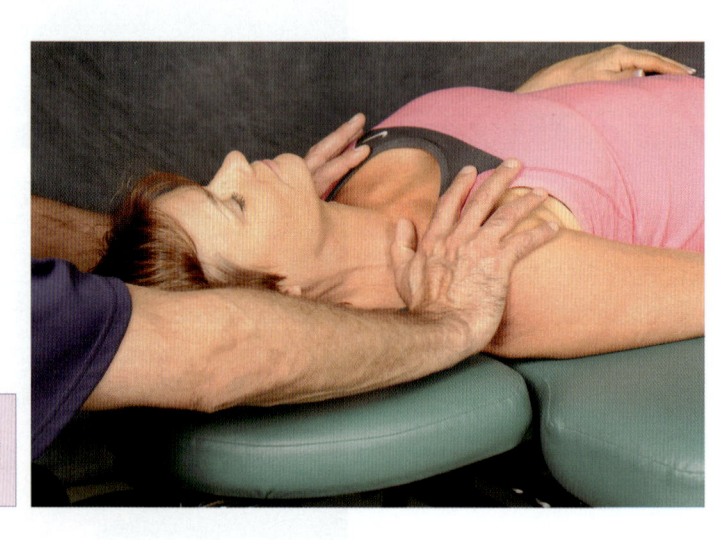

図6.30
肩甲帯の下制を再度行う

第 6 章　アッパーボディテクニック

E. 座位でのストレッチ

1. 肩関節伸展・内転—三角筋前部，胸筋—SFAL，FL

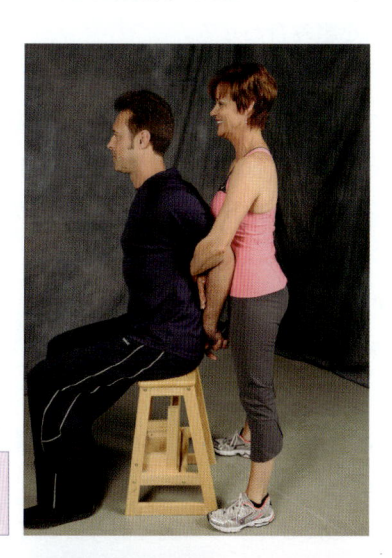

図 6.31a
肩関節伸展・内転

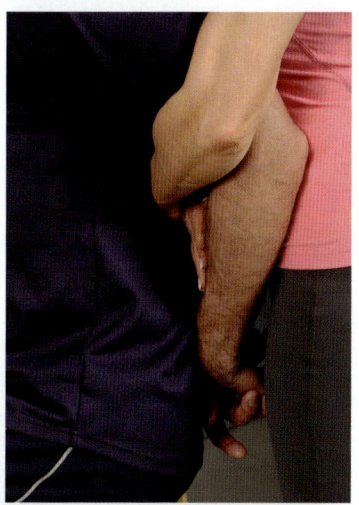

図 6.31b
手の位置

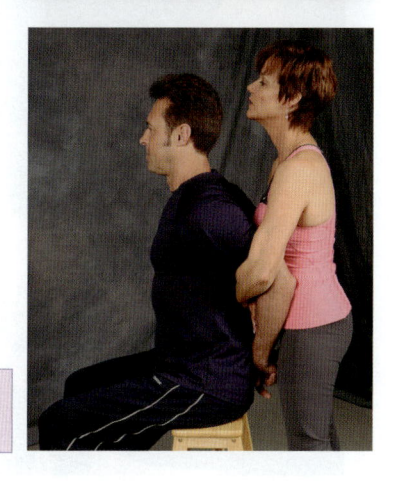

図 6.31c
PNF

目　標：SFAL，FL にある組織（三角筋前部，胸筋）を対象とする。肩関節伸展・内転・水平外転・外旋を増加させる。

クライアントのポジション：椅子に座り，足を腰幅に開き，足底を床につける。上肢を背中に回して指を組み合わせる。

セラピスト：
- クライアントの肘上方から腕を入れて軽く肘を絞る。
- 必要に応じて自分の腕を掴んで支える（図6.31a，b）。
- 呼気時にクライアントの両肘をさらに絞り近づけることで，胸部が持ち上がるようにする。

ROM：肩関節伸展・内転・水平外転・外旋。

牽　引：クライアントの肘を絞り近づけることで，胸部を開くようにイメージして牽引する。

PNF：クライアントは，セラピストの手を引き離すように，胸筋と肩関節前部を収縮する（図6.31c）。

口頭指示：「私の手をほどくように腕を前に引いてください」。

ストレッチ：肩関節伸展・内転・水平外転・外旋を増加させる。

反　復：PNF を 2 回以上行う。

2. 肩関節伸展・内転，肘関節屈曲—三角筋前部，胸筋，肩甲上腕関節前方の関節包—SFAL，FL

目　標：SFAL，FL にある組織（三角筋前部，大胸筋鎖骨部，肩甲上腕関節前方の関

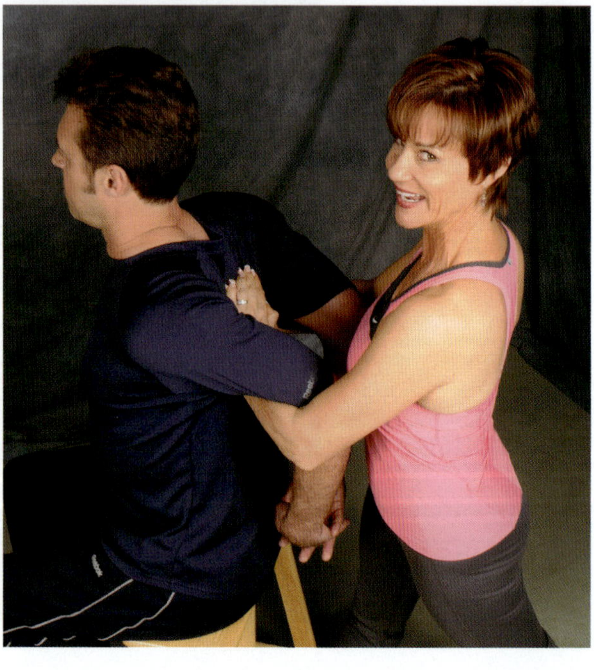

図 6.32a
肩関節伸展・内転，肘関節屈曲

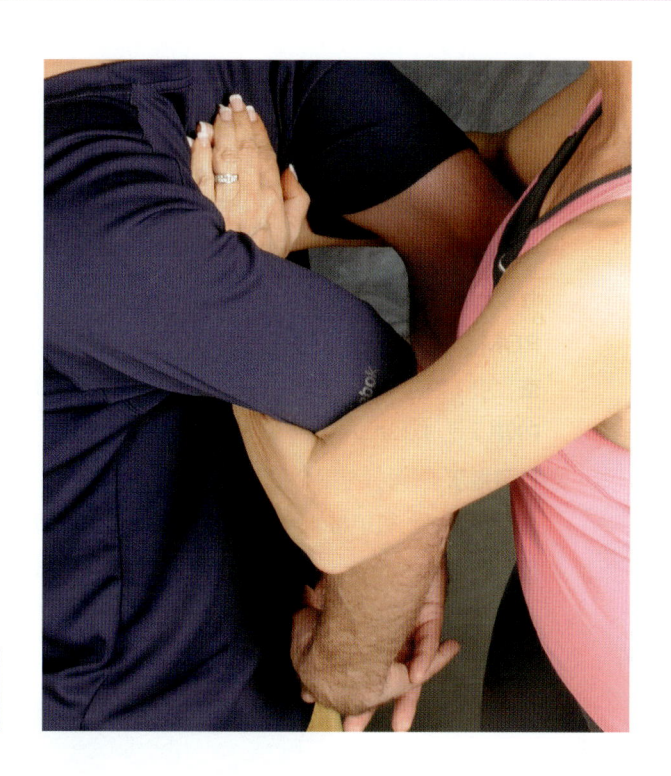

図 6.32b
手の位置

節包）を対象とする。肩関節伸展・内転・水平外転・外旋を増加させる。

クライアントのポジション：椅子に座り，足を腰幅に開き，足底を床につける。上肢を背中に回して，指を組み合わせる。背中をまっすぐに保持する。

セラピスト：

- 1のポジションから，両手をクライアントの背中に当てて押しつける（図6.32a, b）。
- 呼気時にクライアントの両肘を絞り持ち上げることで，胸部が持ち上がるようにする。
- クライアントの両肘が開かないように，背中に当てた両手をずらしながら行う。
- クライアントの上肢を持ち上げる際に，上肢だけでなく，身体を使って行う。

ROM：肩関節伸展・内転・水平外転・外旋。

牽　引：クライアントの胸骨を前方に押し出すようにしながら，上肢を上方に持ち上げるようにイメージして牽引する。

PNF：クライアントはセラピストの上肢を引き離そうとする。

口頭指示：「腕を引っ張って私の手をほどいてください」。

ストレッチ：肩関節伸展・内転・水平外転・外旋を増加させる。

反　復：PNFを2回以上行う。角度を変えてストレッチする。

3. 結髪動作：肩関節外転・肘関節屈曲—大胸筋，前胸部—SFAL, FL（図6.33a, b）

目　標：SFAL，FLにある組織（前胸部，大胸筋）を対象とする。肩甲帯伸展，肩関節外転・水平外転・外旋を増加させる。

クライアントのポジション：椅子に座り，足底を床につける。肩関節を外転して頸部後方で手を組む。背中を少し反らせてもよい。

セラピスト：後方からクライアントの肘外側に両手を当てる。

ROM：肩甲帯伸展，肩関節外転・水平外転・外旋を増加させる。

牽　引：肘を天井の方向に軽く牽引し，後方に開くようにストレッチする。

PNF：クライアントは肘を前方に動かす。

口頭指示：「両肘を閉じてください」。

ストレッチ：肩甲帯伸展，肩関節外転・水平外転・外旋を増加させる。

反　復：PNFを2回以上行う。角度を変えてストレッチする。

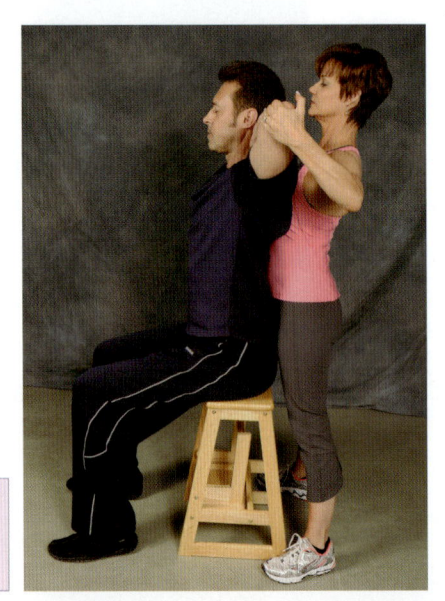

図 6.33a
大胸筋（前胸部）の
ストレッチ

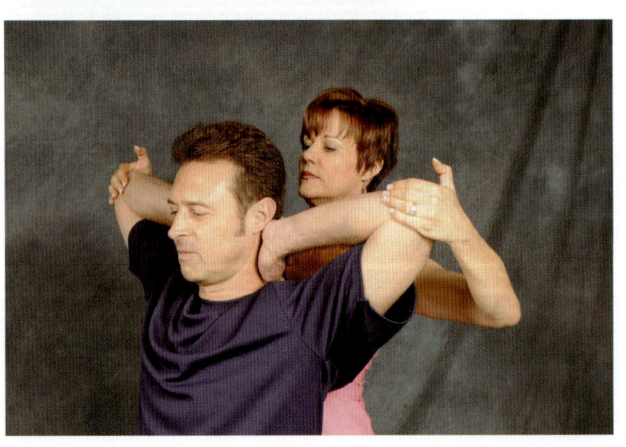

図 6.33b
大胸筋のストレッチ

第6章 アッパーボディテクニック　189

重要な動作 4. 座位での広背筋ストレッチ：肩関節外転，肘関節屈曲—広背筋，大円筋，腰方形筋，肋間筋—FL，SPL，DFL，LL，DBAL（図6.34a〜d）

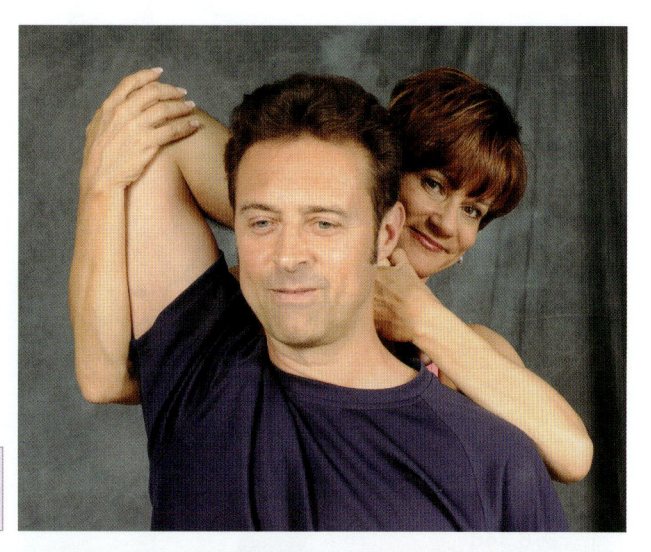

図6.34a
開始ポジション

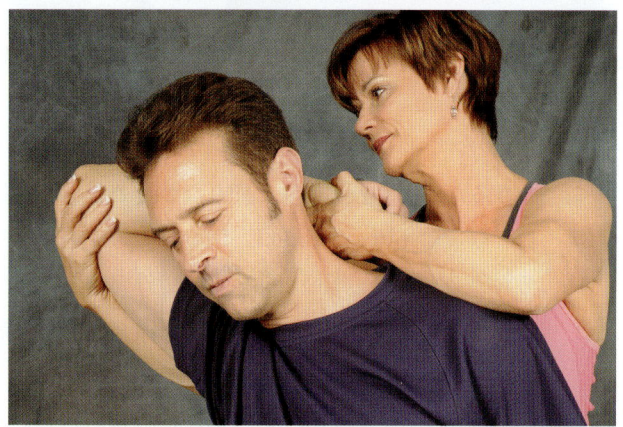

図6.34b
PNF

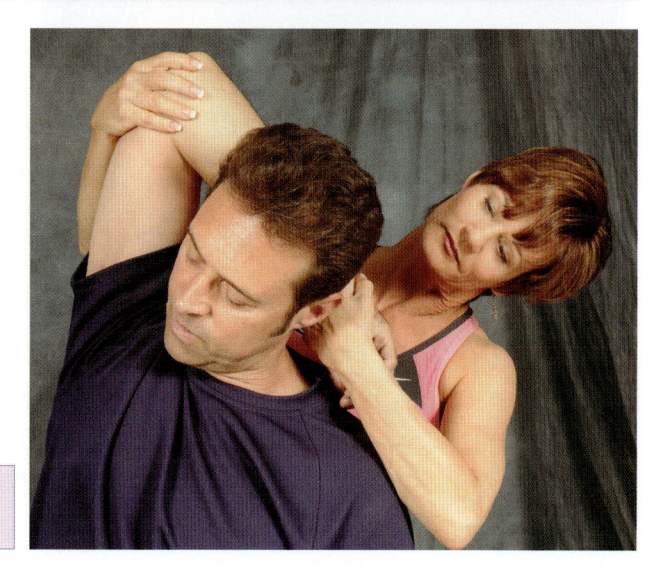

図6.34c
ストレッチ

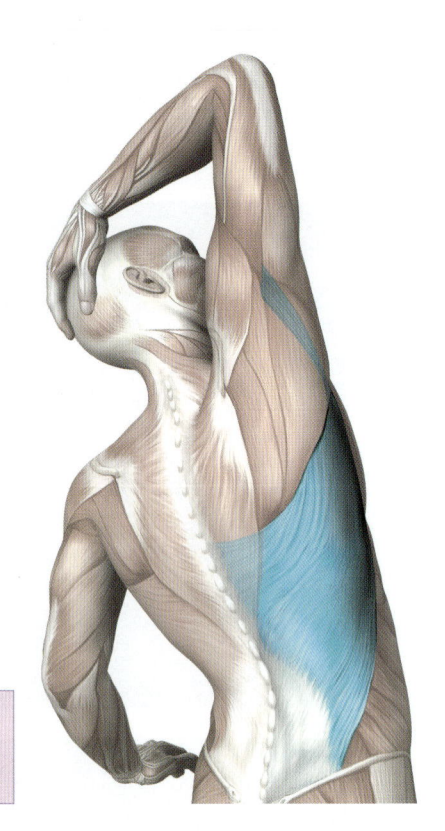

図6.34d
FL，LL の組織が主に対象となる

　このストレッチは多くの組織が対象となり，様々な角度で多くの線維に対して行う。できるだけ多くの可能性を探りながらストレッチしよう。

目　標：FL, SPL, DFL, LL, DBAL にある組織（広背筋，大円筋，腰方形筋，肋間筋）を対象とする。肩関節屈曲・外転・外旋，体幹側屈・回旋・伸展を増加させる。

クライアントのポジション：椅子に座り，足を腰幅に開き，足底を床につける。
- 背中をまっすぐにする。
- 片側の上肢を頭上に挙げて肘関節を屈曲する。

セラピスト：
- クライアントの後方で，足を腰幅に開いて立つ。
- クライアントの背中に密着するとストレッチが行いやすくなる。
- 肩関節と肘関節を屈曲したクライアントの上肢を上方に牽引し持ち上げることで，肩甲上腕関節を離開させる。
- クライアントの肘内側部に片手を当て，もう一方の手でクライアントの手関節内側部を持つ。
- クライアントの肘を上方に持ち上げ，牽引を続ける。
- クライアントの上肢を持ち上げて牽引し，体幹を側屈させ，セラピストの方に倒してストレッチする。
- 自分の身体を使い，クライアントの動作を誘導しながら，牽引を強める。

ROM：肩関節屈曲・外転・外旋，体幹側屈・回旋・伸展を増加させる。

牽　引：骨盤上部と上腕骨の間のスペースを広げるようにイメージして牽引する。
PNF：クライアントは，肘と肋骨を床の方向に引き下げ，側屈を戻そうとする。
口頭指示：「挙げた腕を腰の方に引き下げてください」。
ストレッチ：肩関節屈曲・外転・外旋，体幹側屈・回旋・伸展を増加させる。
反　復：PNFを2回以上行う。角度を変えてストレッチする。

5. 回旋を伴う座位での広背筋ストレッチ：肩関節外転，肘関節屈曲，体幹回旋—広背筋，大円筋，腰方形筋，肋間筋—FL, SPL, DFL, LL, DBAL（図6.34e）

　　4のストレッチに回旋PNFの要素を加える。

目　標：FL, SPL, DFL, LL, DBALにある組織（広背筋，大円筋，腰方形筋，肋間筋）を対象とする。回旋に関与する線維が対象である。肩関節屈曲・外転・外旋，体幹側屈・回旋・伸展を増加させる。

クライアントのポジション：座位，4のポジションと同じ。

セラピスト：4のポジションと同じ。牽引とストレッチを強めるために身体を後ろに傾ける。

ROM：肩関節屈曲・外転・外旋，体幹側屈・回旋・伸展。
牽　引：骨盤上部と上腕骨の間のスペースを広げるようにイメージして牽引する。
PNF：クライアントは体幹を回旋し，肘を反対側の股関節に向かって下げる。
口頭指示：「肘を反対側の膝の方向に下げてください」。
ストレッチ：肩関節屈曲・外転・外旋，体幹側屈・回旋・伸展を増加させる。
反　復：PNFを2回以上行う。角度を変えてより多くの線維をストレッチする。

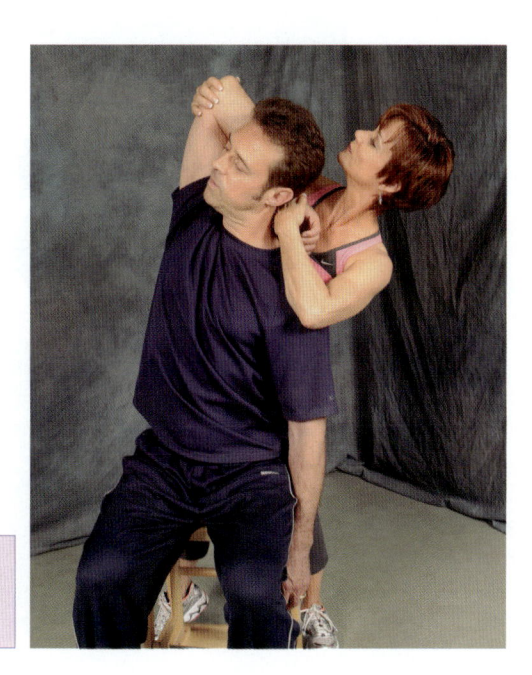

図6.34e
回旋を伴う座位での広背筋ストレッチ

6. 座位での上腕三頭筋ストレッチ：肩関節屈曲，肘関節屈曲―上腕三頭筋―DBAL（図6.35a～c）

目　標：DBALにある組織（上腕三頭筋）を対象とする。肘関節屈曲，肩関節屈曲を増加させる。

クライアントのポジション：5と同じポジション。

セラピスト：5の終了ポジション。

- 上腕三頭筋長頭の近位線維に焦点を当てるため，一方の（肘に置いていた）手をクライアントの肩関節の前面に当て，もう一方の（手関節に置いていた）手をクライアントの肘関節に当てる。
- クライアントの上肢を軽く持ち上げて牽引しながら，肘関節の屈曲を補助する。
- 手の位置を変えて，クライアントの肘関節後部と手指を持つ。
- ストレッチしながら，クライアントの肘関節を上後方に持ち上げ，屈曲させる。
- クライアントの手指を下方に引き下げる。
- クライアントの手指を軽く引き下げながら，肩を後方へ押し込むようにストレッチする。

ROM：肘関節屈曲，肩関節屈曲。

牽　引：肘を天井の方向に持ち上げてから，セラピストの身体の方に動かし，最後に手指を下方に引き下げるようにイメージして牽引する。

PNF：クライアントはセラピストの手を肘で前方に押し，肘を伸ばして手を持ち上げようとする。

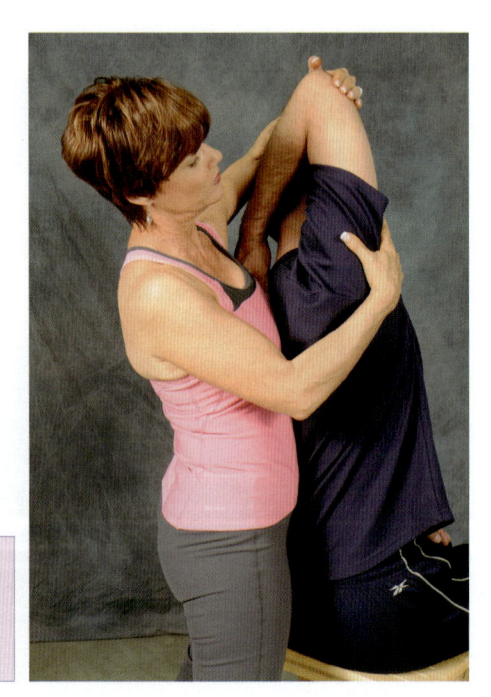

図6.35a
座位での上腕三頭筋PNF（近位の線維を対象とする）

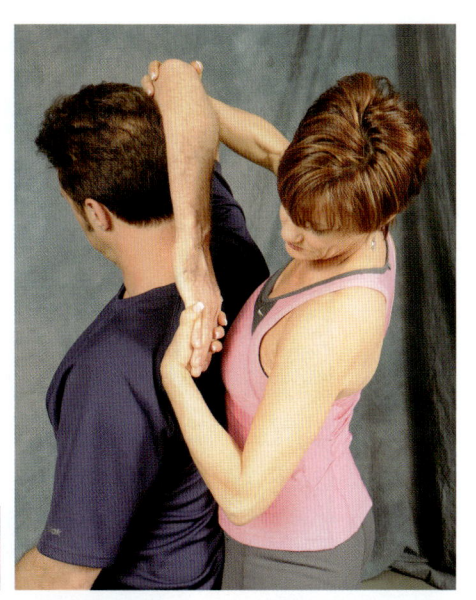

図 6.35b
開始ポジション

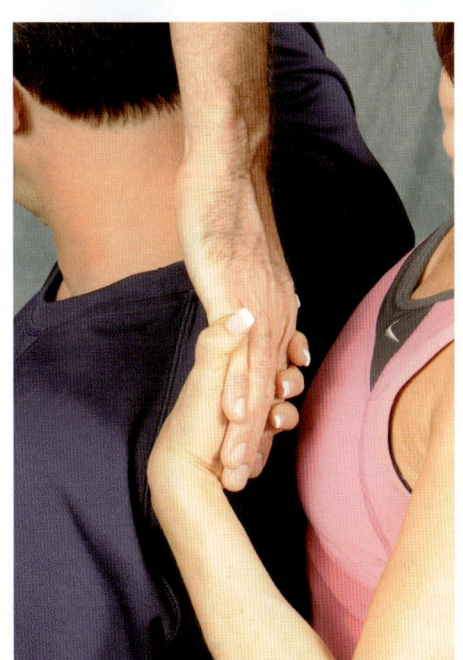

図 6.35c
手の位置

口頭指示：「肘で私の手を前に押してください」，「肘を伸ばして手を天井の方に持ち上げてください」。

ストレッチ：肘関節屈曲，肩関節屈曲を増加させる。角度を変えてより多くの線維をストレッチする。

反　復：2回以上行う。

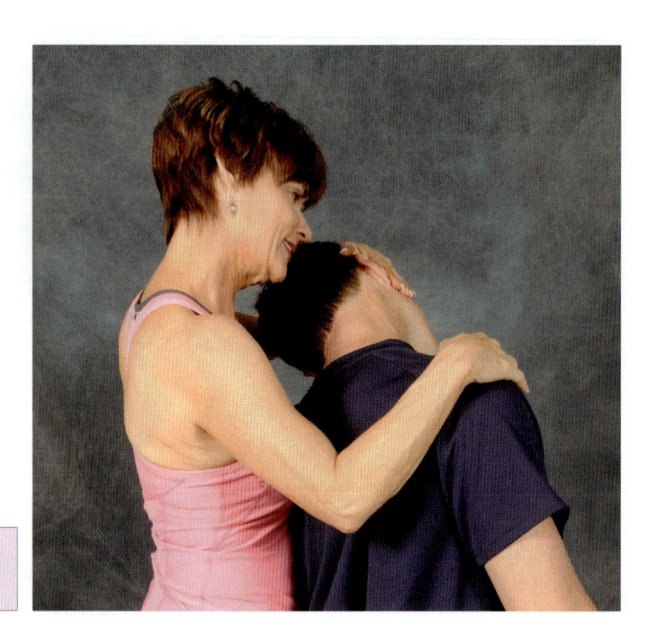

図 6.35d
肩甲挙筋のリリース

7. 肩甲挙筋のリリース：頸部回旋と同側への側屈—肩甲挙筋—DBAL（図 6.35d）

目　標：DBAL にある組織（肩甲挙筋）を対象とする。これまで行った座位でのストレッチにより肩甲挙筋が収縮しているので，リリースして座位でのストレッチを終了する。

セラピスト：

- 6 のポジションからクライアントの上肢を離す。
- クライアントが頸部を屈曲してから，6 でストレッチしていた上肢と反対側に動かすのを補助する。
- 一方の手をクライアントの肩に置き，もう一方の手は側頭部に当てる。
- 両手で軽く下方に押す。
- 頭部と肩が離れるようにストレッチする。
- 組織をリリースするために何回か呼吸する。
- 頭部を前方に動かし頸部屈曲位にしてから，頭部を持ち上げて終了する。
- ストレッチを終了する際には，必ず中間位に戻すことが重要である。このことによって，伸張された組織を再び収縮させないようにする。

4 〜 7 のストレッチを反対側でも同じように行う。

第6章　アッパーボディテクニック　195

F. 床の上でのストレッチ

1. バランスボール上での大胸筋ストレッチ：肩関節外転，肘関節屈曲 —大胸筋—SFAL，FL

目　標：SFAL，FLにある組織（前胸部と肩前方にある線維全体，大胸筋）を対象とする。肩関節外転・水平外転・外旋，体幹伸展を増加させる。

クライアントのポジション：ボール上で背臥位になり，足を腰幅に開いて足底を床につける。首の後ろで両手を組む。

セラピスト：

- クライアントの頭側に立ってランジ姿勢をとる。
- クライアントの肘に手を置く（図6.36a）。
- クライアントの肘を床に向かって開くように軽く押す。
- 後ろ側の膝を床につく（図6.36b）。
- 身体を前傾させてストレッチを強める（図6.36c）。

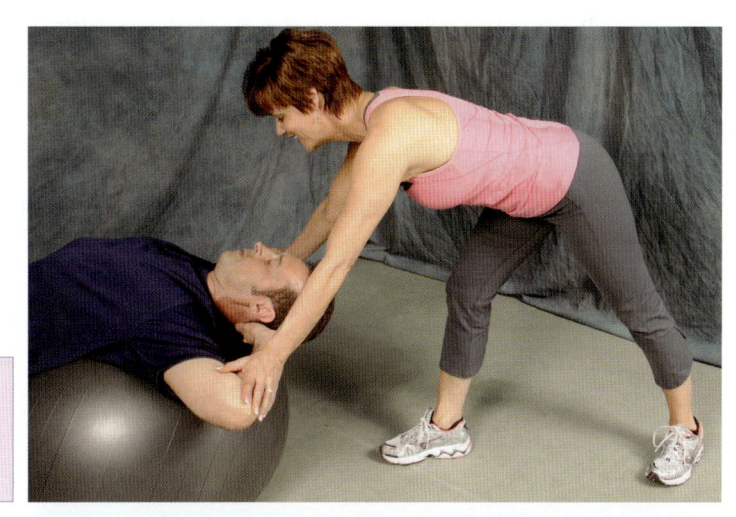

図6.36a バランスボール上での大胸筋ストレッチ—開始ポジション

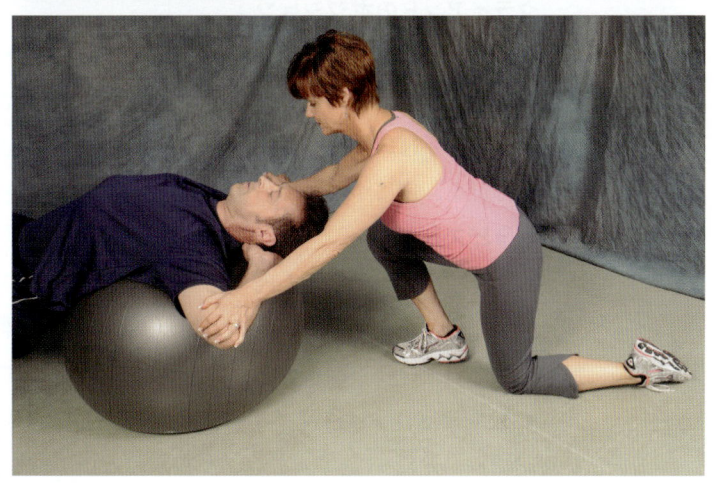

図6.36b セラピストは片膝立ちになる

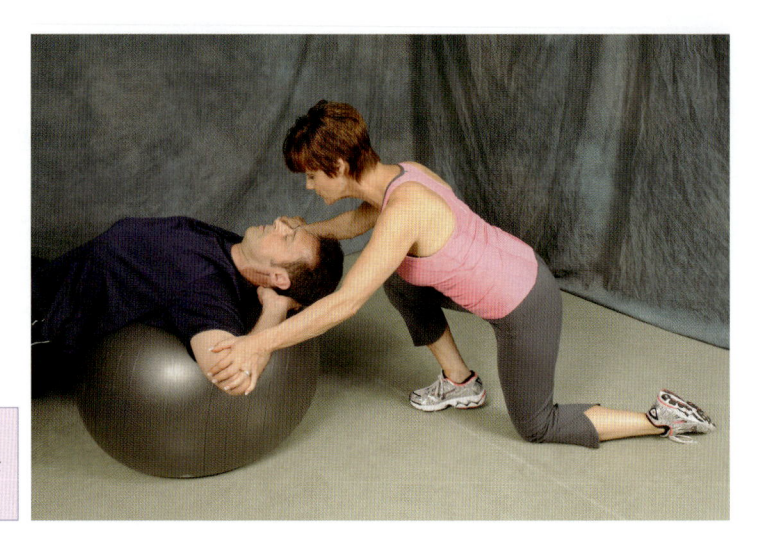

図 6.36c
セラピストは身体を前方に傾ける

- ストレッチをさらに強めて胸筋の線維に焦点を当てるために，ボールをクライアントの足部の方にゆっくりと転がす。

ROM：肩関節外転・水平外転・外旋，体幹伸展。

牽　引：肩を開き，肘を床の方向に下げるように牽引する。

PNF：クライアントは肘を天井の方向に持ち上げる。

口頭指示：「肘を合わせるように持ち上げてください」。

ストレッチ：肩関節外転・水平外転・外旋，体幹伸展を増加させる。

反　復：PNF を 2 回以上行う。角度を変えてより多くの線維をストレッチする。

重要な動作 2．バランスボール上での小胸筋ストレッチ：肩関節外転，肘関節屈曲（90°／90°）—小胸筋—DFAL

目　標：DFAL にある組織（胸部の深層にあるすべての線維，小胸筋）を対象とする（図 6.37a）。小胸筋の 3 つの付着部すべてをリリースする。肩甲骨の後退を増加させる。

クライアントのポジション：

- 両膝立ちで膝を腰幅に開き，一方の上肢をボールの上に乗せ，肘関節 90°屈曲位にする。ボールの大きさは四つ這い位で肩の高さと同じになるものを使用する。
- 対側の手は床につき，肩関節の真下に位置するようにする。
- 体幹を，床についている手の方向へ下げるよう，ゆっくりと回旋させる。

セラピスト：

- クライアントの後ろか前に立つ。やりやすい方でよい。
- 一方の手をクライアントの肩関節に接する肩甲骨外側縁上に置く（図 6.37b）。
- 手を肩甲骨の方向に少し角度をつけるように当てて軽く押さえる。
- もう一方の手はクライアントの肘外側部に置き，ボールの方に押しつけるか，外側に引き離すようにする。どちらの方法でも肘が肩関節から離れるように牽引す

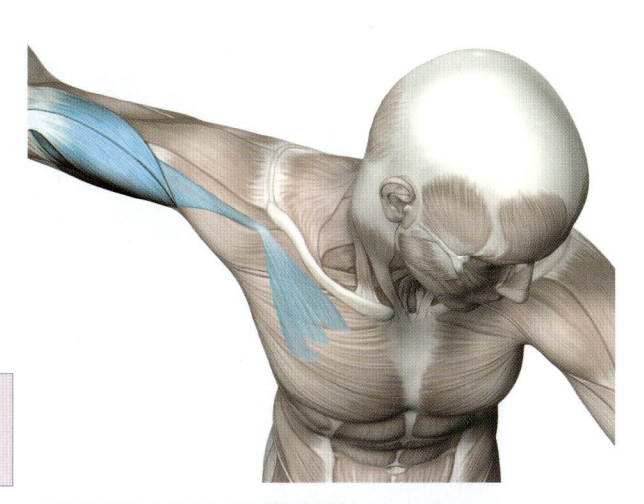

第6章　アッパーボディテクニック　197

図 6.37a
DFALにある組織を
対象とする

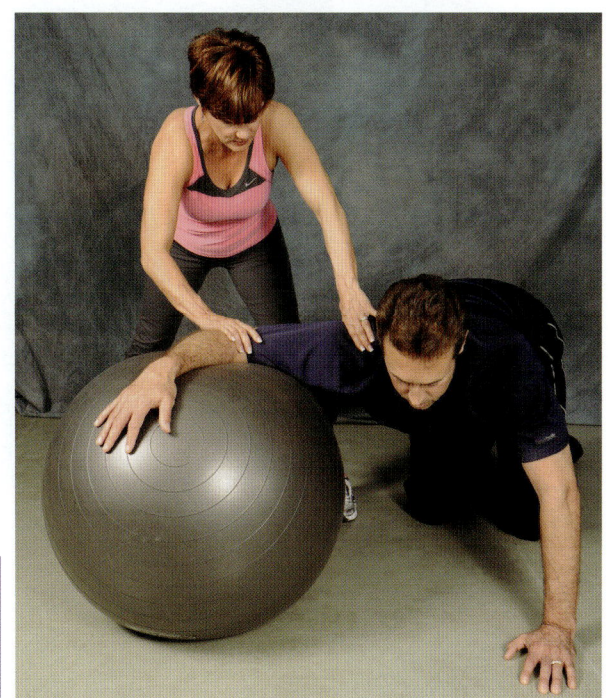

図 6.37b
バランスボール上で
の小胸筋ストレッ
チ―開始ポジション

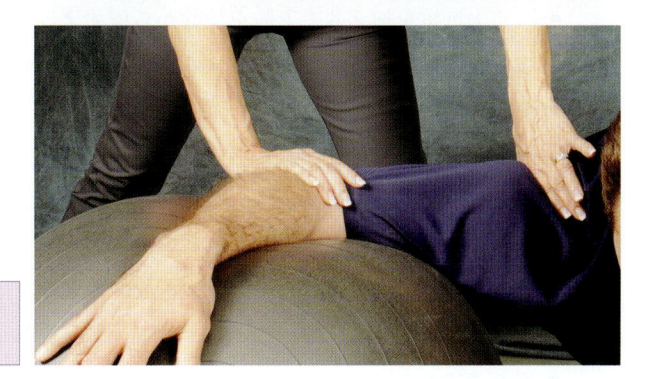

図 6.37c
手の位置

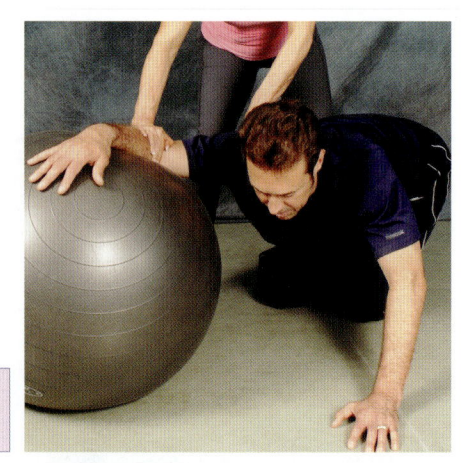

図 6.37d
PNF

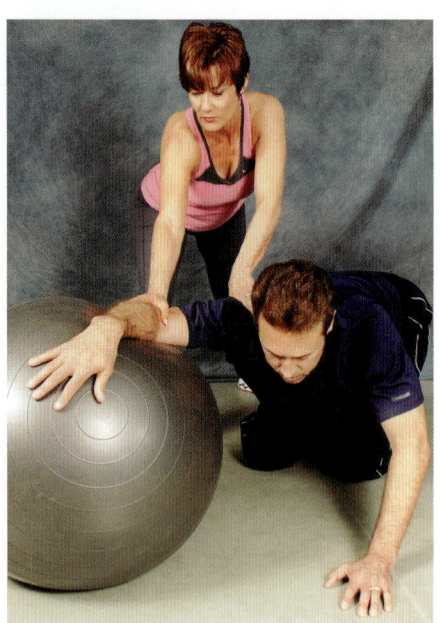

図 6.37e
牽引

る（図 6.37c）。
- 一定の抵抗を加える。上肢を体幹から離すように牽引することに集中する。
- より多くの線維をストレッチするために，ボールを少し前に転がす。
- 肩甲骨を押すことで肩関節の下方へのストレッチを少しずつ強める。
- 外側に身体を傾けながら牽引する。

ROM：肩甲帯の後退。体幹をボールの高さよりも下に下げ，ボールに乗せた上肢から離れるように回旋する。

牽　引：肘と肩甲骨の間のスペースを広げるように牽引する（図 6.37e）。

PNF：
- クライアントはセラピストの手の力に抵抗して身体を起こす（図 6.37d）。
- クライアントは左右均等に腰を下げる。
- クライアントはボールに乗せた上肢と反対側へ腰を降ろす。

口頭指示：
- 「身体を起こしながら私の手を押し上げてください」。
- 「腰を下げてください」。
- 「ボールに乗せた腕とは反対側へ腰を下げてください」。

ストレッチ：肩甲帯の後退を増加させる。

反　復：PNFを2回以上行う。角度を変えてより多くの線維をストレッチする。

反対側も同様に行う。

G．立位でのストレッチ

重要な動作

1．立位での菱形筋ストレッチ：体幹回旋，肩関節屈曲，肩甲帯前方突出 —菱形筋—DBAL，SPL（図 6.38a〜d）

目　標：DBAL，SPLにある組織（菱形筋）を対象とする。

クライアントのポジション：
- 上体を前傾させてテーブルなどの安定したものに掴まる。
- 両足を腰幅に開き，膝関節を屈曲位に保つ。
- 体重を両足に均等にかける。一方の足に体重を移動させないように注意する。
- 外側にある上肢を伸ばしてセラピストの前腕（手関節の上方）を掴む。

セラピスト：
- クライアントとは逆の方向を向く。
- 足を腰幅に開き，膝関節を屈曲する。
- 上体を前に傾ける。
- 一方の手をクライアントの広背筋の下側に当て，もう一方の手でクライアントの手首を掴む。互いに手首をひっかけてしっかりと掴む。

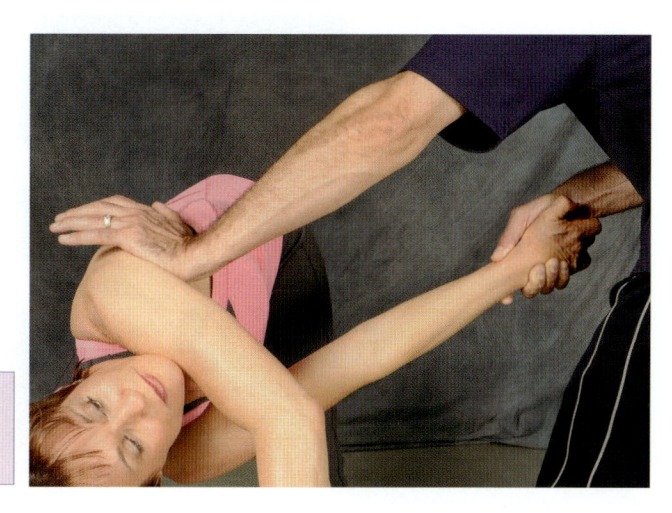

図 6.38a
菱形筋のストレッチ—手の位置

- クライアントの上肢を引っ張り，もう一方の手で広背筋を天井の方向に押しながら体幹を回旋させる。上肢を引っ張ることよりも体幹を回旋させることに焦点を当てる。

ROM：体幹回旋。

牽　引：クライアントの身体から上肢を離すように体幹を回旋させながら牽引する。

PNF：クライアントは上肢と肩を引き戻しながら，セラピストとは反対の方向に体幹を回旋させる。

口頭指示：「腕を引っ張って体を反対の方向に捻ってください」。

ストレッチ：体幹回旋を増加させる。

反　復：PNFを2回以上行う。角度を変えてより多くの線維をストレッチする。

反対側も同様に行う。

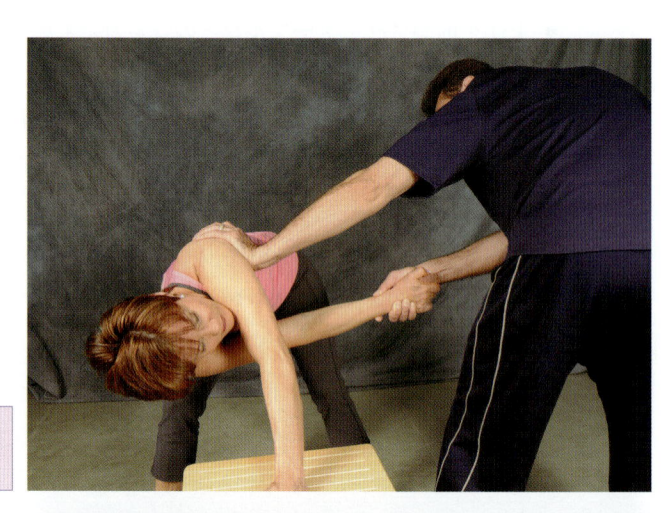

図 6.38b
ROM

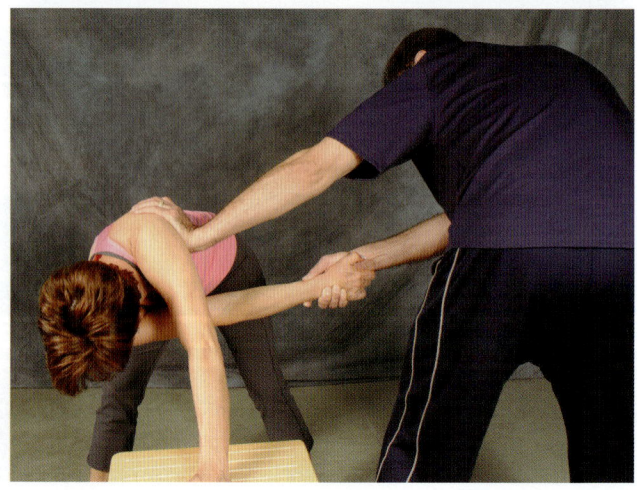

図 6.38c
PNF

第6章 アッパーボディテクニック

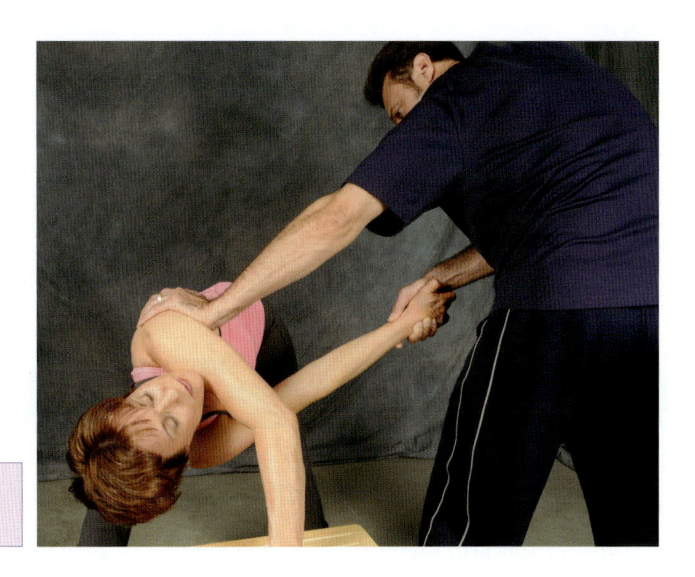

図 6.38d
ストレッチ

略語一覧

AIS：Active Isolated Stretching：アクティブアイソレイテッドストレッチング
DBAL：deep back arm line：ディープ・バックアームライン
DFAL：deep front arm line：ディープ・フロントアームライン
DFL：deep front line：ディープ・フロントライン
FL：functional line：ファンクショナルライン
FST：Fascial Stretch Therapy：筋膜ストレッチセラピー
LL：lateral line：ラテラルライン
LSS：lengthen–shorten–or–stabilize：伸張−短縮−安定化
MET：muscle energy technique：マッスルエナジーテクニック
PMJN：posture–myofascia–joint–nerve：姿勢−筋筋膜−関節−神経
PNF：Proprioceptive Neuromuscular Facilitaion：固有受容性神経筋促通法
PRT：positional release technique：ポジショナルリリーステクニック
PTSD：post traumatic stress disorder：心的外傷後ストレス障害
ROM：range of motion：関節可動域
SBAL：superficial back arm line：スーパーフィシャル・バックアームライン
SBL：superficial back line：スーパーフィシャル・バックライン
SFAL：superficial front arm line：スーパーフィシャル・フロントアームライン
SFL：superficial front line：スーパーフィシャル・フロントライン
SITTT：scan–identify–treat–test–treat again：スキャン−特定−治療−テスト−再治療
SOAP：subjective–objective–assessment–plan：主観的情報−客観的情報−情報の評価−計画
SPL：spiral line：スパイラルライン
TOC：traction–oscillation–circumduction：牽引−振幅運動−分回し運動

索 引

あ行

アクチンジオドーム　10
アクティブアイソレイテッドストレッチング　43
アシステッドストレッチング　15
アシステッドヨガ　45
圧搾　30
圧縮　31
圧痛　50
アッパーボディテクニック　141
圧迫　30
アプローチ　41
アポトーシス　16
アライメント　50
安定化　51

痛み　25, 37, 73, 75
インテグリティー　10
インテグリン　15
インピンジメント　93, 152

ウォームアップ　92, 112, 142, 146, 168
烏口鎖骨靭帯　62
烏口腕筋　151
動き　49
運動感覚　16, 30
運動制御　17
運動パターンの動員　42
運動面　28

エルゴレセプター　17

オーバーストレッチ　81

か行

外後頭隆起　170, 171, 182
回旋　43, 54, 55, 101, 104, 106, 176
　―の自動運動　59
回旋筋群　176
回旋動作　59
改善　25, 73, 75
外側ハムストリングス　120, 121
過可動性　88
核のリモデリング　6
下肢からの腰部側屈　130
下肢屈曲位　92
下肢伸展位　112
下肢伸展挙上　68, 91
荷重位　54
過剰な圧縮力　12
過剰な伸張力　12
可塑性　29
下腿　138
肩関節　146, 154, 156
肩関節外旋　158
肩関節外旋筋群　161
肩関節外転, 肘関節屈曲　188, 189, 192, 195
肩関節外転, 肘関節屈曲（90°／90°）　196
肩関節外転, 肘関節屈曲, 体幹回旋　191
肩関節屈曲, 肩甲帯前方突出, 体幹回旋　199

肩関節屈曲, 水平内転を伴う頭上への　153
肩関節屈曲, 頭上への　152
肩関節伸展・内旋　166
肩関節伸展・内転　185, 186
肩関節水平外転・外旋（90°外転位）　163
肩関節水平内転　154
肩関節内旋　161
肩関節の牽引―90°外転位　150
肩関節の牽引―90°外転位からの水平外転　151
肩関節の牽引―軽度屈曲・外転位　149
肩関節の牽引―肩甲上腕関節の中間位・緩みの位置　147
肩関節の牽引―上肢挙上位, 対角線方向　151
可動域　3, 25, 52, 170
　―の量　50
可動域測定　60
可動域評価　78, 92, 112, 146, 168
可動性低下　88
観察　48, 86
　―背臥位での　141
関節　29, 73, 76
関節のテスト　62
関節包　29, 66, 88, 101, 147, 150, 170, 181, 182, 186
関節マニピュレーション　61
環椎後頭関節　170

機械受容性の信号　14

拮抗筋　60
機能的肢位　52, 54, 57
機能的テスト　59
機能的動作パターン　48
脚長差　29, 32, 86
客観的情報　47
客観的テスト　48
嗅覚　17
胸筋　185, 186
強度　33, 34, 43
共同筋　42, 60
胸腰筋膜　101
胸腰部　104, 106
胸腰部回旋　101, 106
胸腰部回旋，股関節屈曲・外旋，膝関節屈曲　106
筋緊張　13, 14
筋筋膜経線　32
筋筋膜のテスト　62
緊張　13
筋の張力　14
筋紡錘　16, 27
筋膜　130
筋膜ストレッチセラピー　3, 21, 41, 42
筋膜組織　6
筋膜要素　126
筋膜ライン　84
筋力　52

クライアントのポジション　84

計画　47, 48
形質転換増殖因子　6
傾斜　54, 55
継続時間　33〜35, 43
形態　9
頸椎　170, 171, 182
頸部　168, 179, 182
頸部回旋　173
頸部回旋，同側への側屈　194
頸部回旋筋群　173
頸部伸筋群　176
頸部側屈　175, 176

頸部側屈筋群　175, 176
頸部に対するストレッチの重要事項　168
結髪動作　188
牽引　27, 31, 65, 73, 74, 76, 84, 101, 170, 171, 179, 181, 182
　―頸部　169
　―上肢　146
　―反対側への　104
牽引−振幅運動−分回し運動　64
牽引に対する抵抗　78
牽引のポイント　77
肩甲挙筋　62, 194
肩甲上腕関節　147, 186
肩甲帯　142, 144
　―下制　145, 168, 184
　―挙上　145
　―後退　143
　―前方突出　144, 156
肩甲帯セット　167
肩甲帯前方突出，体幹回旋，肩関節屈曲，199
原始的な運動パターン　42
腱紡錘　16, 27

コア　130
交感神経系　24
構造的病態　37
後退　144
後頭下関節　170, 181
後頭下筋群　169
後頭下屈曲　183
口頭指示　84
広背筋　81, 151〜153, 189, 191
股関節　88, 94, 104
股関節・膝関節屈曲　94
股関節外旋筋群　106, 125
股関節外転筋の収縮　134
股関節屈曲・外旋　106
股関節屈曲・外旋・内転　106
股関節屈曲・外旋・内転，膝関節屈曲45°　106

股関節屈曲・外転・外旋　98, 99
股関節屈曲・外転，膝関節屈曲　96
股関節屈曲・外転，膝関節伸展　113, 115〜117
股関節屈曲・内転・外旋，膝関節屈曲90°　110
股関節屈曲・内転・内旋，腰部回旋　118, 121
股関節屈曲・内転，膝関節伸展，腰部回旋　120
股関節屈曲・内転，腰部回旋　104
股関節屈曲，膝関節伸展　112
股関節屈筋群　123, 125, 126
股関節伸筋群　110
股関節伸展　123, 126
股関節伸展・内転　125
股関節伸展，膝関節屈曲　128
股関節内転筋群　96, 98
股関節内転筋の収縮　135
呼吸　22, 23, 73, 74
呼吸テクニック　79
個人差　83
骨盤安定化　134
骨盤外旋　122
コミュニケーション　82
固有感覚　183
固有受容性神経筋促通法　26, 41, 42
固有受容性入力　16
固有受容性の器官　30
固有受容性ループ　27
コリオグラフィー　22
コントラクト−リラックス　7, 32, 68

さ行

座位姿勢　57
最終域感　88
最大随意収縮　42
最大抵抗　42

索 引

再治療 51, 53
座位のストレッチ 185, 189, 191, 192
細胞骨格 15, 16
　—のプリストレス 15
　—のプリテンション 15
　—のリモデリング 6
細胞死 16
サックオブバンズ 106
三角筋 154, 185, 186

自意識 17
ジオデシックドーム 10
持久力系 33, 34
支持基底面 58, 60
姿勢 52
姿勢–筋筋膜–関節–神経 54
姿勢テスト 54
姿勢反射 42
姿勢変化 57
社会的感情 17
斜角筋 62, 147
自由神経終末 27
柔軟性 8, 52
主観的インタビュー 47
主観的情報 47
手根関節の滑り 155
手根管のストレッチ 155
手根骨のダンス 155
主動筋 42, 43
手部のモビライゼーション 155
順序 24, 73, 75
上位・下位交差症候群 55
上位胸椎 171
上位頸椎関節の離開 169, 170
上位頸椎屈曲 171
小胸筋 151, 152, 196
上肢 146
症状 60
症状の再現 49
情動 17
上背部 156
情報の評価 47
上腕三頭筋 152, 153, 192

上腕二頭筋 151, 166
触診 48
触診能力 49
シングルレッグトラクション 88, 92
神経学的テスト 52
神経筋筋膜 27, 73, 75
神経筋筋膜連鎖 43
神経系 23, 73, 74
神経終末 16
神経伝達経路 9
神経のテスト 63
深層外旋六筋 81
靭帯 29
身体，下肢，手の位置についてのヒント 83
身体認識 17
伸張 30, 51
伸張–短縮–安定化 50
伸張反射 42
心的外傷後ストレス障害 23
伸展刺激 5
振幅運動 27, 65, 74, 147

スイートスポット 88, 92
スウープ 109, 111
スーパーフィシャル・バックアームライン（SBAL) 63, 147, 150〜156, 168〜171, 175, 176, 181, 182, 184
スーパーフィシャル・バックライン（SBL) 55, 68, 94, 96, 98, 99, 101, 104, 112, 113, 115, 116, 118, 120, 121, 138, 169, 171, 175, 176, 181, 182
スーパーフィシャル・フロントアームライン（SFAL) 63, 150〜152, 155, 158, 163, 185, 186, 188, 195
スーパーフィシャル・フロントライン（SFL) 55, 62, 106, 123, 125, 126, 128
スキャン 51, 56

スキンロール 50
スクワット 60
スタティックストレッチング 4
スティフネス 29, 37, 56
ストラクチュラルインテグレーション 58
ストラップ 79
ストレッチ 84
　—座位の 185, 189, 191, 192
　—小胸筋 196
　—上腕三頭筋 192
　—大胸筋 195
　—床の上での 195
　—立位の 199
　—菱形筋 199
ストレッチウェーブ 22, 74, 80, 95, 102, 110, 170
ストレッチング 6, 41
　—効果 3
ストレッチングサイエンティフィカリー 44
スパイラルライン（SPL) 59, 63, 101, 104, 106, 112, 113, 115, 116, 120, 121, 123, 125, 126, 128, 130, 156, 157, 173, 175, 176, 189, 191, 199
スポーツ 38
スローストレッチウェーブ 23

生細胞 15
静的姿勢 50
静的ストレッチング 4, 68
静的評価 54, 55
静的立位姿勢 54
生理的恒常性 12
脊柱回旋，最終域までの 157
脊柱起立筋 157
舌骨下筋 179
舌骨上筋 179
セッション 47
　—を成功させるためのヒント 81

索引

セラピーローカライゼーションテスト　48
セラピスト　84
セルフストレッチング　68
線維芽細胞　6
前胸部　188
仙骨セット　134, 136
全般的評価　141

僧帽筋　147, 150, 154, 168, 184
足関節背屈　138
側臥位　142
測定　48
組織構造の変化　50
疎性結合組織　6
速筋線維　33, 34

た行

大円筋　189, 191
対角線　42, 43
体幹回旋　156
体幹回旋, 肩関節外転, 肘関節屈曲　191
体幹回旋, 肩関節屈曲, 肩甲帯前方突出　199
大胸筋　151, 152, 163, 188, 195
大腿四頭筋　128
大殿筋　101, 110
タイトネス　37
ダイナミックウォームアップ　5
ダイナミックストレッチング　5
タイマッサージ　45
立ち直り反射　42
他動運動　64
他動運動時の抵抗　66
ダブルレッグトラクション　87
単関節　92, 112
短縮　51
弾性　29
単胞性脂肪細胞　6

チキソトロピー　26
遅筋線維　33, 34
中殿筋　101, 106
腸脛靱帯　118, 120, 121
徴候　60
腸骨筋　122
腸腰筋　81
張力　10, 13
治療　51
治療台上での評価　64

ディープ・バックアームライン（DBAL）　63, 146, 147, 150〜153, 156, 161, 169〜171, 175, 176, 181, 182, 189, 191, 194, 199
ディープ・フロントアームライン（DFAL）　62, 63, 151, 152, 158, 166, 196
ディープ・フロントライン（DFL）　58, 92, 96, 98, 99, 106, 113, 115, 116, 122, 123, 125, 126, 128, 169, 176, 179, 183, 189, 191
抵抗運動　68
抵抗感　78
ディッシュラグ　156〜158
手関節のモビライゼーション　155
適応能力　9
テクニック　41
テスト　51
殿筋　94, 96, 118, 120
殿筋のスウープ　110
テンション　10, 13
テンセグリティー　10
テンセグリティー構造　10, 58, 61
殿部　121

頭蓋　169, 182
頭蓋セット　183
頭頸部伸筋群　183
統合　10

動作　22, 49
　—の質　50
　—の問題　61
動作評価　63
等尺性収縮　43
等張性収縮　43
動的ウォームアップ　5
動的定常状態　11
動的評価　54, 58
島皮質　16
トーン　13
特定　51

な行

内受容間隔　16
内受容器　16
内旋筋群　158
内側ハムストリングス　98, 99, 113, 115

は行

バイオテンセグリティー構造　10, 11
バイオテンセグリティーの法則　11
背臥位での観察　141
バイセプスカール　167
パチニ小体　16, 27
バックライン　92
ハムストリングス　68, 94, 96, 112, 117
パラメータ　61
バランス障害　60
バランスボール　195
バリア　34, 66
パワー系　33, 34
反射　32, 73
反復回数　33〜35, 43

腓骨筋　118, 120, 121, 130
膝関節屈曲　94, 106
膝関節屈曲45°　106

膝関節屈曲90° 110
膝関節屈曲，股関節伸展，128
膝関節屈曲，股関節屈曲・外転 96
膝関節伸展 112
肘関節屈曲 186
肘関節屈曲，肩関節外転 189, 192, 195
肘関節屈曲，肩関節外転（90°／90°） 196
肘関節屈曲，肩関節外転，体幹回旋 191
肘関節伸展 166
非対称性 50
ヒップクリアランス 86
腓腹筋 138
評価 142

ファシリテイテッドストレッチング 44
ファストストレッチウェーブ 23
ファンクショナルライン（FL）63, 94, 96, 98, 99, 101, 104, 110, 115, 116, 125, 126, 128, 150〜153, 157, 163, 173, 185, 186, 188, 189, 191, 195
副交感神経（系）23, 169, 170
複数の運動面 73, 76
複数の運動面における軟部組織の可動域評価とストレッチのガイドライン 112
プリストレス 10, 12
振り付け 22
プリテンション 10, 12
分回し運動 27, 65, 75, 93, 147

変位 54, 55
変形 28, 30

方法 41

ホールド−リラックス 42, 68
ポジショナルリリーステクニック 45
ポジション 84
ボディメカニクス 82
ボディリーディング 54
ボディワーク 45
ホメオスタシス 17

ま行

マッスルエナジーテクニック 26, 45
マニュアルセラピースキャン 48
マニュアルセラピスト 64
慢性疼痛 23

メカノレセプター 24, 27, 66
　─の位置 28

モーターコントロール 58
目標 34, 73, 77, 84
モビライゼーション 26

や行

床の上でのストレッチ 195

腰筋 122
腰仙骨部 94, 96, 106
腰部 118, 120, 121
腰部・股関節・膝関節伸展 138
腰部・股関節・膝関節伸展，足関節背屈 138
腰部回旋 101
腰部回旋，股関節屈曲・内転 104
腰部回旋，股関節屈曲・内転・内旋 118, 121
腰部側屈 130
腰方形筋 81, 106, 130, 157, 189, 191

ら行

螺旋 42, 43
ラテラルライン（LL）63, 89, 106, 118, 120, 123, 125, 130, 173, 175, 176, 189, 191
ランジ 138

力学的伸展刺激 6
梨状筋 106
立位姿勢 54
立位のストレッチ 199
菱形筋 150, 151, 153, 157, 199
リリース 194
臨床的アプローチ 61

ルフィニ終末 16, 27

レジスタンスストレッチング 45
レッドフラッグ 37

ローワーボディテクニック 73
肋間筋 189, 191

わ行

彎曲 54, 55

欧文

Active Isolated Stretching (AIS) 42, 43
approximation 31
asymmetry 50

biotensegrity 10

cyclical mechanical stretching 5

deep back arm line（DBAL）
　63, 146, 147, 150〜153,
　156, 161, 169, 170, 175,
　176, 181, 182, 189, 191,
　194, 199
deep front arm line（DFAL）
　62, 63, 151, 152, 158,
　166, 196
deep front line（DFL）58,
　92, 96, 98, 99, 106, 113,
　115, 116, 122, 123, 125,
　126, 128, 169, 176, 179,
　183, 189, 191
deformation　28

Facilitated Stretching　44
Fascial Stretch Therapy（FST）
　3, 21, 41, 42
　―基本原則　21, 43, 73
　―禁忌　35
　―適応　37
Frederickの筋膜の指　66
FST-PNF（ストレッチ）32,
　33, 68, 79, 92, 112, 142,
　146, 168
　―手順　79
functional line（FL）63, 94,
　96, 98, 99, 101, 104,
　110, 115, 116, 125, 126,
　128, 150〜153, 157, 163,
　173, 185, 186, 188, 189,
　191, 195

identify　51
integrity　10

lateral line（LL）63, 89,
　106, 118, 120, 123, 125,
　130, 173, 175, 176, 189,
　191
lengthen　51
lengthen-shorten-or-stabilize
　（LSS）　50, 62

motion　49
movement　49
movement quality　50
muscle energy technique（MET）
　26, 45

oscillation　27

positional release technique
　（PRT）45
post traumatic stress disorder
　（PTSD）23
posture-myofascia-joint-
　nerve（PMJN）54
Proprioceptive Neuromuscular
　Facilitation（PNF）26, 32,
　41, 42, 73, 77, 84

R1　34, 78, 66
R2　66, 68, 78
R3　66, 78
range of motion（ROM）3,
　84
range of motion quantity　50
Resistance Stretching　45

Sack of Buns　106
scan　51
scan-identify-treat-test-treat
　again（SITTT）51, 53, 58,
　61
shorten　51
spiral line（SPL）59, 63,
　101, 104, 106, 112, 113,
　115, 116, 120, 121, 123,
　125, 126, 128, 130, 156,
　157, 173, 175, 176, 189,
　191, 199
stabilize　51
START　49
Stretch Wave　22, 74
Stretching Scientifically　44
Structural Integration　58

subjective-objective-
　assessment-plan（SOAP）
　47
superficial back arm line
　（SBAL）63, 147, 150, 151
　〜156, 168〜171, 175,
　176, 181, 182, 184
superficial back line（SBL）
　55, 68, 94, 96, 98, 99,
　101, 104, 112, 113, 115,
　116, 118, 120, 121, 138,
　169, 171, 175, 176, 181,
　182
superficial front arm line（SFAL）
　63, 150〜152, 155, 158,
　163, 185, 186, 188, 195
superficial front line（SFL）
　55, 62, 106, 123, 125,
　126, 128
symptom reproduction　49

tensegrity　10
tension　10
test　51
therapy localization tests　48
tissue tenderness　50
tissue texture change　50
TOC評価　65
tonus　13
traction　27
traction-oscillation-
　circumduction（TOC）27,
　64
treat　51
treat again　51, 53

upper and lower cross
　syndrome　55

■訳者紹介

中丸　宏二（なかまる　こうじ）

寺嶋整形外科医院リハビリテーション科部長，首都大学東京大学院人間健康科学研究科（新田研究室），修士（理学療法学），理学療法士，NSCA認定ストレングス＆コンディショニングスペシャリスト．

1994年	中央大学商学部商業貿易学科卒業
1994年	Kansas State University（kinesiology学科）留学
1995年	University of Tulsa（athletic training学科）留学
1999年	東京都立医療技術短期大学理学療法学科卒業
2004年	東京都立保健科学大学大学院保健科学研究科修士課程修了
2009年4月〜2015年3月	首都大学東京大学院人間健康科学研究科理学療法学域研究生

筋膜ストレッチセラピー

（検印省略）

2015年10月10日　第1版　第1刷

著　者	Ann Frederick	
	Chris Frederick	
訳　者	中丸　宏二　Koji Nakamaru	
発行者	長島　宏之	
発行所	有限会社ナップ	

〒111-0056　東京都台東区小島1-7-13 NKビル
TEL 03-5820-7522／FAX 03-5820-7523
ホームページ　http://www.nap-ltd.co.jp/
印　刷　シナノ印刷株式会社

Ⓒ 2015　Printed in Japan

ISBN 978-4-905168-38-6

JCOPY　〈(社) 出版者著作権管理機構 委託出版物〉

本書の無断複写は著作権法上での例外を除き禁じられています．複写される場合は，そのつど事前に，(社) 出版者著作権管理機構（電話 03-3513-6969，FAX 03-3513-6979，e-mail: info@jcopy.or.jp）の許諾を得てください．